Edeltraud Friedrich
Peter Friedrich

Charaktere Homöopathischer Arzneimittel

Traupe-Vertrieb
2. Auflage

TRAUPE-Vertrieb
Friedrich
Ahornring 85
85635 Höhenkirchen-Sbr.

---

2. Auflage 1992

Druck Eder & Poehlmann, 85630 Neukeferloh
Bindung: Bückers, 85646 Anzing

ISBN 3-9802834-0-2

INHALTSVERZEICHNIS

Vorwort

Dieses Buch wurde sowohl für auszubildende als auch für praktizierende Homöopathen geschrieben, die noch nicht auf eine jahrzehntelange Erfahrung zurückblicken können und deshalb die Anregung und Unterstützung durch ein ergänzendes Gedankengut begrüßen. Aber auch für den interessierten Laien dürfte diese Lektüre gewinnbringend und aufschlußreich sein.

Das Buch soll den Leser in die homöopathischen Arzneimittel einführen und einen Überblick über dieses komplexe, vielschichtige und umfangreiche Wissensgebiet vermitteln. In kurzen und einfachen Darstellungen bietet dieses Werk einen klaren Einblick in die wesentlichen und bemerkenswertesten Strukturen der bekanntesten Arzneimittelbilder. Zugunsten der Überschaubarkeit haben wir deshalb auf allzu ausführliche und detaillierte Beschreibungen verzichtet.

Ein einzelnes Arzneimittelbild ist so umfassend und bedarf einer dermaßen intensiven Auseinandersetzung und Forschung, daß es für sich alleine ein ganzes Buch füllen könnte. Das Ziel dieses Bandes ist es jedoch nicht, in eingehender wissenschaftlicher Arbeit jedes Arzneimittelbild bis ins Detail zu analysieren. Für den Leserkreis, der sich intensiver mit diesem Thema beschäftigen möchte, bietet sich eine Reihe empfehlenswerter Literatur, auf die im Anghang hingewiesen wird.

Jedes der 40 beschriebenen Arzneimittelbilder besteht aus einer Kurzgeschichte, einer nachfolgenden Wesensbeschreibung und einer Auflistung der wichtigsten Gemüts- und Allgemeinsymptome sowie der entsprechenden Modalitäten. Wie wir selbst aus Erfahrung wissen, unterstützen besonders die einprägsamen, bildhaften und anschaulichen Kurzgeschichten bei einer Repertorisation die schnelle und mühelose Verknüpfung mit Arzneimittelbildern. Durch die Geschichten und die anschließende Wesensbeschreibung wird jedes Arzneimittelbild lebendig und stützt sich nicht wie bisher nur auf trockene Symptomsammlungen.

In den Kurzgeschichten wurden die wichtigsten und häufigsten Gemütssymptome verarbeitet, die in ihrer Gesamtheit schließlich einen einheitlichen und eigenständigen Charakter ergaben. Gelegentlich mußte bei umfangreicheren Arzneimittelbildern darauf verzichtet werden, alle Facetten eines Charakters einzubringen, da sonst das Ausmaß die Übersicht stark beeinträchtigt hätte. Bei stark widersprüchlichen Verhaltensweisen oder einer zu großen Symptomsammlung wurden deshalb die verschiedenen Eigenschaften auf mehrere Personen verteilt. Möglicherweise ergeben sich Ähnlichkeiten zwischen den beschriebenen Charakteren und tatsächlich existierenden Personen. Solche Übereinstimmungen sind jedoch nur rein zufällig und wurden nicht absichtlich angestrebt.

Anstatt des gesamten Spektrums an charakteristischen Symptomen zeigen Patienten oft nur einzelne Aspekte aus dem breitgefächerten Arzneimittelbild. Patienten, die alle Merkmale eines Arzneimittels gleichzeitig verkörpern, sind eher selten vorzufinden. Der Inbegriff, also die unverfälschte und reine Form eines Arzneimittelbildes wird in der Praxis nur vereinzelt in Erscheinung treten. Spürbar ist jedoch, daß das Wesen, der Charakter eines Arzneimittelbildes immer im Vordergrund stehen wird, wenn der Patient den Zustand eines Arzneimittels verkörpert.

An die jeweilige Geschichte schließt eine Wesensbeschreibung an, die die wichtigsten und auffälligsten Strukturen des Arzneimittelbildes beinhaltet. Objektiv dargestellt ermöglicht die Wesensbeschreibung, einen Einblick in die Psyche des Patienten zu gewinnen.

Die abschließende Symptomsammlung wurde bewußt in den Worten des Repertoriums verfaßt, um besonders den Anfänger mit dem darin enthaltenen eigentümlichen Wortschatz vertraut zu machen. Dem Homöopathen bietet sich die Möglichkeit, Äußerungen der Patienten leichter in die Repertoriumsprache umzusetzen.

Lesern, die sich bisher noch nicht mit Homöopathie beschäftigt haben, empfehlen wir zum Einstieg die von uns verfaßte Broschüre "Grundlagen der Homöopathie", die über die gleiche Adresse zu beziehen ist.

Die geschilderten Charaktere stellen keinerlei Wertung dar, sondern sind lediglich zum besseren Verständnis der homöopathischen Arzneimittel gedacht. Je intensiver die Auseinandersetzung mit dem Wesen und Charakter eines Menschen erfolgt, desto klarer und verständlicher wird sein Verhalten. Je mehr Verständnis wir also für die Eigenarten verschiedener Menschen haben, desto mehr schwindet unsere Wertung. Wir hoffen, daß dieses Buch seinen Lesern dabei helfen kann, andere Menschen besser verstehen zu lernen. Dann hätte unsere Arbeit ihren Zweck erfüllt.

März 1991
Edeltraud Friedrich, HP
Peter Friedrich, HP

VORWORT zur 2. Auflage

Wir freuen uns, daß die Art und Weise, wie wir Arzneimittel darstellen, großen Anklang gefunden hat. Bei der Veröffentlichung dieses Buches konnten wir uns noch nicht vorstellen, daß den Charakteren der Arzneimittelbilder so viel Interesse entgegen gebracht wird. Dies ist wohl ein Zeichen, daß dem geistig-seelischen Zustand des Kranken immer mehr Beachtung zukommt, so wie es von S. Hahnemann empfohlen wird. Bis auf diverse Korrekturen bleibt im großen und ganzen die 2. Auflage unverändert. Lediglich das Wesen von Arnica wurde umfangreicher ausgearbeitet.

April 1992
Edeltraud Friedrich, HP
Peter Friedrich, HP

Verwendete Symbole:
< = schlechter
> = besser
Bei den Symptomen wurden absichtlich Freiräume für persönliche Eintragungen gelassen.

ACONITUM NAPELLUS

Die Familie Aconit führt ein einsames und einfaches, aber sehr glückliches Leben in den Bergen. Vater, Mutter und der vierjährige Sohn sind kräftig, vollblütig und sehen durch ihren Aufenthalt an viel frischer Luft allesamt gesund aus. Der Vater ist gerade voller Energie dabei, Holz für den Winter kleinzuhacken, das er in den vergangenen Wochen aus dem Wald herangetragen hat. Er hat viel zu tun und kann es sich nicht leisten, über allerlei Dinge und unnötigen Kleinkram nachzudenken. Aufgrund seiner Naturverbundenheit kann er sich sehr gut in die Umwelt einfühlen und spürt intuitiv, welche Arbeit zu verrichten ist, welche Maßnahmen zu treffen sind, ja sogar, was andere Menschen denken und fühlen.

Wenn die kalte Jahreszeit naht, schleicht im Hause Aconit die Angst herum, denn Wind und kaltes Wetter sind die schlimmsten Feinde der Familie Aconit. Selbst im Sommer nehmen alle drei eine Jacke mit, wenn sie das Haus verlassen, da eine Erkältung oder Lungenentzündung viel schneller entsteht, als man glaubt. Weit und breit wohnt niemand in dieser abgelegenen Gegend, weshalb die Familie Aconit auch keine Freunde hat. Das ist ganz gut so, denn sie sind alle drei etwas menschenscheu, wenn nicht gar menschenfeindlich. Die drei Familienmitglieder sind sich selbst genug und legen keinerlei Wert auf Gesellschaft. Sie haben lediglich den Bruder des Vaters ins Herz geschlossen. Dieser wohnt in der Stadt, wo ihn die Familie letztes Jahr besuchte. Einmal und nie mehr wieder! Die völlig fremde Umgebung wirkte bedrohlich auf sie. Durch die vielen unbekannten Eindrücke fühlten sie sich total überrumpelt und waren dadurch überaus gereizt. Außerdem hatten sie große Angst vor der Menschenmenge und den unzähligen hupenden Autos und brausenden Motorrädern. Zu guter Letzt war das Wasser dort kaum zu trinken, wenn man in Betracht zog, daß die ganze Familie tagaus tagein ihren Durst an einer frischen Quelle zu stillen gewöhnt war.

Während Vater Aconit jodelnd und juchzend auf der geschützten Ostseite sein Holz hackt, sitzt die Mutter strickend auf der Hausbank an der Südseite, wo sie von der immer noch kräftigen Herbstsonne gewärmt wird. Aconit Junior läuft unternehmungslustig abwechselnd einmal auf der Nord-, dann auf der Westseite des Hauses herum, wo mittlerweile ein sehr frischer Wind aufgekommen ist. Nach einer Weile rennt der Sohn aufgeregt zum Vater und zeigt stammelnd gegen den Himmel. Vater bleibt der letzte Jodler im Halse stecken, denn so ein buntes Ungetüm, das sich jetzt aus der Luft auf sie herabsenkt, hat er im Leben noch nicht gesehen. Argwöhnisch und aufgeregt beobachtet er das Ufo, bis sich das fliegende Ungeheuer einige Minuten später als ein ehemaliger Schulfreund entpuppt, der mit einem Hängegleiter von der gegenüberliegenden Steilwand heruntergeflogen ist.

Der Schulfreund hatte eigentlich an einen Überraschungsbesuch gedacht, aber Vater Aconit ist vor Schreck kreidebleich und wie erstarrt. Er befindet sich in einem Schockzustand und fühlt sich wie in einer Ohnmacht. Als ihn seine Frau so sieht, erschrickt sie über seine Verfassung dermaßen, daß sie ebenfalls in einen Schockzustand gerät. Allerdings schreit sie aus Verzweiflung und ist nicht mehr zu beruhigen. Ein wenig später löst sich Vater Aconit langsam aus seiner Erstarrung und wird von Schwindel befallen. Sein schneeweißes Gesicht wird rot, ein Hitzeschwall überkommt ihn, und es ist ihm anzusehen, daß er hohes Fieber hat. Sofort erwacht in ihm eine wahnsinnige Angst, daß er es dieses Mal nicht überleben wird, wobei er stöhnend und jammernd in einen Zustand tiefster Depression verfällt.

Zu allem Überfluß scheint die Mutter noch einen Sonnenstich bekommen zu haben, denn sie fühlt sich plötzlich verwirrt und benommen mit einer brennenden Hitze im Kopf. Während der Schulfreund wie der Blitz davonjagt, um einen Arzt zu holen, meldet sich Aconit Junior mit Krupphusten, der durch den kalten Wind ausgelöst wurde. Er hustet bellend, unterbrochen von Japsen und einer krächzenden, angsterfüllten Stimme. Sobald ein Anfall nachläßt, schreit er wie am Spieß, solange bis ihn der Husten von neuem überfällt. Dieses Fiasko wird noch durch einen weiteren Besucher auf die Spitze getrieben, denn zufälligerweise erscheint der Onkel aus der Stadt zu einem unerwarteten Kurzbesuch. Als er die drei in so einem fürchterlichen Zustand erblickt, wird er durch diesen Schock schlagartig blind. Wenig später erscheint gemächlich und gelassen der Arzt, - wohlweislich mit Ohrenstöpseln versehen, weil ihm das Geschrei der Familie schon bekannt ist, - schiebt jedem ein kleines Zuckerkügelchen in den Mund und verläßt den Ort des Geschehens. Eine halbe Stunde danach sitzt die Familie beim Zitherspiel zusammen, singt, jodelt, juchzt und ist wieder kreuzfidel.

WESEN:

Der positive Aconit-Typ ist naturverbunden, einfühlsam und zeigt viel Lebensfreude und Energie. Er spürt, was andere denken, und ahnt die Zukunft voraus. Er kann sehr fröhlich sein und ist trotz großer Empfindsamkeit bereit, sich seinen Mitmenschen allmählich zu öffnen. Mutig entwickelt er immer mehr Initiative und trägt zunehmend Verantwortung im Leben.

Im Aconit-Arzneimittelbild fallen plötzliche und heftige Entzündungen, Schreck, Schock, Ohnmacht und übermäßige Ängste auf. Plötzliche und heftige Entzündungen treten - wie bei Belladonna beschrieben - aufgrund unterdrückter Energie auf. Dadurch entstehen Spannungen, die sich zunächst in Form akuter Entzündungen auf der körperlichen Ebene heftig entladen. Bei jeder Krankheit, glaubt der Patient, diese nicht zu überleben. Er ist unfähig, den geringsten Schmerz zu ertragen. Er jammert, schreit, wälzt sich am Boden, springt nachts vor Schmerzen aus dem Bett oder geht in großer Unruhe als Schlafwandler umher.

Da der Patient sehr empfindlich ist, verschließt er sich aus Angst vor seiner Verletzbarkeit der Außenwelt. Er will keine neuen Eindrücke mehr aufnehmen und nicht mit Problemen konfrontiert werden. Trotz Rückzug kann er sich nicht allem entziehen und unterliegt deshalb einer großen Emfänglichkeit für alle möglichen Reize, was durch seine wechselhaften Launen zum Ausdruck kommt.

Aus Unsicherheit, Angst vor Verletzbarkeit sowie Angst vor Schuld und Verantwortung versucht er, Handlungen zu vermeiden, die ihn in Gefahr oder mißliche Situationen bringen könnten. So kommt es zur Unterdrückung von Aktivität und dem Aufbau innerer Blockaden. Da der Patient nicht den Mut hat, etwas zu wagen und Schritt für Schritt Unbekanntes zu integrieren, wird er unfreiwillig mit Situationen konfrontiert, die mehr Offenheit und Zugänglichkeit von ihm fordern.

Alles Unbekannte stellt für ihn eine Bedrohung und Gefahr dar. Deshalb will der Patient durch seinen Rückzug in die Abgeschiedenheit und Einsamkeit jegliche Konflikte umgehen, vornehmlich Probleme mit Mitmenschen, denn er ist sehr menschenscheu und im schlimmsten Fall sogar menschenfeindlich. Außer für seine Familie hat er kein Gefühl für zwischenmenschliche Beziehungen. Es mangelt ihm an innerer Wärme, deshalb ist es nicht überraschend, daß das Mittelbild eine starke Herzsymptomatik aufweist. Herzbeschwerden treten immer dann auf, wenn die emotionale Ebene stark belastet ist.

Der Patient tut alles, um Bedrohungen durch unvorhergesehene Situationen zu vermeiden, denn jeder Konflikt würde sein Verhalten, seine Struktur oder sogar sein ganzes bisheriges Leben in Frage stellen. So entgeht der Patient zwar Umständen, die ihn zu einem bewußten Handeln und dem Tragen von mehr Verantwortung führen könnten, jedoch muß sich dann sein Körper mit der unterdrückten Energie auseinandersetzen. Da der Patient äußerliche Gefahren und Erregungen zu umgehen versucht, ist dafür sein Körper gezwungen, sich auf Erreger einzulassen und die Gefahr zu bekämpfen, die durch eine plötzliche Entzündung entstanden ist. Weil der Patient weit davon entfernt ist, auf der emotionalen Ebene Feuer zu fangen, muß er dieses Feuer im Körper ertragen, wenn er von einer Entzündung befallen wird. Der Sonnenstich, für den der Patient sehr anfällig ist, weist darauf hin, daß es noch ein weiteres Feuer gibt, das dem Patienten gefährlich werden kann.

Je mehr Aktivität und Handlung der Patient aus Angst vor Schuld und Verantwortung zu vermeiden sucht, desto größer wird der Energiestau in seinem Inneren. Deshalb kann sich der Patient plötzlich sehr reizbar, zornig oder verärgert zeigen, wenn sich die inneren Spannungen unkontrolliert entladen. Die unterdrückte Energie kann sich aber auch auf einem anderen Weg Ausbruch verschaffen, indem der Patient mit plötzlichen äußeren Geschehnissen konfrontiert wird, die ihn zur Handlung zwingen wollen. Aber selbst in solchen Fällen weigert er sich, aktiv etwas zu unternehmen und Verantwortung zu zeigen. In einem Schreck- oder Schockzustand ist der Patient wie gelähmt, starr und apathisch. Er ist denk- und handlungsunfähig und entgeht dadurch wieder jeglicher Verantwortung. Es kann sogar sein, daß er sich seiner Verantwortung entzieht, indem er den Ort des Geschehens mittels einer Ohnmacht verläßt.

Auch in der Depression, unter der der Aconit-Patient bisweilen leidet, wird jede Energie oder Aktivität unterdrückt. Der Patient weigert sich in der Depression, aktiv am Leben teilzunehmen, womit er abermals nicht für sich selbst verantwortlich ist. Allerdings wird der Patient durch Schock und Depression in einen Zustand von Lähmung, Starre und Leblosigkeit versetzt, was ihn bereits mit den Eigenschaften des Todes in Kontakt bringt. Er müßte sich also entscheiden, ob er den Tod oder das Leben will. Aber selbst zu dieser Entscheidung ist er nicht mehr fähig, weil er sowohl große Angst vor dem Tod als auch vor dem Leben hat.

Überängstliche Menschen, denen jegliche Art von Lebendigkeit zu gefährlich erscheint, können konstitutionell mit Aconitum behandelt werden, um offener, mutiger, verantwortungsbewußter und aktiver zu werden. So muß es nicht erst zu Schocksituationen kommen, weil der Patient bereit ist, freiwillig an der Entwicklung zu mehr Bewußtheit zu arbeiten.

GEMÜT:

Beschwerden durch Erschrecken, durch das Erleben eines Unfalls.

Gedanken an den Tod. Furchtsames Vorausahnen des nahenden Todes. Sagt den Tag voraus, an dem er sterben wird. Ahnungen wie in einem Zustand des Hellsehens. Wahnidee, daß er sterben wird.

Furcht vor dem Tod, besonders in einer Menschenmenge, bei Herzsymptomen, während der Schwangerschaft oder der Geburt. Fürchtet, zu ersticken.

Große untröstliche Ängstlichkeit. Neigung, vor etwas Angst zu haben. Angst bezüglich seiner Krankheit und Verzweiflung an der Heilung. Furcht vor Gespenstern, vor der Dunkelheit. Wirft sich vor Ruhelosigkeit im Bett hin und her. Neigt dazu, aus dem Bett zu springen und wegzulaufen. Angst und Schmerz mit Ruhelosigkeit, was ihn von einem Platz zum anderen treibt. Ängstlicher Gesichtsausdruck. Angst mit Furcht. Im Fieber Angstzustände.

Der geringste Schmerz erscheint unerträglich. Wahnsinn durch unerträgliche Schmerzen. Verzweiflung oder Schreien vor Schmerzen. Stöhnen, Wehklagen.

Überempfindlich gegen Lärm. Abneigung gegen Musik. Hören von Musik verschlechtert. Große Überempfindlichkeit gegen Schmerzen. Kinder sind sehr empfindlich.

Argwöhnisch, mißtrauisch. Menschenscheu, Furcht vor Menschen. Menschenhaß, hat keinerlei Zuneigung zu jemandem. Boshaftigkeit. Neigung, zornig zu sein, zu streiten. Heftiger Zorn. Ist außer sich.

Innere Ruhelosigkeit, Nervosität.

Ängstliche Ruhelosigkeit. Ruhelosigkeit während der Schmerzen oder vor den Menses.

Untröstliche, empfindsame Reizbarkeit. Ein qualvolles Herumwerfen des Körpers. Schreien. Tränen. Jammern. Ängstliches Stöhnen.

Traurigkeit, Verzweiflung, Depression, Melancholie und Niedergeschlagenheit. Besonders während Hitze und Frost.

Gleichgültigkeit bei Schwangeren gegenüber sonst geliebten Personen.

Wechselhafte Laune. Weinerliche Stimmung. Zu einer Zeit traurig, depressiv, gereizt, verzweifelt und zu anderer Zeit fröhlich, aufgeregt, voller Hoffnungen. Neigung zum Singen und Tanzen. Wechselnde Anfälle von Gelächter und Tränen. Anfälle von Narrheit und Dummheit. Ekstase, große Erregung und Aufregung.

Ärgert sich über Kleinigkeiten. Nimmt jeden Scherz von der schlimmsten Seite. Mag nicht reden, antwortet lakonisch kurz.

Vorwürfe. Tadelt andere. Tadelt sich selbst.

Unbeständigkeit der Ideen. Gedächtnisschwäche. Geist ist wie gelähmt, unfähig zu Überlegungen. Abneigung gegen geistige Arbeit.

Ängstliches Delirium mit dem Ausdruck der Furcht im Gesicht, ist voller Schrecken. Rasendes, gewalttätiges Delirium. Delirium hauptsächlich nachts.

Schlafwandel.

Beschwerden nach Zorn mit Angst oder nach Zorn mit Schreck.

Beschwerden durch: Anblick eines Unfalls. Schock. Angst. Furcht. Schrekken. Reizbarkeit. Zorn, Ärger.

ALLGEMEINES:

Alle Arten von Entzündungen, die schnell und heftig einsetzen. Schneller, allgemeiner Kräfteverfall.

Innerliche Entzündungen. Entzündung der Blutgefäße, Drüsen, Knochen und Gelenke. Nervenentzündung.

Schmerzen, die besonders während der Nacht unerträglich erscheinen. Akute Schmerzanfälle mit Röte auf den Wangen und Durst.

Schmerzhafte Empfindlichkeit in jedem Augenblick und bei der geringsten Berührung. Schwellung betroffener Teile. Entzündliche Schwellung. Schwellung des ganzen Körpers, der eine schwärzliche Farbe annimmt.

Stechende Schmerzen. Drückende Schmerzen wie von einer Last. Innerlich brennende Schmerzen. Äußerlich ziehende Schmerzen.

Schießende oder rheumatische Schmerzen. Schmerzen und Krachen in Gelenken, besonders in den Beinen. Schmerz wie von einer Quetschung. Gefühl von Ziehen oder lähmende Schwäche in Armen und Beinen. Spannung in den Muskeln. Äußerliches Ameisenlaufen.

Aufstehen von einem Sitz erzeugt Schwindel. Schwindel, Blässe, Ohnmacht beim Aufsitzen im Bett.

Ohnmachtsanfälle, hauptsächlich beim Erheben von einer ruhenden Position. Ohnmacht beim Aufstehen aus dem Bett oder beim Aufstehen vom Sitzen.

Ohnmacht nach Schreck, nach dem Urinieren, bei starkem Herzklopfen oder im Klimakterium. Ohnmacht mit Blutandrang im Kopf, Summen in den Ohren, Totenblässe im Gesicht und Schaudern.

Apoplexie.

Entzündung der Blutgefäße. Phlebitis.

Gefühl der Kälte und einer Stockung des Blutes in den Gefäßen.

Hellrote Blutungen. Blutandrang. Plethora. Blutwallungen. Inneres Pulsieren.

Abnormer Puls, klein, kaum fühlbar, erhöht, schnell, jagend, unzählbar. Der Puls kann unregelmäßig und intermittierend sein. Puls voll und hart.

Müdigkeit, Neigung zum Hinlegen. Abneigung gegen Bewegung. Innerliches Schweregefühl. Völlegefühl. Fehlen von Kraft und Stabilität. Mattigkeit. Katalepsie.

Unwohlsein, durch unterdrückten Schweiß und infolge von Frost, mit Bauchschmerzen (Kolik), Schmerzen im Kopf und Geräuschen sowie Schmerzen in den Ohren.

Anfall mit Schreien, lautem Jammern, Zähneknirschen, Schluckauf, Rigor des Körpers.

Kopfschmerz durch Sonnenhitze. Sonnenstich. Kopfschmerz schlechter im warmen Zimmer. Liegen bessert Kopfschmerz.

Heißer Schweiß. Schweiß an einzelnen bedeckten Teilen. Schweiß auf befallenen Teilen. Schweiß auf der Wange, auf der er liegt. Beschwerden durch Abkühlen, Kaltwerden beim Schwitzen. Erkältungsneigung.

Verlangen nach kalten Getränken, kaltem Wasser, Bier oder nach Saurem. Abneigung gegen Wein.

Kinderkrankheiten. Schwierige Zahnung.

Plötzliches Auftreten von Beschwerden.

Beschwerden durch: Verletzung. Operation. Kälte.

MODALITÄTEN:

< durch kaltes, trockenes Wetter.

< durch Aufstehen.

< durch Liegen auf der Seite.

< durch leichte Berührung.

< im Winter.

< um Mitternacht.

< nachts von 21-5 Uhr.

ANACARDIUM ORIENTALE

Die Pfarrersköchin zeigte einen Ausdruck von Entsetzen: "Herr Pfarrer, Sie haben in fünf Minuten eine Taufe und Sie sitzen hier in Pantoffeln und Schlafrock. Wie können Sie jetzt seelenruhig Zeitung lesen, noch dazu verkehrt herum..."
Bei den letzten Worten war ihre Stimme leiser und langsamer geworden. Die Frau trat näher an den Geistlichen heran und beäugte ihn etwas seltsam.
"Papperlapapp!" entgegnete er mißmutig. "Was soll die verdammte Wasserpanscherei! Schließlich war es nicht meine Idee, Pfarrer zu werden."
"Nein?" fragte die Frau ziemlich verunsichert. "Was für einen Beruf wollten Sie denn ergreifen?"
"Drogenmaffia, Waffenhandel, Menschenraub, Spionage..."
Die Köchin lief so schnell sie konnte auf und davon.

Als der Priester mit einiger Verspätung erschien, um das heilige Sakrament der Taufe zu vollziehen, war er noch eigenartiger als zuvor. Er sprach langsam und machte einen völlig verwirrten Eindruck. Es schien, als habe er alles vergessen. Als er schließlich vor der versammelten Menge zu lachen begann, glaubte zunächst jeder an einen unpassenden Scherz. Wie er aber auf den Täufling zeigte und rief: "So stürze denn hinab, Satan!" ging ein Raunen durch die Menge. Erst jetzt wurde der Priester auf die Leute aufmerksam und wich entsetzt einige Schritte zurück.
"Was wollt ihr alle von mir?" fragte er erregt und mit großem Argwohn in der Stimme. Einer seiner Ministranten merkte endlich, daß der Geistliche nicht mehr Herr seiner Sinne war und versuchte, die Situation zu retten. Er sprach vor, und der Priester plapperte nach.

Nach diesem peinlichen Vorfall zeigte sich der Geistliche wieder einigermaßen normal. Es war freilich nicht zu übersehen, daß er Menschen immer mehr mied und manchmal einen Eindruck der Geistesabwesenheit machte. Außerdem benahm er sich wie ein Hitzkopf, denn er reagierte stets heftig, impulsiv und unbesonnen. Er war ziemlich launisch, mißvergnügt und mürrisch. Die Pfarrersköchin behauptete, daß er sich ihr gegenüber boshaft, widerspenstig und eigensinnig benahm. Nachdem sie eines nachts durch ein Geräusch geweckt worden war, stand sie auf und ertappte dabei ihren Vorgesetzten beim Schlafwandeln, was sie als schlimmes Omen für seinen Geisteszustand deutete.

Eines Tages fragte die Hausangestellte: "Soll ich Ihnen Tee bringen?" worauf der Priester mit der Begründung ablehnte, daß er sofort zum Firmunterricht aufbrechen müsse. Ein paar Minuten später traf sie ihn im Flur, wo er mit einer Reithose und Stiefeln bekleidet gerade das Haus verlassen wollte.
"Sagten Sie nicht 'Firmunterricht'?" fragte die Frau ungläubig.
"Ja, warum?"
"Aber Sie haben sich zum Reiten angezogen!"
"Das kann schon sein. Ein Ausritt täte mir auch mal ganz gut."
"Ich verstehe nicht. Wollen Sie nun reiten oder gehen Sie zum Firmunterricht?"
Er besann sich und antwortete dann langsam: "So wie's aussieht, will ich reiten, aber ich gehe zum Firmunterricht."

Solche Vorkommnisse häuften sich nach und nach immer mehr. Der Herr Pfarrer wollte zur gleichen Zeit unvereinbare Dinge tun. Nach seinem Wunsch für das Mittagessen befragt, verlangte er Apfelstrudel, als er sich aber an den Tisch setzte, rief er nach dem Senf für den Leberkäse. Eigensinnig stritt er ab, das Wort "Apfelstrudel" jemals erwähnt zu haben. Niemand wußte so recht, ob er seine Unentschlossenheit verbergen wollte, oder ob er tatsächlich alles vergaß und zeitweilig geistesabwesend war. Mit der Zeit fiel auf, daß der Geistliche eine vorher nicht gekannte Schwäche und Müdigkeit zeigte. Obwohl er erst in der Lebensmitte stand, begann er immer mehr zu zittern. Jeder sah ihm deshalb ein gewisses Maß an Faulheit und Unzufriedenheit nach, und die ganze Pfarrgemeinde hatte Verständnis für seinen labilen Geisteszustand und seine unzusammenhängenden Formulierungen. Da er sich besonders morgens sehr schlecht fühlte, wurden alle Amtshandlungen auf den Nachmittag verlegt. Trotz dieses großen Entgegenkommens seiner Mitmenschen verschlechterte sich seine Lage weiterhin.

Er begann, Situationen als unwirklich zu empfinden und meinte stets, er befände sich in einem Traum. Da ihm zur Besserung seines Zustandes Spaziergänge empfohlen worden waren, kam er diesem Ratschlag nach. Jedoch jedesmal, wenn er sich allein auf weiter Flur befand, hatte der Priester das Gefühl, als ob ihn einige seiner Bibelgestalten begleiteten. Am ungeheuerlichsten war es für ihn, wenn er sich selbst zweimal wahrnahm. Er sah sich selbst von außen wie eine fremde Person und war bei diesem Erlebnis stets vor Furcht wie gelähmt. Solche Ereignisse entmutigten und ängstigten ihn in unbeschreiblicher Art und Weise. Wenn er nach solchen Spaziergängen nach Hause kehrte, wußte er nicht einmal mehr den Namen seiner Köchin.

Schließlich kam es soweit, daß der Geistliche überhaupt keine Empfindungen mehr hatte. Er fühlte sich innerlich taub und gefühllos, zeigte eine allgemeine Apathie, Teilnahmslosigkeit und zunehmenden Stumpfsinn. Wenn seine Phasen der Depression nachließen, benahm er sich wieder streitsüchtig, hysterisch und widerspenstig. In großer Reizbarkeit und Ruhelosigkeit schimpfte er über alles, was ihm über den Weg lief. Seine letzte Predigt wurde von seiner Gemeinde niemals vergessen. Zuerst schwatzte er unsinniges Zeug und schimpfte auf die Gläubigen, als wäre er von Feinden umgeben. Dann sah er angeblich einige bereits Verstorbene in den vorderen Reihen sitzen und beschwor sie, sich ein anderes Revier auszusuchen, um ihr Unwesen zu treiben. Schließlich brach er in Zorn und Raserei aus, prophezeite ihnen ein heimtückisches Schicksal, schwor ihnen allen eine unheimliche Rache und schleuderte ihnen aus Haß und Grausamkeit den Weihwasserwedel entgegen. Er schrie ihnen zu, daß auf einer seiner Schultern ein Engel sitze und auf der anderen ein Teufel. Während der Engel ihn zum Hosianna-Singen auffordere, verlange der Teufel, daß er seine Zuhörer bis in alle Ewigkeit verdamme. Nachdem er einen Kerzenleuchter in die Menge geschleudert hatte, um sich gegen seine vermeintlichen Feinde zu wehren, stieß er eine nicht zu wiederholende Litanei von Flüchen aus. Als ihm die Leute zuriefen, daß er verrückt geworden sei, machte er zum Entsetzen aller Anwesenden Anstalten, sich von der Kanzel zu stürzen. Ehe er jedoch diesen Impuls in die Tat umsetzen konnte, versank er samt Engel und Teufel in eine tiefe Ohnmacht.

WESEN:

Die Bezeichnung Anacardium, Elefantenlaus, beinhaltet schon die stark wirkenden Gegensätze, die in diesem Mittel enthalten sind. Der Elefant gehorcht verständlicherweise nicht dem Willen der Laus, genauso wie der Körper des Anacardium-Patienten nicht seinem Willen zu gehorchen scheint. Letztlich ist es aber so, daß zwischen seiner Vernunft und seinem Willen eine unüberbrückbare Kluft besteht. Denken und Wollen befinden sich in einer starken Spannung und bilden unvereinbare Gegensätze.

Durch seinen Mangel an Selbstvertrauen ist der Patient unentschlossen, ob er das tun soll, was die Vernunft ihm eingibt, oder ob er seinem Willen nachgehen soll. Er weiß nicht, was das Richtige für ihn ist und wofür er sich entscheiden soll. Er ist zu schwach in seinem Selbstausdruck und seiner Darstellung, um davon überzeugt zu sein, daß er automatisch das für ihn Richtige will. Sobald er zwei Möglichkeiten einer Sache erkennt, befindet er sich in einer ausweglosen Situation. So kommt es, daß er ganz etwas anderes sagt, als er meint, und daß er etwas völlig anderes tut, als er eigentlich beabsichtigt.

Je mehr er sich dem Denken, dem Rationalen, unterordnet, desto mehr verdrängt er seine Wünsche, seinen Willen, sein Ego. Je länger der Verstand in so unangemessener Weise seinen Willen dominiert, desto größer wird der Druck in ihm. Die Folge davon ist eine seelische Frustration. Je nach charakterlicher Veranlagung kann er diesen Druck nach innen richten, wobei er depressiv und stumpfsinnig wird, oder er wird seine gesamte Frustration in haßerfüllten Handlungen nach außen schleudern. Verfügt er über Moral, wird und kann er beides tun, weil sein Gewissen ihn nach einem Zornesausbruch zu größerer Vernunft ermahnt. Ist er aber charakterlich nicht so weit entwickelt, kennt er keine Hemmungen und will in seiner Grausamkeit allerlei Gewalttaten ausführen.

Das Hin- und Hergerissensein zwischen zwei Möglichkeiten macht sich nicht nur im Wechsel zwischen Einsicht und Unbesonnenheit, sondern im fortgeschrittenem Stadium auch in seinen Wahnideen bemerkbar. So ist es für den Anacardium-Patienten typisch, daß er sich selbst entweder doppelt wahrnimmt oder meint, daß auf einer seiner Schultern ein Engel und auf der anderen ein Teufel säße. Die doppelte Wahrnehmung seiner selbst kann nicht nur als Wahnidee existieren, sondern ist tatsächlich möglich. Das ist dann der Fall, wenn sich durch Streßsituationen der feinstoffliche Körper aus dem grobstofflichen gelockert hat und ihn nicht mehr in der ursprünglichen Weise durchdringt. Körper und Seele können dann nicht mehr als Einheit, sondern nur noch getrennt wahrgenommen werden.

GEMÜT:

Der Patient ist überempfindlich. Argwohn und Mißtrauen. Neigung, alles verkehrt aufzufassen oder übelzunehmen, zu widersprechen und in Wut zu geraten. Intensives Fluchen, Verfluchen. Lautes Schreien. Eigensinn und Sturheit. Mutwilliges Verhalten.

Gefühllos und hartherzig. Boshaftigkeit und Grausamkeit. Mangel an moralischen Gefühlen. Unverschämt, gottlos. Unwiderstehliches Verlangen zur Gotteslästerung und zum Fluchen. Haß, Gehässigkeit.

Unzufriedenheit. Mürrisch, mißmutig und schlecht gelaunt. Ruhelosigkeit. Heftige Reizbarkeit. Verhält sich so wütend, daß er zurückgehalten werden muß.

Ist ungeschickt, albern und dumm. Lacht über ernsthafte Dinge und bleibt in einem ernsthaften Verhalten, wenn etwas Lachhaftes geschieht.

Widersprüchlicher Wille. Gefühl, als ob er zwei Willen hätte. Ist im Widerstreit mit sich selbst. Der eine Wille möchte dieses, der andere das Gegenteil.

Lebt in der fixen Idee, doppelt zu sein. Nichts sei real und alles erscheine wie in einem Traum. Links und rechts von ihm oder hinter ihm gehe pausenlos ein Fremder. Sein Ehepartner und sein Kind gehörten nicht ihm (liebkost und hätschelt sie, dann stößt er sie zurück).

Gefühl, als ob sein Geist vom Körper getrennt wäre. Wahn, daß die Seele für den Körper zu klein und deshalb vom Körper getrennt sei.

Hellsichtigkeit. Hört Stimmen hinter sich, die seinen Namen rufen. Hört Stimmen von weit entfernten oder toten Personen.

Hypochondrische Traurigkeit, melancholische Gedanken. Apathie und Gleichgültigkeit.

Angst mit Furcht vor dem Tod. Mißtrauen in die Zukunft, ist verzweifelt und mutlos.

Abneigung gegen Gesellschaft. Menschenscheu.

Mangelndes Selbstvertrauen.

Morgens geistige Trägheit, Schwierigkeiten beim Denken. Sehr vergeßlich, wie geistesabwesend, besonders am Morgen. Langsamkeit.

Gedächtnisschwäche. Schwinden der Gedanken. Gedächtnisverlust nach Schlaganfall. Geistige Erschöpfung, Schwäche von allen Sinnen. Imbezillität.

ALLGEMEINES:

Zusammenschnürende Schmerzen. Gefühl, als ob von einem Band oder Reifen umgeben. Gefühl des Zusammenschnürens in den Gelenken. Einwärts drückende Schmerzen. Innerliches Pflockgefühl.

In den Muskeln krampfartig-reißende und stechend-drückende Schmerzen, ein krampfartiges Ziehen. Muskelkrämpfe. Krämpfe in Händen und Waden.

Verletzungen der Sehnen. Sehnenzerrung.

Schwäche und Entkräftung. Gehen und Treppensteigen erzeugen Schwäche. Zittern und große Schwäche bis zur Lähmung in den Gliedern, besonders im Knie. Taubheit, äußerliche Gefühllosigkeit.

Reaktionsmangel.

Frösteln. Friert leicht. Kälte und Luftzug verschlechtern. Erkältungsneigung.

Kopfschmerz wird besser durch Hinlegen.

Die meisten Symptome verschwinden während des Essens. Doch kurz nach dem Essen erscheinen sie wieder für einige Stunden heftiger als zuvor.

Symptome erscheinen nur auf einer Seite oder kreuzweise, links oben und rechts unten.

Periodizität der Beschwerden.

Beschwerden durch unterdrückten Hautausschlag.

MODALITÄTEN:

< durch Reiben.

< nach Bewegung.

< durch Liegen auf der Seite.

< nach Mittagsschlaf.

< durch Sprechen.

< morgens von 5-9 Uhr.

< abends bis Mitternacht.

> durch Wärme.

> durch Essen.

ARNICA MONTANA

An einem Freitagmorgen im November steht die Familie Arnica zur gewohnten Zeit auf. Während der Vater sich für einen Geschäftstermin vorbereitet, machen sich Tochter und Sohn für die Schule fertig. Die Mutter ist damit beschäftigt, in der Küche ein herzhaftes Frühstück zuzubereiten. Plötzlich hört man einen Schlag aus der Küche. Der Vater stürmt sofort herbei und sieht die schwere, gußeiserne Bratpfanne am Boden liegen, während die Mutter auf einem Fuß herumhumpelt und den anderen mit beiden Händen krampfhaft umklammert.
"Ihr mit eueren ewigen Spiegeleiern!" schimpft sie herausfordernd.
"Da können wir doch nichts dafür." entgegnet der Vater mit Bestimmtheit. "Ich habe dir schon oft gesagt, du sollst die leichte Pfanne nehmen. Hättest du dich danach gehalten, so wäre dir jetzt nicht dieses Ungetüm auf den Fuß gefallen."
Er nähert sich ihr, um den verletzten Fuß zu begutachten, wobei er eine Hand danach ausstreckt.
"Nein! Faß mich nicht an! Mir fehlt sowieso nichts." wehrt sie sich eigensinnig, obwohl allmählich eine deutliche Schwellung zu erkennen ist.

Die ebenfalls in der Familie lebende Großmutter ist nicht fähig, am gemeinsamen Frühstück teilzunehmen. Sie kränkelt schon länger an einer Infektion, aber seit sie letzte Woche stürzte und dabei ihren Hund aus Unachtsamkeit in einen offenen Kanalschacht gestoßen hat, wo er für immer verschwunden ist, scheint sie sich nicht mehr zu erholen. Seither wird sie von heftigem Fieber und bösen Träumen geplagt, ist total erschöpft, mürrisch, reizbar und will nicht reden. Nachts springt sie manchmal erschreckt aus dem Bett, greift sich mit Entsetzen ans Herz und fürchtet zu sterben. Dann keucht sie in Todesangst: "Schnell! Einen Arzt!"

Trifft jedoch der Arzt ein, bestreitet sie hartnäckig, krank zu sein. Sie schickt ihn wieder weg und gebärdet sich fürchterlich, wenn er dennoch näher treten will, um sie zu untersuchen. Sie hat große Angst, berührt zu werden, deshalb duldet sie nur ganz vorsichtige Annäherungen zum Zwecke der Getränkeversorgung. Großmutter rollt sich oft in einer Art Hoffnungslosigkeit und Verdrießlichkeit in ihrem Bett zusammen und will von allen in Ruhe gelassen werden. Dabei verkörpert sie selbst die Unruhe in Person. Unaufhörlich schimpft sie über das harte Bett, dreht, wendet und bewegt sich ohne Pause, weil sie es offenbar vor Schmerzen nicht in der gleichen Lage aushält.

Als bis auf die halbwüchsige Tochter alle beim Frühstück sitzen, ist ein lautes Poltern und Rumpeln auf der Treppe vernehmbar. Alle drei stürzen hinaus und sehen die Tochter am Boden liegen. Ihr Kopf lehnt am Türstock, an dem sie sich eine kleine Platzwunde zugezogen hat.
"Seit wann liegt denn die Katze auf der Treppe?" schreit die Tochter gereizt. "Immer hockt sie auf dem Sofa, an der Heizung oder auf dem Fensterbrett. Aber heute muß sich das dumme Vieh auf der Treppe herumräkeln."
Nachdem der erste Zorn verraucht ist, beginnt sie zu weinen.
"Weinen nützt gar nichts." sagt die Mutter in besänftigendem Ton. "Du mußt die Augen aufmachen, wo du hintrittst. Die Dinge sind nicht jeden Tag gleich. Es verändert sich so manches."
"Du gehst mir auf den Keks!" murmelt die Tochter mürrisch, womit dem Zwischenfall ein jähes Ende gesetzt wird.

Nach dem Frühstück macht die Tochter keine Anstalten, aus dem Hause zu gehen.
"Nanu? Solltest du dich nicht anziehen?" meint die Mutter mit einem erstaunten Blick auf die Uhr.
"Es geht so ein scheußlicher Sturm." seufzt die Tochter und streckt ihre Glieder faul nach allen Seiten. "Und außerdem habe ich Angst an dieser Baustelle vorbeizugehen. Bei diesem Wind könnte leicht der Kran umfallen..."
Sie erschaudert bei diesem Gedanken und blickt dann ängstlich und nervös aus dem Fenster.
"Ich bringe euch mit dem Wagen zur Schule." bietet sich die Mutter freundlich an, als sie die Unruhe ihrer Tochter bemerkt.
"Ich fahre mit dem Rad!" schreit der Sohn eigensinnig.
"Aber bei diesem Sturm kannst du doch gar nicht mehr treten!" entgegnet

die Mutter. Der Kleine jedoch weigert sich hartnäckig weiterzusprechen und geht stur in die Garage, um sein Fahrrad zu holen.

Als die Mutter zurückkehrt und ihren Wagen vor der Haustür parkt, legt sie beim Aussteigen ihre Hand in den Türrahmen, während der Wind die Wagentür im selben Moment zuschlägt. Nach dieser Quetschung gerät Frau Arnica zunächst in Wut und anschließend in eine Depression. Kurze Zeit darauf kehrt unvermutet Herr Arnica mit großer Gereiztheit zurück.
"Seit wann haben diese Trottel die Vorfahrt an der Kirchenkreuzung geändert?" ertönt seine Stimme ziemlich kampfbereit.
"Das weiß ich nicht. Ich bin schon seit langem nicht mehr in diese Richtung gefahren. Ist etwas passiert?" fragt Frau Arnica ihren Mann.
"Natürlich ist etwas passiert!" ruft er erbost. "Ich bin gefahren wie immer, da kam ein Wagen von links und fuhr mir voll in die Seite. Das Auto kann ich für zwei Wochen vergessen."
"Ist niemand verletzt?" fragt sie weiter.
"Den Ellbogen habe ich mir angeschlagen." brummt er unliebenswürdig.
"Wie konnte denn das passieren?"
"Mein Gott! Ich bin in Gedanken versunken geradeaus gefahren. Das war alles. Und jetzt habe ich das Frage-und-Antwort-Spiel satt!" ruft er schließlich wutentbrannt und zieht sich mit energischen Schritten zurück.

Mittags läutet es stürmisch an der Haustür. Der Sohn steht mit blutenden Lippen davor.
"Ich bin mit dem Rad gestürzt." gibt er kleinlaut zu.
Die Verwundung sieht zunächst schlimmer aus, als sie ist. Der Kleine hat sich beim Sturz in die Lippe gebissen und ansonsten nur kleinere Abschürfungen an den Händen davongetragen.
"Ich habe dir gleich gesagt..." beginnt die Mutter zu tadeln.
"Es war gar nicht wegen des Windes. Es ist vor fünf Minuten passiert, und der Wind hat schon lange aufgehört." sagt der Kleine triumphierend.
"Was war dann los?" fragt die Mutter weiter.
Der Kleine scheint auf die Frage ziemlich gereizt, bleibt aber stur und stumm.

Kurze Zeit später ruft die Nachbarin an: "Frau Arnica, ich sehe Ihren Sohn täglich, wenn er von der Schule nach Hause fährt, weil ich zur selben Zeit von meinem Sprachkurs zurückkomme. Ich sage Ihnen, er fährt das ganze Jahr mit dem gleichen Tempo. Für ihn gibt es keinen Wind, kein Glatteis, keinen Matsch, kein nasses Laub, gar nichts! Er tritt in die Pedale, daß man keine Füße mehr erkennt. Man sieht nur noch einen Wirbel! Heute lag ein Stück Holz auf dem Radweg, das sicherlich der Sturm von der Baustelle heruntergerissen hat. Den Rest können Sie sich ja denken."

Jeder kann sich den Rest denken, denn an diesem Nachmittag ruft die Großmutter zum achten Mal nach dem Arzt. Herr Arnica befindet sich mit Hammer und Nägel im Hobbyraum, wo er ein Vogelhäuschen anfertigen möchte, während Frau Arnica auf der Staffelei steht, um endlich ihre Gläser im obersten Küchenfach neu einzuräumen. Der Kleine klettert auf einen Baum, weil dort ein kleiner Papierdrachen hängengeblieben ist, und die Tochter verabschiedet sich, um zum Training in den Boxverein zu gehen.

WESEN:

Die in kräftigem Gelb blühende Heilpflanze Arnica wächst auf den Wiesenhängen europäischer Gebirgsgegenden. Widerstandsfähig und ausdauernd trotzt sie dem rauhen Klima in der Einsamkeit der Berge. Arnica ist unter einer Vielzahl von Namen bekannt, wird aber am häufigsten als Bergwohlverleih und Fallkraut bezeichnet. Besonders der Name "Fallkraut" deutet darauf hin, daß die Pflanze als heilsame Arznei bei Stoß und Sturz angewendet wird. In der Volksmedizin wird Arnica bei Rheumatismus, Gicht und Lähmungen gerne gebraucht. Obwohl auch die Blüten zur Heilbehandlung eingesetzt werden, dienen der homöopathischen Zubereitung ausschließlich der Wurzelstock und die Wurzeln.

So wie die Pflanze Arnica der rauhen Witterung trotzt, zeigt sich auch der Arnica-Patient seiner Umwelt gegenüber eigensinnig und unzugänglich. Widerspenstig und stur sträubt er sich dagegen, überholte Strukturen abzulegen und einen neuen Weg einzuschlagen, wenn sich letzteres als nötig erweist. Dieser Umstand macht sich bei ihm auf der körperlichen Ebene in Form von Rheumatismus, Gicht und Lähmungen bemerkbar. Er bewegt sich zu sehr in seinen eingefahrenen Geleisen, um plötzliche Richtungsänderungen rechtzeitig bemerken zu können. Fast sieht es so aus, als ob er mit Scheuklappen durch die Welt ginge, um ringsherum nicht durch allzuviele Störungen aufgehalten zu werden. Seine leichtsinnige und herausfordernde Verhaltensweise muß ihn deshalb immer wieder zu Fall bringen. Das erklärt die vielen Unfälle, zu denen der Arnica-Patient neigt. Der Patient bleibt in seiner Sturheit zu sehr seinen eigenen Anschauungen verhaftet und entfernt sich dadurch immer mehr von der Realität. Deshalb muß er durch Schmerzen und Wunden ins Hier und Jetzt zurückgeholt werden. Er beachtet die gegebenen Umstände zuwenig und braucht eine Zwangsbelehrung und eine Korrektur von außen, da er von sich aus die erforderlichen Schritte zu einem neuen Bewußtsein ablehnt.

Der Arnica-Patient möchte am liebsten in Ruhe gelassen werden. Stellt sich ihm etwas in den Weg, so benimmt er sich mürrisch, streitsüchtig und tadelnd. Aus Furcht vor Schmerzen will er nicht berührt werden, was nicht nur physisch zu verstehen ist, sondern auch die geistig-seelische Ebene betrifft. Der Kontakt oder die Berührung mit allem, was nicht in sein starres Konzept paßt, würde für ihn eine größere Offenheit und damit eine wachsende Verwundbarkeit bedeuten. Deshalb reißt es ihn bereits jäh aus seinem Trott, wenn sich jemand auf ihn zubewegt. Er sieht sich dabei gefährdet und hat Angst, Schläge und Schmerzen einstecken zu müssen. Da der Patient selbst zu gutmütig und zu mild ist, um gegen andere aggressiv vorzugehen, verharrt er ängstlich in der Rolle des Opfers. Die unterdrückten Affekte äußern sich darum bei ihm immer wieder in spontanen, schmerzhaften und massiven Angriffen gegen seine eigene Person.

Sein Vertrauen in sich selbst und in andere ist derart gering, daß der Arnica-Patient in seiner Ängstlichkeit durch Kleinigkeiten auffährt und erschrickt. Abstand zu anderen Menschen ist ihm ein wichtiges Bedürfnis, deshalb veranlaßt ihn eine größere Ansammlung von Personen leicht zur Furcht. In seinem Argwohn gegen alles, was seinen Sicherheitsabstand durchbricht oder seine Aura berührt, schickt er trotz seiner Angst vor Krankheit sogar den Arzt wieder nach Hause, nur um in Ruhe gelassen zu werden. Seinem Sicherheitsbedürfnis ist nur dann genüge geleistet, wenn er nicht bedrängt oder eingeengt wird. Kommt er in die Lage, Fragen beantworten zu müssen, so reagiert er ärgerlich und zornig.

Unter Bedrängung oder äußerlichem Druck gerät der Kranke in eine große Reizbarkeit, was auch darin deutlich wird, daß er durch permanente Bewegungen im Bett seinem unerträglichen Druckschmerz entgehen möchte. Er spürt ein vernichtendes Geschlagenheitsgefühl, das sich über den ganzen Körper erstrecken kann, das aber vor allen Dingen als psychische Äußerung zu verstehen ist. Der Patient fühlt sich in jeder Hinsicht geschlagen, weil er in der ihm eigenen Uneinsichtigkeit auf seinem steifen und starren Lebensweg immer wieder von einem strengen Schicksal zurechtgebogen und zurechtgestutzt wird. Nach einer Phase vermehrter Ängstlichkeit und starker Reizempfindlichkeit der Sinne folgt die Erschöpfung des überanstrengten Nervensystems. Dann zeigt sich der Arnica-Patient hoffnungslos, apathisch und resigniert. Er ist von einer Schwäche gekennzeichnet, die alle Ebenen umfaßt.

Im Positiven kennt der Arnica-Typ seinen Weg, seine Struktur, seinen Rahmen. Er weiß, was für ihn richtig ist und was er braucht. Zielsicher folgt er seiner Wahrheit, wobei er zwar mit Bestimmtheit, aber auch mit Freundlichkeit vorgeht. In seiner Zielstrebigkeit wird er beharrlich, ausdauernd und eifrig seinem harten Weg nachgehen, und zugleich bewahrt ihn ein gewisses Maß an Offenheit davor, immer wieder über Hindernisse zu stolpern.

GEMÜT:

Der Patient ist stur und eigensinnig.

Äußerst empfindlich. Abneigung, berührt zu werden. Furcht vor Annäherung anderer, und dabei berührt werden zu können. Furcht, hohe Mauern und Gebäude fallen auf ihn.

Todesangst bei Herzkrankheit. Hypochondrische Angst.

Erschrickt leicht, bereits über Kleinigkeiten.

Zeigt ein mildes Wesen.

Abneigung, Fragen zu beantworten.

Behauptet, gesund zu sein trotz schwerer Krankheit. Lebt in der Einbildung, gesund zu sein. Schickt den Arzt weg, indem er sagt, er sei nicht krank.

Denken an seine Beschwerden verschlechtert.

Leichtsinnig. Mutwillig. Ungehorsam. Widerspenstig. Mürrisch. Mißmutig. Reizbar. Streitsüchtig.

Gedächtnisschwäche, besonders für das, was er gerade gelesen hat. Vergeßlich, sucht beim Sprechen nach Worten.

Gedächtnisverlust aufgrund Kopfverletzung. Traurigkeit, Schwermut durch Kopfverletzung. Gleichgültigkeit, Teilnahmslosigkeit nach Gehirnerschütterung.

Bewußtlosigkeit durch Gehirnerschütterung oder bei Fieber.

Beschwerden durch Erschrecken.

ALLGEMEINES:

Wunde Schmerzen in Gliedern, Gelenken und kleinen Flecken oder in Körperteilen, auf denen er liegt. Kneifende Schmerzen.

Allgemein nach innen gehende Schmerzen. Innerlich drückende Schmerzen. Äußerlich reißende Schmerzen. Einwärts gehende stechende Schmerzen. In Muskeln stechende Schmerzen.

Wandernde oder wellenartige Schmerzen.

Rheumatische und arthritische Schmerzen. Schmerzen in Drüsen, Gelenken oder im Periost.

Verschlimmerung der Schmerzen abends, nachts oder durch Bewegung.

Allgemeine Entkräftung. Schwäche in den Gelenken. Schwäche aufgrund Schwitzens.

Äußerliches sowie inneres Ameisenlaufen. Äußerliches Zittern.

Nervöses Schaudern.

Der Schweiß ist sehr übelriechend.

Große äußerliche Empfindlichkeit. Empfindlich gegen Schmerzen. Der Patient hat das Gefühl, daß das Bett viel zu hart sei. Außerordentlich physische Überempfindlichkeit.

Blutwallungen. Blutandrang. Plethora. Kongestionen mit Hitze im Kopf und Kälte des Körpers, der Extremitäten. Hitze im Gesicht mit kalter Nase und kalten Händen.

Entzündung der Blutgefäße. Varizen. Ödeme in inneren Teilen.

Abszesse mit Eiterungen.

Konvulsionen nach Kopfverletzung, Gehirnerschütterung oder durch Drogengenuß. Bewußtlosigkeit aufgrund mechanischer Verletzung. Trauma. Schock infolge Verletzung.

Verletzungen aufgrund von Schlag, Stoß, Fall oder Quetschung. Verletzung der Weichteile. Verrenkung, Verstauchung, Verzerrung. Komplizierter Knochenbruch. Gehirnerschütterung. Postoperative Beschwerden.

Wunden allgemein. Bißwunden, Schnittwunden, Splitterverletzungen, Stichwunden. Stark blutende Wunden. Konstitutionelle Folgen durch Wunden.

Verletzung mit Blutaustritt.

Äußerliche und innerliche Blutungen (Bluterbrechen).

Sehr langsame Genesung nach der Schwangerschaft, nach der Geburt.

Tetanus-Prophylaxe.

Beschwerden durch: Mechanische Verletzungen. Überanstrengung der Muskeln und Sehnen durch Heben. Chininmißbrauch.

(Bei offenen Wunden soll Arnica äußerlich nicht angewendet werden. Calendula eignet sich für die lokale Anwendung!)

MODALITÄTEN:

< durch feuchtes, kaltes Wetter.

< durch physische Anstrengung.

< durch Bewegung des betroffenen Teiles.

< durch Erschütterung, Auftreten.

< durch Liegen auf der linken Seite.

< während des Schlafes.

< abends von 18-21 Uhr.

< nachts von 21-5 Uhr.

> durch Hinlegen; durch Tieflagern des Kopfes.

ARSENICUM ALBUM

Als in der Familie Arsenicum ein Kind geboren wurde, nannte man es Album. Schon bald stellte sich heraus, daß Arsenicum Album sich im Wesen von anderen Kindern unterschied. Während die anderen Kinder sich gerne mal ein Eis oder Schokolade kauften, warf Arsenicum Album jeden Pfennig in seine Sparbüchse. Der Grund dafür lag weniger in seiner Unverträglichkeit für Süßigkeiten als vielmehr in seinem unermeßlichen Geiz. Bei einigen seiner mit Münzen vollgestopften Sparbüchsen brach bereits der Boden durch, weshalb das Kind auf Abhilfe sann. Schließlich ließ es sich jeden noch so kleinen Betrag auf sein Sparbuch überweisen. Was sollte das Herumhantieren mit Materie, wenn es einen bargeldlosen Zahlungsverkehr gab? Arsenicum Album wollte sowieso alles Grobe verfeinern, alles aus seiner derben Form erlösen und eine edlere dafür erschaffen. Er wollte sich selbst und seine ganze Umwelt transzendieren, weshalb er auch unentwegt davon sprach, einmal Zauberer werden zu wollen.

Das Kind hatte einen unbeschreiblichen Ordnungssinn, und sein Perfektionismus kannte keine Grenzen. Obwohl der Haushalt der Familie Arsenicum vorbildlich, sauber und ordentlich geführt wurde, fand das Kind immer wieder eine Möglichkeit, alles eigenwillig zu perfektionieren. Als es die Tischdecke millimetergenau zurechtzupfte und einen winzigen Kalkflecken vom Löffel wischte, war die Mutter sehr stolz. Als es jedoch während einer Einladung im Nachbarhaus mit einem Lappen umherzog, um den Gummibaum abzustauben, wurde ihr die Ordnungsliebe ihres Sprösslings allmählich peinlich. Bereits als Dreijähriger machte Arsenicum Album seinem Namen alle Ehre, als er die wohlsortierten, aber lose in einer Schublade liegenden Familienfotos sauber und exakt ins Album klebte, um endlich überall Ordnung zu haben.

Das Kind war außerordentlich schöpferisch veranlagt und laufend bemüht, alles in seiner Umgebung perfekt zu gestalten. So verfügte es bereits mit vier Jahren über eine eigene Werkbank, wo es für Familienangehörige, Freunde und Nachbarn nützliche und praktische Dinge entwarf und anfertigte. Hatte das Kind eines seiner Werke nicht zu seiner vollsten Zufriedenheit anfertigen können, so war es von einer großen Unruhe getrieben, wobei es sogar nachts aufstand, um seine Arbeit in Perfektion zu vollenden. Mißlang sein Werk trotz aller Anstrengung, war Album untröstlich. Das Kind tadelte sich selbst und versteckte sich vor demjenigen, für den seine Schöpfung gedacht war.

In den Jugendjahren war Arsenicum Album davon besessen, aus Blei Gold zu machen. Immer wieder schreckte er nachts auf und verbesserte seine Formeln, wenn ihn seine Furcht vor Geistern und Räubern nicht zur Ruhe kommen ließ. Als er während dieser Zeit einmal einen Polizisten auf der Straße sah, überkam ihn ein dermaßen schlechtes Gewissen, daß er seinen Plan, Alchemie und Magie zu studieren, für immer aufgab. Stattdessen entschied er sich für eine harmlosere Variante, indem er Chemiker wurde. Eine innere Ruhelosigkeit trieb ihn von einem Ort zum anderen, wobei er immer die Gesellschaft von Freunden oder Verwandten suchte, auf die er sich verlassen konnte. Er brauchte das Gefühl, unterstützt zu werden und nicht alleine zu sein. Wenn er sich um die anderen kümmerte, so entsprang seine Besorgnis nicht seiner Hilfsbereitschaft und Nächstenliebe, sondern der Angst, eine Person zu verlieren, die ihm Vorteile einbrachte. Außerdem bot ihm die Gemeinschaft mit anderen die Möglichkeit, seine Kritik- und Tadelsucht auszuleben. Hielt sich jemand nicht an seine Anweisungen oder Ratschläge und scheiterte, war Arsenicum äußerst bissig und vorwurfsvoll und konnte seine Verachtung und Schadenfreude nicht verbergen.

Die Vorstellung, überall eine perfekte Ordnung zu schaffen, wurde zur Manie und ließ ihn nicht mehr los. Sein Perfektionszwang und Ordnungsbemühen arbeiteten ihn auf und ließen ihn schließlich verzweifeln. Gequält von der Vorstellung, daß sein Körper der Auflösung anheimfallen werde, trieb sich Album ängstlich und ruhelos umher. Der Gedanke an den Tod war allgegenwärtig und verfolgte ihn unentwegt. Er fürchtete sich vor dem Alleinsein und steigerte diese Empfindung in der Dunkelheit bis zum Entsetzen. Aufgrund dieser gedanklichen Zermürbung ließ auch sein körperlicher Zustand immer mehr zu wünschen übrig. Bleich und wächsern, beinahe leichenhaft brütete Album oft frostig zusammengezogen, in Decken gewickelt über seinen chemischen Formeln.

Hatte er seine gefürchteten Kopfschmerzen, die periodisch alle zwei Wochen auftraten, hielt Album seinen brennenden und zum Zerspringen klopfenden Kopf zur Kühlung zum Fenster hinaus, während er den übrigen Körper warm eingehüllt hatte. Wenn es ihm besonders schlecht ging und er obendrein mit Whisky nicht sparte, bildete er sich nachts manchmal ein, daß sich allerlei Ungeziefer in seinem Bett befände. In solchen Situationen floh er aus dem Schlafzimmer und versteckte sich im Keller, wo für Albums Augen verborgen die wirklichen Tausendfüßler und Spinnen herumkrochen.

Er sah dürr, eingefallen, abgemagert und erschöpft aus, litt an Depressionen und war des Lebens überdrüssig. Aus Furcht vor Einsamkeit und dem Tod entschloß er sich endlich, sich einer sprituellen Tätigkeit zu widmen. Er kam auf die Idee, Geistheiler zu werden, da er das heillose und üble Durcheinander in der Aura seiner Mitmenschen nicht mehr ertragen konnte. So hatte er endlich die Möglichkeit, mit Menschen zusammenzusein, Ordnung zu schaffen und sich mit feinstofflichen Formen zu beschäftigen.

WESEN:

Die Vergänglichkeit aller Materie und somit auch des menschlichen Körpers läßt im Arsenicum-Patienten ein starkes Gefühl der Ungewißheit und Angst aufkommen. Je mehr er im Materiellen verhaftet ist, desto größer ist die Angst, dem Verfall und dem Untergang geweiht zu sein. Die Angst vor Krankheit und dem Vergehen seiner körperlichen Existenz beeinträchtigt den Patienten über alle Maßen und wird zu seinem ständigen Begleiter. Da ihm der Gedanke an die Sterblichkeit seines Körpers schmerzlich bewußt, aber unerträglich ist, sucht er Geborgenheit, Stabilität und Unterstützung in äußerer Sicherheit.

Er beschwichtigt sein Unbehagen in Form von Geld, materieller Sicherheit und der Gesellschaft anderer Menschen. Außerdem versucht er, seine hohen Perfektionsideale zu verwirklichen, woran er allerdings scheitert und sich deshalb mit Schuldgefühlen belastet. Dennoch arbeitet er daran, seine Angst und Schuldgefühle mit übertriebener Sorgfalt, Sauberkeit, Ordnung und Genauigkeit auszugleichen. Seine Perfektionsansprüche betreffen nicht nur den Patienten selbst, sondern seine gesamte Umgebung. Da seine Maßstäbe zu hoch angesetzt sind, um realisiert werden zu können, neigt er zu außerordentlicher Kritik- und Tadelsucht sich selbst und anderen gegenüber.

Das Nützlichkeitsdenken des Arsenicum-Patienten ist dermaßen ausgeprägt, daß es ihm als purer Egoismus angelastet werden kann. Seine egoistische Denkweise zeigt sich auf der materiellen Ebene als Geiz und macht sich in Beziehungen zu Menschen darin bemerkbar, daß er von ihnen stets einen Vorteil oder irgendeine Art von Unterstützung erwartet. Er muß sich in der Nähe anderer aufhalten, da er die Einsamkeit und den Tod fürchtet und sich in dieser Angelegenheit durch andere Hilfe oder zumindest Ablenkung erhofft. Der Patient ist viel zu ernsthaft, sachlich und nüchtern, um Beziehungen zu pflegen, die nur emotionalen Charakter haben und über den Nützlichkeitseffekt hinausgehen. Aufgrund dieser berechnenden Lebenseinstellung hat der Arsenicum-Patient nur deshalb Angst um andere, weil er niemanden verlieren will, der ihm Vorteile einbringt und den er dringend braucht.

Hört er etwas über eine bestimmte Krankheit, so bildet er sich meistens ein, diese in sich zu tragen. Der Patient ist von seiner oft nur eingebildeten Krankheit so überzeugt, daß er nicht beschwichtigt oder getröstet werden kann. Selbst Beteuerungen der Ärzte können ihn nicht von seiner Wahnidee abbringen. Hat er ein leichtes Leiden, so ist er eigensinnig von einer Krankheit schlimmen Ausmaßes überzeugt.

Während der Arsenicum-Patient im ersten Stadium der Krankheit neben den spezifischen körperlichen Symptomen vorwiegend seinen Geiz und seine Übergenauigkeit zeigt, sind im fortgeschrittenem Zustand seine Bezogenheit auf andere, seine große Angst vor dem Alleinsein und dem Tod charakteristische Merkmale. Er befindet sich in einer quälenden geistigen Ruhelosigkeit, die ihn hin- und hertreibt, um dadurch seine Angst etwas unter Kontrolle zu bekommen.

Im späteren Stadium wird der Patient überaus zweifelnd und argwöhnisch. Da sein Körper durch nichts gerettet werden kann, verliert er auch die Hoffnung auf das Seelenheil. Er verzweifelt an seiner Genesung, ist des Lebens überdrüssig und fällt in Depression. Er beschäftigt sich mit Selbstmordgedanken, versinkt in Wahnideen, geht immer mehr in sich, benimmt sich eigensinnig und meidet andere Menschen, weil er erkannt hat, daß diese ihm auch nicht helfen können.

Wenn der Arsenicum-Typ akzeptieren kann, daß der Körper dem Verfall geweiht ist und der Verwesung nicht entgehen kann, beschäftigt er sich im Positiven mit Geistigem. Anstatt andere zu kritisieren und sich selbst mit Perfektionszwang zu quälen, setzt er sich beispielsweise in therapeutischer Arbeit mit den Schwächen seiner Mitmenschen auseinander. Auf diese Weise kann er sein Bedürfnis nach Ordnung und Gründlichkeit ausleben und durch seine Leistungen und guten Dienste gleichzeitig die eigenen Schuldgefühle reduzieren. Spiritualismus und Heilung sind von ihm bevorzugte Bereiche, um mit der geistigen Welt und der kosmischen Ordnung in Berührung zu kommen.

GEMÜT:

Innere Ruhelosigkeit, Nervosität. Furcht und qualvolle Angst.

Ruhelosigkeit bei Fieberhitze. Ruhelosigkeit bei Kindern.

Der Patient findet keine Ruhe, besonders abends, nachts und nach Mitternacht oder morgens beim Aufstehen. Er spürt einen Druck auf der Brust, hat starkes Herzklopfen und Schwierigkeit mit der Atmung, leidet an Ohnmachtsanfällen. Zittern und kalter Schweiß.

Erschrickt leicht.

Untröstliche Qual, Klagen und Jammern. Hypochondrisches Gemüt mit Ruhelosigkeit und Angst. Ängstlicher Gesichtsausdruck. Angst mit Furcht.

Qualvolle Angst und Ruhelosigkeit treibt ihn nachts aus dem Bett, untertags von einem Platz zum anderen. Auffahren, Zusammenfahren abends beim Einschlafen, im Schlaf oder aus dem Schlaf. Wirft sich aus Ruhelosigkeit im Bett hin und her. Springt plötzlich aus dem Bett, um das Bett zu wechseln. Stöhnen im Schlaf.

Angst am Morgen, am Abend, in der Nacht oder um Mitternacht. Angst, besonders wenn er allein ist oder im Bett liegt. Angst beim Erwachen durch schreckliche Träume. Gewissensangst, als ob er ein Verbrechen begangen hätte. Angst um seine ewige Seligkeit.

Die Furcht ist am schlimmsten nach Mitternacht. Furcht vor dem Alleinsein und vor Räubern. Fürchtet sich beim Alleinsein, er könnte sich verletzen, sich ein Leid antun oder sterben. Furcht vor einer bevorstehenden, drohenden Krankheit, Krebs. Furcht vor dem Tod, besonders wenn allein.

Verlangen nach Gesellschaft. Fühlt sich beim Alleinsein insgesamt schlechter.

Verzweiflung, besonders bei Fieberfrost. Verzweifelt an seiner Genesung oder an der ewigen Seligkeit. Zweifelt am Seelenheil. Große Besorgnis. Klagen. Denken an seine Beschwerden verschlechtert.

Lebensüberdruß, Neigung zum Selbstmord durch Erhängen oder durch das Messer. Abscheu vor dem Leben. Glaubt, der Tod sei nahe.

Melancholie, Schwermut, Depression, besonders wenn allein, oder bei Fieberfrost und Fieberhitze. Schwermütige Gedanken, als ob er die ganze Welt verärgert hätte. Langsamkeit.

Tadelsüchtig. Neigt zu Kritik und zeigt einen scharfen, spottenden, "ätzenden" Geist. Tadelt andere, aber auch sich selbst.

Gibt sich mißtrauisch, argwöhnisch und kann es nicht ertragen, angeschaut zu werden. Mag das Sprechen und Gerede anderer nicht. Verhält sich ernst, lächelt oder lacht nie, nimmt alles von der schlechten Seite und ist sehr leicht beleidigt. Kann boshaft, rachsüchtig und wütend sein. Zeigt schlechte Laune, Unruhe, Verdruß, Ärger und Zorn.

Im Delirium, besonders nachts, gewalttätig oder große Gedankenflut. Delirium tremens.

Milde. Große Feinfühligkeit und Gewissenhaftigkeit. Extreme Empfindlichkeit aller Organe. Jeglicher Lärm, Unterhaltung oder grelles Licht sind unerträglich.

Gleichgültigkeit. Große Gedächtnisschwäche. Dummheit, Trägheit. Altersschwachsinn. Senilität.

Bewußtseinsverlust bei der geringsten Bewegung. Bewußtlosigkeit abwechselnd mit Ruhelosigkeit. Absencen. Häufige Anfälle von Bewußtlosigkeit.

Manische Handlungen und Raserei, Wahnsinn. Will gehalten werden bei Manie. Geisteskrankheit, Psychose. Verlust des Verstandes (durch Alkoholmißbrauch).

Wahnideen, Einbildungen. Sieht Insekten. Bildet sich ein, Personen beleidigt zu haben oder beobachtet zu werden.

Unentschlossenheit und wechselhafte Laune. Verlangt einmal das und dann jenes. Weist alles zurück, nachdem er es erhalten hat.

Das Kind wünscht, schnell getragen zu werden.

Sehr gewissenhaft in Kleinigkeiten. Geschärfte Sinne.

Bemerkenswerter Geiz und großer Neid.

Beschwerden durch: Ärger mit Ängstlichkeit. Zornesausbruch. Erregung, Aufregung. Leidenschaft. Vorahnung. Besorgnis. Gram. Furcht. Angst.

ALLGEMEINES:

Innerlich drückende Schmerzen, wie von einem Gewicht oder zusammendrückend.

Nächtliche Schmerzen, die sogar im Schlaf gefühlt werden und die so unerträglich sind, daß sie zur Verzweiflung und Raserei führen. Zuckungen beim Einschlafen.

Äußerliches Zittern aus Angst.

Allgemein physisches Angstgefühl.

Übermäßige Unruhe und Furcht vor allen Anstrengungen. Verlangen sich hinzulegen. Jedoch Liegen verschlechtert. Gefühl der Erschlaffung.

Mangelnde Kraft, übermäßige Schwäche, komplette Kraftlosigkeit bis zur Erschöpfung. Kachexie. Schneller Kräfteverfall, als ob durch Nahrungsmangel hervorgerufen. Der Patient muß liegen bleiben. Wenn er liegt, fühlt er sich stärker, aber beim Aufstehen fällt er vor Schwäche um. Anfälle mit Angst, Kälte.

Schwäche, besonders morgens, durch Bewegung und geringste Anstrengung, beim Aufstehen oder durch Gehen. Die Schwäche kann plötzlich eintreten und lähmend sein. Es kann eine schnell zunehmende Schwäche sein. Entkräftung während des Fiebers. Schwäche nach dem Essen, dem Stuhlgang oder durch Schmerzen.

Abmagerung und Atrophie des ganzen Körpers. Erdiges Gesicht und halb geöffneter Mund. Matte, schwache, eingesunkene, tiefliegende Augen mit dunklem Ring. Abmagerung bei Kindern, Marasmus.

Mangel an Lebenswärme. Anämie. Blutmangel. Chlorose.

Äußerlich wie innerlich brennende Schmerzen. Ein Brennen in den Drüsen und in den Blutgefäßen, besonders nachts. Bei äußerlich brennenden

Schmerzen bessert Hitze. In den Muskeln brennend-stechende Schmerzen wie von heißen Nadeln.

Allgemeine, entzündliche oder ödematöse Schwellungen mit brennenden Schmerzen in befallenen Teilen. Aufgedunsenheit. Ödematöse Entzündung und Schwellung des ganzen Körpers, hauptsächlich Kopf und Gesicht. Vergrößerung des Bauches und der Drüsen. Äußere und innere Ödeme. Ödeme nach Scharlach.

Äußerliche und innerliche Entzündungen. Entzündung der Schleimhäute, serösen Häute. Gangränöse Entzündung, die äußeren Teile sind schwarz. Sepsis. Kanzeröses Geschwür. Abszeß mit scharfem Eiter und brennenden Schmerzen.

Sämtliche Absonderungen riechen ätzend und aashaft.

Karzinom. Fungus haemathodes. Lupus.

Entzündung der Blutgefäße. Varizen, entzündet und mit brennenden Schmerzen, besonders nachts. Krampfadergeschwür.

Hitzewallungen, als ob mit warmem Wasser übergossen. Hitzewallungen mit Frösteln. Hitzegefühl in den Blutgefäßen.

Verbrennungen.

Innerliche, schmerzlose Lähmungen. Lähmung der Beine, wobei die Lähmung von unten nach oben fortschreitet. Lähmung nach Diphtherie.

Plötzlicher Kollaps. Kollaps beim oder nach Erbrechen, nach Diarrhöe.

Häufige Ohnmachtsanfälle, besonders morgens. Ohnmacht mit Schwindel und geschwollenem Gesicht. Ohnmacht bei Bewegung, beim Gehen oder nach dem Erbrechen. Ohnmacht bei Bluterbrechen. Ohnmacht im überfüllten Zimmer. Ohnmacht mit kaum fühlbarem Puls.

Puls abnorm, unregelmäßig, klein, schwach. Beschleunigt, schnell, jagend. Erhöht und klein. Der Puls kann untertags und abends schnell sein, aber morgens langsam.

Epileptische und klonische Konvulsionen. Epileptische Anfälle, denen ein Brennen im Magen vorausgeht, mit Druck und Hitze im Rücken, ausstrahlend zum Genick und zum Gehirn, mit Schwindel.

Großer, extrem starker Durst. Verlangt nach großen Mengen, trinkt jedoch in kleinen Mengen und oft.

Verlangen nach alkoholischen Getränken, besonders Whisky. Verlangen nach warmen Speisen und Getränken. Wunsch, Warmes zu trinken, besonders während des Fieberfrostes.

Verlangen nach Süßigkeiten. Es geht ihm schlechter nach rohen Speisen, Alkohol, Wein, Eis und Obst. Abneigung gegen Geruch (besonders von kochendem Fleisch) oder Anblick von Speisen, da es ihm dadurch schlechter geht. Beschwerden durch Essen von verdorbenem Fleisch und verdorbenen Würsten.

Beschwerden nach dem Essen oder Trinken. Aber Sattessen bessert. Magenreizung verschlechtert durch kaltes Essen und Trinken.

Der Patient fühlt sich schlechter während des Schwitzens. Schwitzen erleichtert nicht. Der Schweiß ist klebrig, kalt und riecht sauer.

Schnupfen und Heufieber schlechter im Freien und besser im Warmen.

Verschlechterung der Beschwerden bei Unterhaltung, nach dem Essen, morgens beim Aufstehen, abends im Bett, beim Liegen auf befallener Seite oder in der Pause nach einer langen Anstrengung.

Nachtverschlimmerung mit unerträglichen Schmerzen und Ruhelosigkeit.

Linderung durch äußere Hitze. Oder durch heftige Bewegung, durch Gehen und Bewegung des ganzen Körpers.

Verlangen, seine Lage zu verändern. Der Patient hat ein Verlangen, sich zu strecken und dabei zu gähnen. Im Sitzen geht es ihm schlechter. Muß sich im Bett aufsetzen, wobei er die Knie anzieht und sowohl Hände als auch Kopf darauflegt.

Symptome hauptsächlich rechtsseitig.

Periodisch auftretende Beschwerden, jeden Tag, jeden 3. oder 4. Tag, alle 14 Tage, alle 6 Wochen, jedes Jahr.

Beschwerden durch: Frost, Kälte. Eisessen. Schlechtes, verdorbenes Essen. Früchte, Obst. Alkohol. Tabak. Chininmißbrauch. Baden im Meer. Reisen ans Meer. Bergsteigen. Anstrengung. Unterdrückten Hautausschlag.

MODALITÄTEN:

< im Freien.

< durch Kälte und kalte Luft.

< bei Kaltwerden, Abkühlen.

< nach Betreten eines kalten Raumes.

< durch Kältegefühl in den Blutgefäßen.

< bei feuchtem, kaltem Wetter.

< durch Temperaturwechsel.

< nach Bewegung (Abneigung gegen Bewegung).

< durch Anstrengung.

< durch Gehen im Freien.

< durch Hinaufgehen, Steigen.

< durch schnelles Gehen, Laufen.

< beim Schwitzen.

< beim Sitzen.

< durch Liegen.

< durch Liegen auf der betroffenen Seite.

< durch Liegen mit tiefgelagertem Kopf.

< nach Entkleiden.

< durch Abdecken.

< durch Erbrechen.

< vor dem Schlaf, bei Beginn oder während des Schlafes.

< morgens beim Aufwachen.

< bei Neumond oder zunehmendem Mond.

< bei Vollmond.

< im Winter.

< nachts von 21-5 Uhr.

< vor und nach Mitternacht, um 3 Uhr.

> durch Wärme (liebt Feuer und warmes Einhüllen).

> durch Warmwerden.

> durch Bettwärme.

> durch heißes Baden.

> durch heftige Bewegung.

> durch Aufstehen.

> im Stehen.

> durch Abwärtsgehen.

> Liegen mit erhobenem Kopf (muß zum Atmen aufsitzen).

Brennende Schmerzen > durch Hitze.

Brennen in Kehle > durch heißes Essen und Trinken.

AURUM METALLICUM

Die Gebrüder Aurum führen ein sehr unterschiedliches Leben. Der eine vergoldet seiner Familie und seinen Angestellten im Betrieb sozusagen den Alltag. Überall wo er in Erscheinung tritt, bringt er durch sein Verständnis und seine ausgleichende Art alles ins Lot. Er hat für jeden ein gutes Wort, weiß, wie er sich und anderen helfen kann, ist ruhig, nachgiebig und bescheiden.

Der andere Bruder dagegen kann seiner Umgebung nicht soviel Sonnenschein bescheren. Egal, was er anpackt, es läuft alles schief. Er ist zwar sehr fleißig, aber da ihm nichts mehr Spaß macht, ist er ungewollt destruktiv. In jüngster Vergangenheit hat er bereits kurz nach einer Erbschaft wieder sein gesamtes Vermögen durch einen Unglücksfall verloren. Seinen neuen Wagen hat er in einer scharfen Kurve zu Schrott gefahren, und seine beiden Kinder haben frühzeitig das Elternhaus verlassen, weil sie es satt hatten, sich dauernd Vorwürfe anzuhören. Nach der Darstellung ihres Vaters seien sie zu faul gewesen, sich an den täglichen Pflichten zu beteiligen, die in jedem Haushalt anfallen. Außerdem hätten sie sich nie darum gekümmert, woher das viele Geld kam, das sie mit vollen Händen ausgaben. Stets hätten sie nur nehmen wollen und nie daran gedacht, auch etwas zur Familiengemeinschaft beizutragen.

So ergeht es Aurum immer. Keiner denkt daran, auch einmal etwas für ihn zu tun. Sogar seine Frau muß er dazu zwingen, daß sie ihm zuliebe auf ein blödsinniges Kaffeekränzchen verzichtet, wenn er nach langer Arbeit endlich mal zu Hause ist und die Zeit mit ihr verbringen möchte. Warum tut sie das nicht freiwillig? Warum muß er alles mit Gewalt durchsetzen? Wenn seine Frau nicht auf ihn eingeht, muß er erst seine Empörung zeigen, damit sie sich ihm auch einmal widmet. Schließlich will er doch nur die eheliche Gemeinschaft aufrechterhalten. Anstatt seinen guten Willen anzuerkennen, wirft ihm seine Frau vor, daß er ein Tyrann sei und daß sie von seinen Wutausbrüchen genug habe. Er versteht überhaupt nichts mehr. Alle seine guten Absichten werden als diktatorisch hingestellt, und wenn er eine Kleinigkeit will, muß er sie von anderen erzwingen. Wehmütig, traurig und voll Melancholie fragt er sich nach dem Sinn seines Lebens. Er fühlt sich als Pechvogel und nur dazu geboren, Fehlschläge zu erleiden.

Seit es bei der letzten Auseinandersetzung mit seiner Frau zu einem enormen Zornesausbruch mit Handgreiflichkeiten gekommen ist, kann Aurum durch nichts mehr getröstet werden. Er versteht gar nicht, weshalb seine Frau immer noch mit ihm spricht, denn sicherlich hat er durch seine Aggressivität ihre Zuneigung und ihr Vertrauen für immer verloren. Er fühlt sich sehr minderwertig und kann gar nicht genug Demütigung als Strafe erfahren. Deshalb bleibt nur noch der Ausweg, sich umzubringen. Hätte er nicht seinen Wagen bereits vor einer Woche zu Schrott gefahren, so bliebe ihm jetzt die Möglichkeit, mit dem Auto an eine Mauer zu rasen. Kummervoll, hoffnungslos und gepeinigt, versucht er schließlich, sich vor ein fahrendes Auto zu werfen. Das Fahrzeug kann jedoch ausweichen. Der Fahrer steigt kopfschüttelnd aus und entpuppt sich als sein Bruder.

Nur das strahlende, goldige Wesen seines Bruders kann ihm jetzt helfen, dem Leben wieder einen Sinn zu geben. Nach soviel Dunkelheit ist er fähig, das Licht mehr denn je zu schätzen und sich selbst endlich einen Wert einzuräumen. Wäre Aurum nicht seinem Bruder begegnet, so hätte er sicherlich noch den perfekten Selbstmord begangen. Menschen seines Schlages teilen nämlich ihren Kummer niemandem mit und hinterlassen auch keine Abschiedsbriefe, um rechtzeitig an der Verwirklichung ihrer Absichten gehindert zu werden.
Sie halten sich an das Sprichwort: "...Schweigen ist Gold".

WESEN:

Aurum ist Gold, deshalb fehlt dem Aurum-Patienten das Strahlende, Helle, die Eigenschaft, sich selbst wertvoll zu fühlen. Gold entspringt der selben Urform wie beispielsweise die Sonne und das Herz. Wie die Sonne das Zentrum und der Lebensspender unseres Planetensystems ist, stellt das Herz den Antrieb für unseren Körper dar. Der Aurum-Patient hat keine Sonne mehr im Leben, und wenn diese Tatsache unterdrückt wird, macht sie sich als Herzkrankheit bemerkbar. Da das Herz in Zusammenhang mit Emotionen steht, ist bei jeder Herzkrankheit die emotionale Ebene stark angesprochen. Nicht umsonst gibt es Redewendungen, daß jemand herzlos oder besonders herzlich sei, etwas sehr zu Herzen gehe, usw. Der Mensch erzeugt Emotionen ohne Abhängigkeit des Verstandes oder Willens völlig selbständig aus sich heraus. Ein derber Mensch ist nur zu entsprechend groben Emotionen fähig, während eine hochentwickelte Seele zarte und feine Gefühle entfaltet. Eine Herzkrankheit kann immer mit einem desolaten Gefühlsleben in Zusammenhang gebracht werden. Tatsächlich ist der Aurum-Typ ein ernster, verschlossener Mensch, der nur ein kleines Gefühlsspektrum zeigen kann und emotional wenig ausgeprägt zu sein scheint.

Wenn der Patient im fortgeschrittenem Stadium Emotionen zeigt, dann meist in negativer, destruktiver Form. Dieses Manko im Gefühlsleben dürfte teilweise Ursache dafür sein, daß sich der Patient von Glück und Erfüllung ausgeschlossen sieht. Diese Tatsache kompensiert er häufig mit energischer Arbeit. Er ist fleißig und intelligent zugleich, weshalb er es oft zu einer angesehenen sozialen Position mit entsprechender finanzieller Sicherheit bringt. Eifrig und pflichtbewußt lebt er stets in der Gewissensangst, irgendetwas Wichtiges nicht erledigt zu haben. Da ihm das Gold symbolisch in seiner Persönlichkeitsstruktur fehlt, schafft er es zum Ausgleich in materieller Form - als Goldmünzen oder Goldbarren - an.

Anfangs zeigt sich der Aurum-Patient ernst, niedergeschlagen, unzufrieden, mürrisch und reizbar. Er ist sehr empfindlich, verträgt keine Kritik und ist schnell beleidigt, obwohl er über einen ausgeprägten Gerechtigkeitssinn verfügt. Später ist er völlig freudlos, melancholisch und findet keinerlei

Gefallen oder Freude mehr an Beziehungen, da diese - wie es ihm scheint - stets mehr fordern, als sie wert sind. Er bemüht sich aber, seine Enttäuschung zu verbergen und zu unterdrücken. Da ihm das nicht immer gelingt, unterliegt er starken Stimmungsschwankungen. Er ist zu schwach, um all das Angestaute in Form von Wut, Haß und Empörung länger unter Kontrolle zu halten. Beim geringsten Widerspruch kann der Staudamm brechen, und dann zeigt sich der Patient hart, gefühllos, grausam und aggressiv.

Nach dem Abklingen seiner Wutausbrüche spürt er Gewissensbisse, leidet an Schuldgefühlen und macht sich unentwegt Selbstvorwürfe. Er unterstellt den mit ihm konfrontierten Personen, daß sie durch sein schäbiges Verhalten das Vertrauen in ihn verloren hätten. Das, was er hier verloren glaubt, stürzt ihn in die tiefsten Abgründe von Verzweiflung und Depression. Er bildet sich ein, versagt zu haben. Da er immer Gerechtigkeit walten ließ, tut er das auch jetzt und verurteilt sich selbst, für immer das Anrecht auf Leben verloren zu haben. Seine Aggressionen, die er vorher in Form von Zornesausbrüchen nach außen verpuffen ließ, richten sich nun destruktiv nach innen. Von Kummer, Hoffnungslosigkeit und Verzweiflung übermannt, sieht der Patient den einzigen Ausweg aus seiner Qual nur noch im Selbstmord.

GEMÜT:

Traurigkeit, Depression, Melancholie, mit ängstlicher Ruhelosigkeit und dem Wunsch zu sterben. Hypochondrische, schwermütige Laune. Denken an seine Beschwerden verschlechtert. Beschwerden durch Kummer, Enttäuschung oder Kränkung.

Furcht. Abscheu vor dem Leben. Lebensüberdruß. Schwermut, Depression, Traurigkeit.

Unwiderstehlicher Impuls zu weinen. Bildet sich ein, er habe die Zuneigung seiner Freunde verloren, und dies veranlaßt ihn zu weinen. Gefühl der Verlassenheit. Sehnt sich danach, seine Verwandten zu sehen. Nostalgie. Traurigkeit. Meint, daß alles gegen ihn und das Leben nicht mehr wünschenswert sei. Nur noch der Gedanke an den Tod bereitet Freude. Zweifelt an seinem Seelenheil.

Erleichterung durch Beten oder Hören von Musik.

Hoffnungslosigkeit. Sieht überall Hindernisse.

Verzweiflung. Verzweifelt an der ewigen Seligkeit.

Lebensüberdrüssig, besonders abends. Wünscht sich den Tod. Selbstmordgedanken mit Neigung von etwas Hohem herunterzuspringen, sich aus dem Fenster zu stürzen. Neigung zum Selbstmord aufgrund von Schmerzen, Traurigkeit.

Große Angst, die ihn sogar zum Selbstmord treibt. Gewissensangst, als ob er ein Verbrechen begangen hätte.

Außerordentliche Gewissenszweifel. Verzweifelt an sich selbst und anderen.

Außerordentlich fleißig. Wahnideen, daß er versäumt hätte, seine Pflicht zu erfüllen. Tadelt sich selbst. Tadelt andere.

Schlecht gelaunt. Schweigsam. Abneigung gegen Gespräche. Reizbar und wortkarg. Mürrische und streitsüchtige Laune. Der geringste Widerspruch reizt seinen Zorn. Heftiger Zorn.

Impulsiv, gereizt. Heftiges Verhalten aufgrund von Schmerzen.

Erregung, Aufregung. Empfindlich. Hysterisch.

Mißmutig, mürrisch. Wutausbruch, Gewalttätigkeit wechselt mit Fröhlichkeit. Reizbarkeit abwechselnd mit Fröhlichkeit. Krampfhaftes Lachen.

Schwäche der geistigen Fähigkeiten, geistige Erschöpfung. Gedächtnisschwäche. Abneigung gegen geistige Arbeit. Schlechter durch geistige Anstrengung.

Beschwerden durch: Gewissensbisse, Reue. Gram, Kummer. Furcht. Ärger, Zorn. Enttäuschung. Enttäuschte Liebe. Widerspruch. Unterdrückten, zurückgehaltenen Kummer.

ALLGEMEINES:

Lähmende Schmerzen in Knochen und Gelenken. Innerlich und äußerlich wunde Schmerzen, wie gequetscht. Reißende Schmerzen in den Knochen. In den Gelenken ein zusammenziehender Schmerz.

Äußerliches Zittern, besonders durch Zorn oder Schreck.

Rheumatische Schmerzen, besonders in Gelenken.

Knochenschmerzen (Schienbein, Schädel usw.) besonders nachts. Knochenentzündung, mit nächtlichen Schmerzen. Exostosen, besonders am Kopf, in den Armen und Beinen.

Abmagerung. Mattigkeit durch geistige Anstrengung.

Hysterische Krämpfe. Abwechselnd Weinen und Lachen.

Außerordentlich physische Überempfindlichkeit. Große Feinfühligkeit, mit übermäßiger Empfindlichkeit gegen den geringsten Schmerz oder kalte Luft.

Große Empfindlichkeit gegen Kälte. Aber dennoch ein starker Wunsch, an die Luft zu gehen, selbst bei schlechtem Wetter (er hat entdeckt, daß dies Erleichterung verschafft!). Verlangen im Freien zu sein.

Puls schwach oder schnell und jagend.

Blutwallungen. Blutandrang. Plethora.

Starkes Herzklopfen. Herzklopfen mit Angst, durch körperliche Anstrengung. Herzbeschwerden.

Beschwerden hauptsächlich rechtsseitig.

MODALITÄTEN:

< durch kalte Luft.

< bei Kaltwerden, Unterkühlung.

< in Ruhe.

< beim Liegen, nach dem Liegen.

< im Winter.

< von Sonnenuntergang bis Sonnenaufgang.

< morgens von 5-9 Uhr.

> bei warmer Luft.

> durch Warmwerden.

> durch Bewegung.

> durch Spazierengehen, besonders langsames.

> abends von 18-21 Uhr.

BARIUM CARBONICUM

Die Sorgen von Bariums Eltern begannen bereits, als das Kind laufen lernen sollte, denn es verstand trotz aller eingehenden Bemühungen überhaupt nichts. Erst später, als man bereits seine ersten zaghaften Sprechversuche erwartete, unterbrach es manchmal seine Krabbelei, um ab und zu einen Schritt zu tun. Dabei erschöpfte es sich aber sehr rasch und setzte sich lieber wieder träge auf den Boden. Wenn es hin und wieder zu spielen anfing, waren es immer nur sehr einfache Spiele. Alle atmeten auf, als das Kind endlich laufen konnte. Aber diesen Vorteil nützte Barium aus, um heulend und klagend hinter der Mutter herzulaufen.

Seine Mutter hatte sehr viel Geduld mit dem Jungen, deshalb blieb sie auch lange Zeit die einzige Person, vor der er keine Angst hatte. Wenn Besuch kam, versteckte sich Barium stets hinter irgendwelchen Polstersesseln, Kommoden oder ausladenden Grünpflanzen. Endlich lernte er ganz langsam zu sprechen, was die Eltern bewog, Barium mit anderen Kindern in Kontakt zu bringen. Nachdem er sich lange Zeit - durch die Finger seiner vorgehaltenen Hand spähend - unsichtbar gemacht hatte, blieb er einfach in einer Ecke sitzen, wo er ganz alleine mit Bauklötzen herumhantierte. Er hatte erkannt, daß er von den Spielen der anderen Kinder nichts verstand, und zog es deshalb vor, lieber abseits zu bleiben, um nicht ausgelacht zu werden.

Barium blieb kleinwüchsig, und auch seine intellektuelle Entwicklung schritt nur sehr langsam vorwärts, weshalb er in eine Sonderschule geschickt werden mußte. Aber selbst dort hatte er noch erhebliche Lernschwierigkeiten, weil er trotz unentwegten Vorsagens und Wiederholens nur ganz schwer etwas im Gedächtnis behalten konnte. Er rührte sich kaum, sprach nur sehr wenig und schien sich den Unterricht nur anzuhören, ohne sich auf den Lernstoff zu konzentrieren. Er war zwar artig und aufmerksam, versuchte auch dauernd, dem Unterricht zu folgen und das Vorgetragene zu verstehen, aber irgendwie blieb es ihm ein Rätsel, worum es überhaupt ging. Dabei konnte er ziemlich töricht dreinblicken und kam vor Staunen gar nicht auf die Idee, seinen Mund wieder zu schließen. Dennoch bemühte er sich sehr zur Mitarbeit, lernte vieles auswendig, ohne allerdings den Inhalt zu verstehen, und vergaß es erwartungsgemäß nach kürzester Zeit.

Weil Barium so scheu, zaghaft und fügsam war, konnte er sich nicht gegen andere Kinder wehren und wurde deshalb eine leichte Beute für Stärkere. Da er oft das Opfer von Unterdrückungen wurde und in einer Gruppe nie mit den anderen mithalten konnte, zog er sich immer wieder zurück, um nicht Kritik, Beleidigungen oder Gelächter ausgesetzt zu sein. Auch später war die Angst vor Fremden so groß, daß Barium sich in der Umgebung nicht vertrauter Personen kaum weiterentwickeln konnte und deshalb in seiner Struktur steckenblieb. Außer seiner Familie mied er jegliche Gesellschaft, da er zu wenig Selbstvertrauen hatte, um sich mit anderen wohl zu fühlen. Routine war für ihn die einzige Möglichkeit, um sich einigermaßen sicher zu wähnen, deshalb war es für ihn auch ideal, am Fließband sein Geld verdienen zu können.

Barium schämte sich seiner geistigen Unzulänglichkeit, die ihn stets daran hinderte, eigene Gedanken, ein eigenes Konzept oder einen eigenen Willen zu entwickeln. Selbst als Erwachsener verfügte er nur über wenig Unterscheidungsvermögen und zeigte trotz seines alten Aussehens kindliche Verhaltensweisen. Sein Gesundheitszustand war labil, und so litt Barium an Vergrößerungen und Verhärtungen verschiedener Drüsen. Als er mit 35 Jahren ein Kehlkopfleiden bekam, wurde seine Stimme heiser und krächzend. Das veranlaßte seine Kollegen zu Spekulationen, ob Barium nun endlich in den Stimmbruch gekommen sei. Manchmal litt Barium an schlimmen Kopfschmerzen, die in ihm Empfindungen weckten, als ob sein Gehirn locker wäre und bei jeder Kopfbewegung im Schädel hin- und her rutschte und -polterte. In solchen Fällen äußerten seine hämisch grinsenden Kollegen hinter vorgehaltener Hand, daß sie es zwar auch poltern hörten, daß das Geräusch jedoch auch von einer lockeren Schraube herrühren könnte.

Da Barium ziemlich gehemmt war, ließ er meistens nur die anderen reden und hörte ihnen schweigsam zu. Kam er dennoch nicht umhin, sich zu äußern, so verquickte er meist völlig Unvereinbares miteinander. Barium schien unfähig, seine Bemerkungen auf die gegebenen Umstände richtig abzustimmen. Die Unterhaltungen während der Mittagspausen in der Fabrik liefen immer ähnlich grotesk ab. Seine Kollegen, die ebenfalls keine geistigen Leuchten waren, versuchten stets, Barium in die Unterhaltung miteinzubeziehen. Sie fragten ihn: "Gehst du heute abend mit in den Biergarten?" und erhielten die geistreiche Antwort: "Mein Regenschirm ist kaputt."

"Du brauchst keinen Schirm. Das Wetter ist wunderbar, gerade richtig, um draußen gemütlich ein Bier zu trinken. Es hat 25 Grad."

"Warmes Bier schmeckt furchtbar."

"Barium, das Bier ist kalt, nur die Lufttemperatur beträgt 25 Grad."

"Die Luft hier riecht eindeutig nach Rauch."

"Es hat aber niemand geraucht. Das bildest du dir nur ein. Bist du krank?"

"Der Hund vom Pförtner ist krank."

"Barium, du bist eine Pflaume!"

"Auf Pflaumen wird mir hundeübel."

WESEN:

Der typische Barium-Patient befindet sich in den Anfängen der Persönlichkeitsentwicklung und ist sich über die Möglichkeit der Ich-Entwicklung noch ziemlich unbewußt. Aus diesem Grunde verfügt der Patient nur über ein schwaches persönliches Empfinden und macht einen schwerfälligen Eindruck.

Häufig bleibt der Barium-Patient sowohl in seiner körperlichen als auch in seiner emotionalen und intellektuellen Entwicklung zurück. Manchmal hat der Patient einen normalen Wuchs, aber bestimmte Organe bleiben in Ihrem Wachstum zurück. Die für Barium so charakteristische eingeschränkte und verzögerte Entwicklung macht sich nicht nur bei kleinen Kindern bemerkbar, sondern auch bei Jugendlichen oder Erwachsenen in fortgeschrittenen Jahren kann plötzlich eine Entwicklungshemmung auftreten. Reifere Menschen können vorzeitig altern und beginnen plötzlich, sich läppisch und kindisch zu benehmen.

Dem Barium-Kind fällt es schwer, Dinge zu verstehen und zu behalten. Sein Wahrnehmungs- und Vorstellungsvermögen entwickelt sich erst ziemlich spät und dann auch nur sehr zäh und schleppend. Der schwache, wenig ausgeprägte Intellekt zeigt eine schlechte Auffassungsgabe und einen Mangel an Unterscheidungsfähigkeit. Da sowohl dem Kind als auch dem Erwachsenen generell Unterschiede nicht bewußt sind, sind ihm auch Entscheidungen nicht möglich. Eine Entscheidung setzt immer mindestens zwei Möglichkeiten voraus, die der Barium-Patient aufgrund seines zurückgebliebenen Intellekts jedoch oft nicht wahrnehmen kann. Das Kind zeigt einen ernsten, aber meist einfältigen Gesichtsausdruck und hat Schwierigkeiten, dem Ablauf von Geschehnissen zu folgen. Es lernt spät laufen und sprechen und versteckt sich ängstlich vor fremden Personen. In einigen Fällen kann es eine ziemlich weinerliche Verfassung zeigen und sich jammernd und klagend verhalten.

Das Barium-Kind ist sehr schüchtern, fügsam, verschämt und verfügt über keinen eigenen Willen. Es kann sich nicht zur Wehr setzen und ist deshalb besonders der Unterdrückung durch andere ausgesetzt. Trotz seines mangelnden Begriffsvermögens nimmt es zur Kenntnis, daß andere ihm überlegen sind. Aus diesem Grunde hat es große Angst vor Fremden oder Personen, die ihm weniger vertraut sind. Da es sich selbst und andere richtig einschätzen kann, entwickelt es eine große Angst vor Kritik und befürchtet stets, ausgelacht oder verspottet zu werden. Es hat kein Interesse an neuen Kontakten und meidet normalerweise Gesellschaft außerhalb des Familienkreises. Lediglich in vertrauter Umgebung kann es sich mit seinem erheblichen Mangel an Selbstvertrauen wohl fühlen. Da ihm die familiäre Geborgenheit sehr wichtig ist, ängstigt es sich um das Wohlergehen und die Existenz seiner Angehörigen. Überhaupt beschäftigt es sich mit vielen eingebildeten Sorgen, Leiden und der Vorstellung, daß etwas Schlimmes passieren könnte. Aufgrund der vielen Sorgen ist es nicht verwunderlich, daß ein solches Kind oft wie eine kleine alte Person aussieht.

Durch seine schematische Denkweise ist der Barium-Patient am besten geeignet, routinemäßig ablaufende Arbeiten zu verrichten. Er braucht dringend ein vorgegebenes Muster und eine feste Struktur, nach deren festgelegten Richtlinien er handeln kann. Spontaneität vermeidet er ebenso wie Entscheidungen, seien letztere auch noch so profan. Es gelingt ihm nicht, die Dinge passend einzuordnen und Situationen aus der richtigen Perspektive zu beurteilen. Aus diesem Grunde fällt der Barium-Patient als Erwachsener oft durch kindisches Benehmen auf. Seine Bemerkungen stehen in keinem Verhältnis zu den gegebenen Umständen und sind dadurch meist völlig fehl am Platz. Aus Angst vor Blamage ist der Barium-Patient im Erwachsenenalter allerdings mit Äußerungen ziemlich zurückhaltend und vorsichtig.

Im Positiven baut der Barium-Patient seine Angst immer mehr ab. Er überwindet alle Schläge, findet zu sich und kann dadurch seinen Weg gehen.

GEMÜT:

Unentschlossenheit. Der Patient ist in seinen Plänen, seinen Handlungen, selbst in Kleinigkeiten unentschlossen.

Mangel an Selbstvertrauen. Schüchternheit, er verhält sich scheu und verschämt.

Argwöhnisch. Mißtrauisch, da Leute über ihn reden.

Langsamkeit. Faulheit, besonders bei Kindern.

Abneigung zu sprechen, Schweigsamkeit.

Abneigung gegen Gesellschaft. Anwesenheit von Fremden verschlechtert. Zimmer voll mit Menschen verschlechtert.

Empfindlich gegen Sinneseindrücke, gegen Geräusche.

Große Furcht bei Kindern. Kinder fürchten sich vor Menschen, haben Widerwillen gegen Fremde und Gesellschaft. Abneigung mit anderen Kindern zu spielen. Kind will nicht spielen.

Angst und Feigheit. Erschrickt leicht. Angst während Fieber.

Unaufhörliche Aktivität. Beschäftigung bessert. Denken an seine Beschwerden verschlechtert.

Kindisches oder infantiles Benehmen. Alte Leute, die sich kindisch verhalten.

Große Gedächtnisschwäche, Vergeßlichkeit.

Geistige Trägheit, Schwierigkeit im Denken und Verstehen. Kinder und alte Leute, die schwer von Begriff sind.

Konzentration fällt schwer, besonders bei Kindern. Kinder sind beim Lernen unaufmerksam, können nichts lernen und sich an nichts erinnern.

Schwachsinn, Imbezillität. Idiotie.

Geistige, nervliche und physische Schwäche mit schlechtem Gedächtnis. Geistige Erschöpfung bei alten Leuten.

ALLGEMEINES:

Allgemeine Schwäche. Die kleinste Anstrengung macht müde und schläfrig. Große Schwäche nach dem Essen. Körperliche Schwäche bei alten Leuten, müssen sich hinlegen, hinsetzen oder anlehnen. Ohnmacht im überfüllten Zimmer.

Schweregefühl im ganzen Körper. Äußerlich ein Gefühl der Spannung.

Degenerative Prozesse. Abmagerung, besonders bei alten Leuten. Abmagerung mit aufgetriebenem Bauch. Auftreibung des Bauches bei kleinen Kindern.

Allgemeine Schwellungen und Verhärtungen, besonders der Drüsen. Starke Empfindlichkeit der Drüsen. Entzündliche Drüsenschwellung. Nach Scharlach Schwellung der Drüsen. Gefühl der Spannung in Drüsen.

Lipome, besonders im gesamten Rückenbereich. Atherom. Zystische Tumore.

Mangel an Lebenswärme. Bei Erwachen Hitzegefühl.

Schwacher Puls. Hoher Blutdruck.

Entzündung der Blutgefäße.

Erkältungsneigung. Halsentzündung, besonders nach Erkältung. Tonsillitis, rezidivierend.

Schweiß, besonders linksseitig. Auf einer Körperseite ist der Schweißgeruch sehr übel. Übelriechender, kalter Fußschweiß. Beschwerden durch unterdrückten Fußschweiß.

Gehemmtes Wachstum. Zwergwuchs. Senilität.

MODALITÄTEN:

< durch Kälte.

< durch kalte Luft.

< durch Kaltwerden.

< durch Kaltwerden eines Körperteiles (besonders wenn eine Hand aus dem Bett gestreckt wird).

< nach Abkühlung.

< nach Mittagsschlaf.

< in Gesellschaft.

< nach dem Essen.

< durch Alkohol.

< durch Hochheben der Arme.

< durch Liegen auf der schmerzhaften Seite.

< durch Druck.

> beim Alleinsein.

> durch kaltes Essen.

BELLADONNA

Die zweijährige Belladonna wird von allen Leuten ebenso geliebt wie zeitweise gefürchtet. Im allgemeinen ist sie lieb, gut gelaunt, sehr gescheit und überaus aktiv. Aufgrund ihres freundlichen, herzlichen Wesens reißt sich die Familie förmlich darum, mit Belladonna zu spielen. Sie wirft sich jedem fröhlich in die Arme und geht auf jeden Schabernack ein, um dann laut und ausgelassen zu lachen. Die Schattenseite der Kleinen kann sich plötzlich während eines heiteren Spieles zeigen. Ohne jeden ersichtlichen Anlaß packt sie ihre Brüder an den Haaren und zieht daran wie verrückt. Wenn die Jungen sich wehren, greift sie zu härteren Waffen. Sie beißt voll zu. Läßt man sie gewähren, lächelt sie nur und spielt dann amüsiert weiter, so als ob sie sich nur kurz der überschüssigen Energie entledigen hätte wollen.

Wird aber Belladonna an irgendeiner Aktivität gehindert oder in ihrem Freiraum eingeschränkt, dann arten ihre Anfälle aus. Es reicht bereits, sie davon abzuhalten, vom Schoß ihrer Mutter hinunterzurutschen. Alsbald sind die Abdrücke ihrer Schneidezähne haarscharf an den Armen der Mutter sichtbar. Sie spuckt und verkrampft sich mit beiden Händen in Mutters Haaren. Wenn sie nicht gerade mit Beißen beschäftigt ist, schreit sie, bis sie in sekundenschnelle einen purpurroten Kopf bekommt. Das ist eben die besondere Art von Belladonna, sich einen Fluchtweg zu verschaffen. Wenn das Kind solche Anfälle bekommt, bezieht sich die Mutter meist mit spitzen Bemerkungen auf ihre selige Schwiegermutter, von der Belladonna diese Veranlagung geerbt haben soll.

Jedem erzählt die Hausfrau die Geschichte ihrer seltsamen und gewalttätigen Schwiegermutter, egal ob man es hören will oder nicht.
"Meine Schwiegermutter war kurz und gelinde gesagt - unverschämt. Ihre Reizbarkeit und ihren Eigensinn konnte kein Mensch ertragen. Obwohl sie selbst ein Störenfried erster Klasse war und dauernd wie eine Wahnsinnige

herumpolterte, durfte im Hause weder Lärm noch Licht sein, wenn sie gerade mal wieder ihre sensitive Phase hatte. Obwohl sie früher angeblich sehr intelligent gewesen sein soll, verlor sie zeitweise ihren ganzen Verstand und erkannte uns überhaupt nicht. Mein Mann sagte immer, sie sei in einem Delirium. Aber das ist eine fadenscheinige Ausrede für so eine merkwürdige, verrückte und gefährliche Verhaltensweise. Mein Mann meinte ja auch, daß sie an 'Kleptomanie' leide. Was wollen uns solche beschönigende Begriffe sagen? Ich behaupte, sie klaute schlicht und einfach alles, ohne Unterschied, ob sie es erkannte und ob sie es je gebrauchen konnte.

Im Wohnzimmer ertappte ich sie mehrmals, wie sie gerade die Vorhänge oder das Sofa anzünden wollte. 'Pyromanie' taufte mein Mann daraufhin liebevoll die Auswüchse dieses Feuerteufels. Einmal versuchte sie sogar, unser Aquarium in Brand zu stecken. Wo blieb denn da ihre Intelligenz?

Gelegentlich flippte sie total aus. Dann warf sie mit allerlei Dingen wie wild um sich und schlug mit unglaublicher Energie - die ihr in der Arbeit leider immer versagt geblieben war - Teile der Wohnungseinrichtung kurz und klein. Ihre heftigen Anfälle kamen immer sehr plötzlich, gerade wenn keiner damit rechnete. Wenn ich das übergeschnappte Weib an ihrer Tätigkeit hindern wollte, riß sie mich an den Haaren, spuckte und biß zu. Sie schrie und tobte wie rasend. Aber das Delirium entschuldigte ja alles. Danach lief sie davon oder versteckte sich. Ich weiß gar nicht, wovor dieser Satan Angst hatte. Etwas Schlimmeres als sie konnte es doch gar nicht mehr geben. Das Gemeinste war, daß sie mir mitten im Karneval alle Unterlagen für meine Büttenrede zerriß. Ich tröstete mich damit, daß jeglicher Karneval ein unnötiger Luxus sei, denn schließlich hatte ich ja das Narrentreiben schon im Hause.

Mir fiel auf, daß ihre Beschwerden und Anfälle hauptsächlich dann auftraten, wenn sie ihr Haar wusch oder wenn ihr Kopf irgendwie naß wurde. Mit dem feuchten Element stand sie irgendwie auf Kriegsfuß, denn sie konnte nicht einmal das Geräusch fließenden Wassers ertragen. 'Hydrophobie' nannte es mein Mann, aber ich weiß ganz genau, daß sie nur wasserscheu war.

Nachts floh meine Schwiegermutter oft aus dem Bett, weil sie dort schwarze, gehörnte Ungeheuer sah. Glücklicherweise infizierte sie sich eines Tages beim Biß eines tollwütigen Fuchses, worauf sie kurz danach starb. Es ist etwas peinlich, das zu sagen, aber ich bin davon überzeugt, daß meine Schwiegermutter bei ihrem Waldspaziergang das arme Füchslein in die Flanke biß - und nicht umgekehrt."

WESEN:

Beim erstmaligen Anblick einer Tollkirsche kommen nur wenige Betrachter auf die Idee, daß diese wunderschöne, üppige und verlockende Frucht gefährlich und giftig sein könnte. Die glänzende, kirschgroße Beere hat eine gewisse Anziehung, und es ist zunächst schwer vorstellbar, daß sich hinter solchen Reizen Atropin, ein tödlich wirkendes Gift, verbirgt. Deshalb kommt es immer wieder vor, daß Menschen dieser Versuchung erliegen und diese Frucht zu sich nehmen. Das Vergiftungsbild zeigt eine plötzliche und heftige Rötung und Hitze der Haut, Trockenheit der Schleimhäute, Puls- und Atembeschleunigung sowie Verwirrung. Durch diese akut hervorgerufenen Erscheinungen gerät der Vergiftete in starke Erregung und Angst. Durch die extreme Trockenheit der Schleimhäute entsteht ein Gefühl von Zusammenschnüren im Hals, und dem Vergifteten gelingt nur noch eine mühsame, beklemmte Atmung. Die eintretenden Erstickungsgefühle veranlassen den Vergifteten, sich wie "toll" oder rasend zu verhalten, bis er schließlich einer Atem- oder Herzlähmung erliegt.

Ähnlich wie der Atropin-Vergiftete empfindet, wenn sein Leben durch die gedrosselte Atmung und den zugeschnürten Hals bedroht ist, fühlt auch der Belladonna-Patient, wenn er in seinem Freiraum eingeschränkt oder an Aktivitäten gehindert wird. Hat der Patient nicht genügend Handlungsspielraum, wird er also in seinem Aktionsradius oder an der freien Entfaltung seiner Emotionen fortwährend eingeschränkt, kommt es durch die Unterdrückung seiner Energien zu einem plötzlichen und gewaltigen Ausbruch.

Es kann aber auch sein, daß sich das Krankheitsbild von Belladonna deshalb entwickelt, weil sich der Patient keine Sympathien verscherzen und keine Feinde machen will. In diesem Fall beschneidet und behindert sich der Patient selbst und hält seine enormen Energien freiwillig unter starker Kontrolle. Um liebenswert zu bleiben und Konflikten aus dem Wege zu gehen, paßt er sich übermäßig an und vermeidet Entscheidungs- und Kampfsituationen durch sein gehemmtes Durchsetzungsvermögen. Der Schein des Patienten trügt hier genauso wie bei der Tollkirsche, denn der äußere Glanz verbirgt allerlei Ungutes. Obwohl der Patient sein Mißfallen oder seinen Ärger ausdrücken oder auch spontan und impulsiv das tun sollte, was ihm letztlich Spaß macht oder was er für richtig hält, fährt der Patient mit seinem angepaßten Verhalten fort und behält sein höfliches und liebenswürdiges Benehmen bei. Dabei entstehen Spannungen, die sich zu entladen suchen. Da aber der Patient Konflikte nicht äußerlich austrägt und Konfrontationen unangenehmer Art vermeidet, findet der Konflikt zunächst auf der körperlichen Ebene statt.

Erreger dringen in den Körper ein und beschwören dort eine Kampfsituation herauf, die im allgemeinen mit Entzündung bezeichnet wird. Der Patient wird somit gezwungen, sich auf dieser Ebene auf den Kampf einzulassen und ihn auszutragen. Der Körper muß sich durch das intensivierte Bilden von Abwehrkräften, was sich als Fieber bemerkbar machen kann, zur Wehr setzen, wenn er sich nicht seinen Feinden, den Erregern, und somit letztlich dem Tode ausliefern will.

Die Erregung kann auch auf der emotionalen Ebene ausgetragen werden, wobei die blockierte Energie, die im Normalfall für Durchsetzungs- und Entscheidungsangelegenheiten eingesetzt wird, auf pervertierte und unkontrollierte Art und Weise freigesetzt wird. Durch irgendeinen unbedeutenden Anlaß drängt die angestaute Energie zur Entladung. Es kommt im Körper zu einem roten Kopf und auf der emotionalen Ebene zu Wut- und Tobsuchtsanfällen.

Der Patient zeigt bei voll entwickelter Symptomatik die Vergiftungserscheinungen, wie sie nach dem Verzehr einer Tollkirsche oder nach dem Biß durch ein tollwütiges Tier auftreten. Die Beschwerden kommen plötzlich und sind von großer Heftigkeit, wobei sich der Patient in einem allgemeinen Erregungszustand befindet. Er ist reizbar, widerspenstig, ungeduldig, launenhaft, zänkisch, hektisch, überaus ängstlich und er entwickelt eine große Überempfindlichkeit gegen Sinneseindrücke und Berührungen.

Zum Belladonna-Bild gehören im allgemeinen Symptome, die plötzlich mit Brennen, Hitze, Entzündung, Röte, Schwellung, Krämpfen und im letzten Stadium mit Lähmungserscheinungen auftreten. Je nach dem Grad der Erkrankung kann der Patient sich wie toll benehmen, d. h., er spuckt, beißt, schlägt, zerreißt Dinge und zeigt Anzeichen von Wahnsinn. Im Delirium sieht er oft schwarze Ungeheuer mit Hörnern, denen er entfliehen möchte. Hörner sind ein Symbol von Durchsetzung und Angriff, genauso wie auch Hunde als typische Vertreter der Aggressivität gelten, vor denen der Patient im allgemeinen große Furcht hat. Er projiziert seine unterdrückte Aggressivität somit auf die Außenwelt.

Belladonna wird fast ausschließlich für entzündliche Prozesse eingesetzt und findet leider als Konstitutionsmittel nur selten Anwendung, da ihm für einen Einsatz letzter Art zu wenig Beachtung geschenkt wird.

Im Positiven ist der Belladonna-Typ liebenswürdig, herzlich, gut gelaunt, intelligent und braucht viel Spielraum, um seine vielfältigen Emotionen und seine Gedankenfülle darzustellen. Er ist ein sehr angenehmer Mensch, der voller Lebensfreude und Energie steckt, die er aktiv durch viel Bewegung und eifrige Tätigkeit auszudrücken weiß.

GEMÜT:

Der Patient zeigt große Reizbarkeit. Im Zorn bekommt er ein rotes Gesicht. Bei Raserei entwickelt er Kopfschmerzen oder wird überaus gewalttätig. Im Zustand der Raserei vermehrte Kraft.

Seltsames Verhalten. Benimmt sich eigensinnig und stur. Es fehlt an moralischem Empfinden. Unverschämte Manieren.

Erkennt nicht einmal die Verwandten.

Lebt in gesteigerter Phantasie oder reger geistiger Aktivität. Gedankenflut. Gutes Gedächtnis. Geschärfte Sinne.

Überempfindlich. Sehr empfindlich gegen Geräusche und besonders gegen Licht. Glänzende, leuchtende Gegenstände verschlechtern den Zustand.

Starke Erregung, Aufregung. Erschrickt leicht. Kinder sind sehr empfindlich.

Ruhelosigkeit. Verlangen nach körperlicher Tätigkeit, Gymnastik.

Der Patient benimmt sich sehr heftig. Neigung, Lärm zu machen. Manie.

Starkes Verlangen zu beißen, besonders ausgeprägt bei Kindern. Beißen im Delirium. Spuckt dem anderen ins Gesicht.

Schlägt um sich oder schlägt auf Umstehende ein. Schlägt seinen Kopf gegen die Wand oder gegen andere Dinge.

Will den anderen an seinen Haaren ziehen. Reißt an seinen eigenen Haaren. Zerreißt Sachen.

Tritt im Schlaf mit den Füßen und spricht im Schlaf. Springt aus dem Bett.

Bemerkenswert ist das Verhalten, immer wegzulaufen. Versucht, vor allem zu fliehen. Verlangen sich zu verstecken. Versteckt sich aus Furcht.

Wechselhafte und labile Stimmung. Launenhaftigkeit.

Lautes, sardonisches Lachen.

Gibt sich närrisch, mit lächerlichen Späßen und Gebärden. Greift immer mit den Händen nach etwas, macht heftige Handbewegungen. Macht Gesten, als ob er Nadeln zerbreche.

Fühlt sich benommen, betäubt oder zeigt sich verwirrt. Stupor.

Die Sprache ist albern, phantasierend, unzusammenhängend und unverständlich. Schreit vor Schmerzen.

Gedächtnisschwäche. Geistige Erschöpfung. Imbezillität. Geistige Stumpfheit, Trägheit.

Leidet an Psychosen. Wahnsinn, durch Schreck oder Kummer entstanden. Psychose anfallsweise, im Kindbett, bei Trinkern.

Verlangen nach Licht. Wunsch, Dinge anzuzünden. Pyromanie.

Kleptomanie.

Weinerliche Stimmung bei Fieberfrost, Fieberhitze oder bei Schweiß. Vor Husten Neigung zum Weinen.

Jammern und Stöhnen. Stöhnen im Schlaf.

Beschwerden nach Kränkung.

Melancholie und schwermütige Laune. Wunsch zu sterben, mit Neigung zum Selbstmord, indem er in die Tiefe springt.

Todesahnung. Allgemein große Ängste. Todesangst, außerordentliche Qual.

Große Furcht. Furcht vor dem Tod. Fürchtet sich vor Tieren, ganz besonders vor Hunden und eingebildeten Tieren. Furcht vor eingebildeten Dingen. Springt vor Furcht aus dem Bett.

Auffahren, Zusammenfahren, besonders beim Einschlafen oder aus dem Schlaf. Heftiges Zusammenfahren durch Schreck.

Lebt in Einbildungen, Halluzinationen wie z. B.: Es ist jemand unter dem Bett, der klopft. Er sieht Hunde, die ihn umringen, vor allem schwarze Hunde. Er sieht Gesichter, besonders beim Schließen der Augen. Sieht Bilder, Phantome oder Gespenster, Geister oder Insekten. Er hat schreckliche Visionen, sieht Gestalten und Tote. Kinder sehen Wölfe, Hunde, schwarze Tiere, Dämonen, Giganten, Ungeheuer mit Hörnern.

Delirium tritt besonders abends und nachts auf, beim Einschlafen oder im Schlaf. Delirium voller Schrecken. Gewalttätiges, rasendes, wahnsinniges oder wildes Delirium. Im Delirium Knirschen mit den Zähnen oder Wunsch, jemanden zu beißen. Delirium tremens.

ALLGEMEINES:

Brennen, Entzündung, Hitze, Röte, Fieber, Krampf und Schwellung =

B I R D S S (Burning, Inflamation, Redness, Delirium, Spasm, Swelling)

Die leichteste Berührung oder geringste Bewegung verschlechtert die Beschwerden. Außerordentlich physische Reizbarkeit und sehr große Empfindlichkeit.

Stechende Schmerzen. Diese Schmerzen können quer über den Körper verlaufen. In Drüsen, Muskeln und Knochen stechende Schmerzen. Drükkende Schmerzen wie von einem Gewicht, einer Last. Die Schmerzen sind kneifend, bohrend oder lähmend. Muskelkrämpfe.

Allgemein Schmerzen in Drüsen und Muskeln. Nagende Schmerzen in den Knochen. Schmerzen, als ob die Knochen gebrochen wären.

Innerlich reißende, ruckartige, drückende, schneidende oder brennende Schmerzen. Äußerlich schneidende, stechende, wunde oder reißende Schmerzen.

Richtung der Schmerzen ist aufwärts. Ein aufwärts reißender oder stechender Schmerz. Aber auch ein abwärts reißender Schmerz.

Äußerliches Schweregefühl.

Innerlich Gefühl von Spannung. Spannung in den Knochen. Innerlich ein Gefühl von Zusammenschnüren. Zusammenschnüren von Körperöffnungen.

Innerliche Lähmungen. Lähmung von Organen.

Trockenheit im allgemeinen feuchter innerer Körperteile.

Innere Ödeme. Schwellungsgefühl, als ob innere Teile geschwollen wären.

Allgemeine Schwellungen. Befallene Teile, besonders Gelenke und Drüsen, sind geschwollen. Entzündliche Schwellungen mit Aufgedunsenheit. Drüsenschwellung ist heiß, entzündlich und schmerzhaft.

Entzündungen äußerlich und innerlich. Drüsenentzündung. Gelenkentzündung. Nervenentzündung.

Rheumatische Schmerzen, von einem Platz zum anderen fliegend. Akutes Rheuma, Gelenkrheuma mit akuten Schmerzen und den typischen Symptomen. Rheumatisches Fieber mit Schmerzen im Genick oder Steifheit vor Schmerzen. Neuralgische und entzündliche Schmerzen mit Schreien und Toben.

Wellenartige Gefühle. Beben und Zittern. Nervöses Schaudern, besonders beim Einschlafen. Zuckungen. Beim Einschlafen Zucken.

Abneigung gegen Bewegungen.

Wankender, schwankender und torkelnder Gang. Konvulsivische Bewegungen.

Krämpfe, die klonisch, tonisch oder epileptiform sein können. Konvulsionen im Kindbett oder bei Kindern. Krämpfe bei der Zahnung. Krämpfe mit Fallen. Epilepsie mit Aura, als ob eine Maus über den Körper rennt.

Schweiß hauptsächlich an bedeckten Körperteilen. Der Schweiß färbt die Wäsche gelblich und der Schweißgeruch ist brennend. Beschwerden durch Unterdrückung des Schweißes.

Verhärtungen, besonders der Drüsen. Lipome.

Blutungen. Blutandrang. Plethora. Blutwallungen. Erweiterte Blutgefäße.

Chlorose. Zyanose.

Herzklopfen. Abnormaler, voller, harter Puls. Pulsus magnus.

Apoplexie.

Frauenkrankheiten. Sehr große Schwäche in der Schwangerschaft. Ohnmacht in der Schwangerschaft.

Kinderkrankheiten. Beschwerden nach Scharlachfieber. Die Folgekrankheiten von Scharlach können häufig die Symptomatik von Belladonna zeigen.

Nach Essen von verdorbenen Würsten ein allgemein äußerst schlechtes Gefühl.

Starkes Verlangen nach Limonade und Zitronen.

Wundstarrkrampf. Attacken mit einem Nach-hinten-Werfen des Kopfes. Wasserscheu, Hydrophobie.

Verletzungen schlechter durch Erschütterung.

Heftigkeit und Plötzlichkeit der Beschwerden. Schmerzen beginnen plötzlich, kommen und gehen plötzlich oder verschwinden plötzlich. Beschwerden besonders auf der rechten Seite.

Beschwerden durch: Haareschneiden. Naßwerden des Kopfes. Sonne. Sonnenbrand. Im Wind Gehen. Unterdrückten Schweiß.

MODALITÄTEN:

< durch Berührung.

< durch leichte Berührung.

< durch Herunterhängenlassen der Glieder.

< durch Aufstehen.

< durch Bewegung.

< durch Auftreten beim Gehen.

< durch Gehen, schnelles Gehen.

< durch Gehen im Wind.

< durch Luftzug.

< durch kalten Wind.

< durch Kaltwerden, Abkühlen.

< durch Abkühlen des Kopfes.

< durch nassen Kopf.

< durch Haareschneiden.

< durch Narkotika.

< durch Licht.

< bei Beginn oder während des Schlafes.

< im Frühling, im Sommer.

< bei Sommersonnenwende.

< nachmittags von 13-18 Uhr, besonders um 15 Uhr.

< abends von 18-21 Uhr.

> in Ruhe.

> im Stehen.

> im Liegen.

> in Bauchlage.

BRYONIA ALBA

Bryonia lebte mit ihrem Zwillingsbruder Bryonius auf einem Bergbauernhof. Das Geschwisterpaar war aus unterschiedlichen Gründen unverheiratet geblieben. Der schwerfällige Bryonius hatte auf der Brautsuche allzu lange nur Ausschau gehalten, anstatt endlich einmal aktiv zu werden. Als nach und nach alle heiratsfähigen Mädchen in festen Händen waren, konnte Bryonius für diese fatale Tatsache nur ein gelangweiltes Achselzucken erübrigen. Genaugenommen war es ihm ganz recht so, denn eigentlich hatte ihn der Gedanke an Frauen oder an eine Familie noch nie ermuntert, geschweige denn begeistert. Gefühle kannte Bryonius genauso wenig wie der Hackstock im Holzschuppen, und außerdem sorgte ja bereits seine Schwester für das leibliche Wohl. Aufgrund der ausreichenden Versorgung gab es für ihn keinen Grund, sich um eine Partnerin zu bemühen.

Bryonia, die seit dem Tode ihrer Mutter im Hause wirtschaftete und mittlerweile auf die Fünfzig zuging, war das, was man eine verschrobene, alte Jungfer nennt. Sie war in ihrer Struktur nicht von den Bergen rings um sie herum zu unterscheiden, denn sie war behäbig, klotzig, unbeweglich und starr. Daß Bryonia ledig geblieben war, lag nur teilweise an ihrem stämmigen, kernigen Körperbau, der mit einer grazilen Frauenfigur wenig zu tun hatte. Bryonia hatte das vorhandene Männerangebot in seiner Gesamtheit strikt abgelehnt, weil sie immer einen Mann wollte, den es nicht gab. Ihre Vorstellungen von einem Partner waren nicht zu umreißen und konnten sich deshalb auch niemals verifizieren. Weil Bryonia manchmal selbst nicht wußte, was sie eigentlich wollte, schwebte ihr erwartungsgemäß etwas Ungewisses und Unerklärbares vor. Im Grunde genommen wollte sie nur ihre Ruhe haben, weil sie sich alleine am wohlsten fühlte.

Manchmal sprachen Bruder und Schwester tagelang kein einziges Wort miteinander, aber das störte die beiden überhaupt nicht. Gespräche reizten sie unnötig, und weshalb sollten sie da "schlafende Hunde wecken"? Sie sahen sich nur bei den reichlichen Mahlzeiten und gingen sich sonst mürrisch aus dem Weg. Essen war eine ihrer Lieblingsbeschäftigungen, wobei sie weniger Wert auf Qualität als auf Quantität legten. An den meisten Tagen bruzzelte ein großer Braten im Rohr, den das Geschwisterpaar in erkaltetem Zustand gierig verschlang. Beide konnten nur ein gewisses Maß an Wärme ertragen, weshalb sie meist kalten Mahlzeiten den Vorzug gaben. Eine Brotzeit mit viel Fleisch, aber fast ohne Brot, war daher das bewährteste und auch begehrteste Essen auf dem Hof.

So verging Jahr um Jahr, das Bryonia nur jeweils damit aufwertete, indem sie das Hauswirtschaftsgeld so oft wie möglich zählte und davon immer einen Teil für schlechte Zeiten abzweigte. Obwohl sie sich wirtschaftlich in guten Verhältnissen befanden, hatte Bryonia eine Höllenangst, eines Tages mausearm zu sein. So kam es, daß sie einen Sparstrumpf nach dem anderen füllte und ihre Schätze sicher vor dem Zugriff anderer auf dem Anwesen verbarg.

Auch Bryonius lebte in seinem Trott dahin und kümmerte sich in seiner altgewohnten Langsamkeit um die Tiere, den Hof und die anfallende Arbeit. Ringsherum gab es genügend Almen, die den ganzen Sommer über bewirtschaftet waren, aber Bryonius mied den Kontakt mit anderen Bauern. Wenn er abends manchmal die quietschvergnügten Schunkellieder von den anderen Höfen herüberhörte, konnte Bryonius darüber nur den Kopf schütteln. In seiner Wortkargheit und Verschlossenheit wollte er am liebsten für sich alleine bleiben. Für ihn war es schon ärgerlich genug, wenn ihn einer der Nachbarn bei der Arbeit beobachtete, argwöhnisch gegen den Himmel blickte und ihm von weitem zurief: "Das Wetter hält nicht mehr lange an. Jetzt mußt du aber schnell dein Heu heimbringen!" Solche Einmischungen oder Störungen konnte er überhaupt nicht ertragen. Bryonius entgegnete in solchen Fällen meist gar nichts, sondern brummte nur mürrisch vor sich hin: "Schnell habe ich noch nie etwas gemacht! Und wenn jemand meint, ich wüßte nicht, was ich zu tun habe, dann soll er sich wundern!" Daraufhin konnte er so gereizt sein, daß er voller Zorn die Gabel in den Heuhaufen stieß und irgendeiner anderen Arbeit nachging.

Wäre Bryonia ein bißchen beweglicher und veränderungsfreudiger gewesen, hätte sich für sie beinahe noch eine Lebenswende ergeben. Eines Tages kam nämlich ein Sommerfrischler älteren Jahrgangs vorbei, der Bryonia um ein Glas Milch bat. Dieser Herr muß ein Faible für voluminöse, stumpfe und trockene Frauen gehabt haben, denn er kam öfter und machte Bryonia sogar einen Heiratsantrag. In einer mondhellen Nacht stieg er wagemutig durch ihr stets geöffnetes Schlafzimmerfenster ein, um Bryonia auf diese Art zu beweisen, daß auch er fleischlichen Genüssen nicht abgeneigt war. Anscheinend hatte er durch seine Aktion Bryonia nur wenig beeindrucken können, denn sie war durch nichts dazu zu bewegen, ihr Geburtshaus zu verlassen. Warum sollte sie ihr Leben verändern, wenn es doch so auch ganz gut lief? Außerdem argwöhnte sie, daß der Herr es vielleicht auf ihre stattliche Mitgift abgesehen haben könnte, und das war Grund genug, ihn ein für allemal zu verabschieden.

Als Bryonius eines Tages gezwungen war, auf eine Beerdigung ins Tal zu gehen, traf er dort eine ehemalige, bereits verwitwete Schulfreundin. Diese resolute Mittfünfzigerin brachte es fertig, den stillen und trägen Junggesellen so raffiniert zu umgarnen, daß er sich nicht mehr rechtzeitig und schnell genug retten konnte. Schließlich stand er benommen auf dem Standesamt, wo er sich zu Recht ziemlich unbehaglich fühlte.

Gleich nach ihrer Ankunft auf dem Hof begann die neue Bäuerin, dort alles umzukrempeln. Von da an war es vorbei mit der "bryonischen" Ruhe, denn die Neue versuchte stets, die beiden anderen mit viel Gerede zur Arbeit anzutreiben. Durch diese häusliche Störung gab es viel Aufregung und Ärger, und der Haussegen hing enorm schief. Bryonius, der schon seit langem an einem schmerzhaften Rheumatismus gelitten hatte, fühlte sich durch diesen Verdruß immer schlechter und wollte sich am liebsten gar nicht mehr bewegen. Die Mißachtung, die ihm durch das Verhalten seiner Frau zuteil wurde, verschlechterte aber auch seine Laune dermaßen, daß bereits ein einziges Wort genügte, um ihn zu reizen und in heftigen Zorn zu versetzen.

Die neue Bäuerin war über so manche Gebräuche auf dem Hof erstaunt. Zum Beispiel gab es da das seltsame Trinkverhalten der beiden Geschwister, wozu sich die Bäuerin äußerte: "Wenn man euch nach dem Durst fragt, wollt ihr stundenlang nichts trinken. Aber plötzlich trinkt ihr Mengen wie halbverdurstete Kamele. Wie gibt es denn so was?" worauf Bryonius und

Bryonia sie passenderweise mit verständnislosen Kamelaugen anschauten. Als sie den Speiseplan änderte und weniger Fleisch, dafür aber mehr Sauerkraut, Brot und Hülsenfrüchte auftischte, nahmen die Beschwerden und Leiden der Geschwister kein Ende mehr. Das Essen wurde zu einer unsagbaren Quälerei für alle, denn die beiden fühlten sich oft schon nach dem ersten Bissen schlecht, seufzten, stöhnten und ließen alles auf dem Teller liegen. Selbst Fleisch ließen sie zuletzt trotz Hunger unberührt, denn sie wußten nicht, was ihnen eigentlich noch schmecken könnte. Die Bäuerin wagte es schließlich gar nicht mehr, die beiden in irgendeiner Weise anzusprechen, denn je schlechter sie sich fühlten, desto reizbarer waren sie und desto weniger konnten sie jemanden in ihrer Umgebung ertragen.

Besonders Bryonias Zustand verschlechterte sich zusehends, weil ihr die Schwägerin bei allen Haushaltsangelegenheiten dazwischenredete. Nach jedem Wortwechsel wurde Bryonia zornig und bekam allmählich immer heftiger werdende Kopfschmerzen, wobei ihr das Blut ins Gesicht schoß. Sie wurde immer reizbarer und launenhafter und fühlte sich meistens schlapp und kränklich, ohne konkrete Angaben über ihre Beschwerden machen zu können. Besonders morgens beim Aufstehen war sie sehr matt und fühlte eine Schwäche, die sie bisweilen ohnmächtig werden ließ. Mit ihrem gedunsenen und roten Gesicht, auf dem häufig ein dummer Ausdruck lag, sah Bryonia wie betrunken aus. Auch beim Gehen schwankte und torkelte sie, als ob sie ihren "Kameldurst" mit Alkohol gestillt hätte. Ihre Sprache hörte sich verwirrt und unzusammenhängend an, während Bryonia zunehmend in ein Delirium geriet.

Als Bryonia nicht mehr aufstehen konnte, lag sie mit blödsinnigem Blick im Bett und sprach oft in konfusen Wortfetzen über die viele Arbeit, die sie dringend erledigen mußte. Manchmal lag sie stocksteif, bewegte sich stundenlang keinen Millimeter von der Stelle und wollte weder von ihren Angehörigen, noch von einem Arzt beeinträchtigt werden. Sehr häufig faselte sie, daß sie nach Hause gebracht werden wollte. Bryonia wiederholte ihr Anliegen immer wieder, ohne jemals die Beteuerungen der anderen zu erhören, daß sie sich bereits zu Hause befinde. Da ihr Bruder das Schlimmste befürchtete, fragte er sie schließlich, wo sie ihre Ersparnisse aufgehoben hätte. Bryonia schwatzte Dinge daher, die keiner verstehen konnte, deshalb meinte er: "Es ist am besten, wenn du uns die Stelle zeigst."

Erwartungsvoll blickte er auf seine Schwester. Diese aber antwortete nur: "Zeigen? Das mache ich nur, wenn du mich endlich in Ruhe läßt und nach Hause bringst."

WESEN:

Bryonia alba, die weiße Zaunrübe, ist ein an Hecken und Zäunen emporkletterndes, rauhhaariges Kürbisgewächs mit einer Rübenwurzel. Von der starken Bodenverankerung der Pflanze läßt sich leicht auf die Bodenständigkeit und die Verwurzelung des Bryonia-Patienten schließen. Während sich die Staude trotz ihrer massiven Wurzel noch auf stärkere Pflanzen oder Zäune stützt, findet der Bryonia-Patient seinen größtmöglichen Halt in der Lebenssicherung durch materielle Werte.

Der Bryonia-Typ hat im Positiven einen praktischen Sinn für die Anforderungen des Lebens. Er steht mit beiden Beinen fest auf der Erde und macht bei reichlicher finanzieller Absicherung einen zufriedenen, vertrauenerwekkenden und gutmütigen Eindruck. Durch seine Gründlichkeit, Beharrlichkeit und Ausdauer kann er anderen viel Geborgenheit vermitteln. Er strahlt Gemütlichkeit und eine angenehme Ruhe aus und verfügt auf allen Ebenen über eine beneidenswerte Stabilität. Durch seine Beständigkeit, Traditionsliebe und seinen Konservativismus vermittelt er den Eindruck eines ordnungsliebenden, anständigen und braven Bürgers, der eifrig und rechtschaffen seiner Arbeit nachgeht, um sich eine gesicherte, materielle Grundlage zu schaffen. Solange ihm diese Lebensweise niemand streitig macht, gibt er sich etwas rauh, aber herzlich.

Von diesen positiven Seiten ist es kein sehr weiter Schritt zu den pervertierten Eigenschaften des Bryonia-Patienten. Der schwache Selbstwert des Patienten ist Anlaß für eine gewisse Ratlosigkeit in zwischenmenschlichen Beziehungen. Er ist zu stumpf und auch zu unbeholfen, um anderen offen gegenübertreten zu können, deshalb tragen Kontakte mehr zu seiner Unsicherheit als zu einer inneren Befriedigung oder einem Wohlbefinden bei. Der Wunsch nach Ruhe und Bequemlichkeit führt schließlich dazu, daß der Patient sich immer mehr abkapselt.

Da er seinen Eigenwert an materiellen Grundlagen mißt, wertet er sein geringes Selbstwertgefühl durch das Anschaffen von Werten auf. Gerade weil er auf sich alleine gestellt ist und mit keiner anderen Unterstützung rechnen kann, benötigt er finanzielle Rücklagen als Sicherheit. Selbst wenn seine Finanzlage stabil ist und keinen Grund zur Besorgnis darstellt, läßt sich seine Angst vor Armut nicht verleugnen.

Jegliche Lebhaftigkeit ist dem Patienten ziemlich zuwider, und so kann es geschehen, daß sich seine Bequemlichkeit in eine absolute Abneigung gegen Bewegung entwickelt. Obwohl der Patient auch im gesunden Zustand eine gewisse Trägheit aufweist, vermeidet er im Krankheitsfall die geringste Bewegung, um die starken Schmerzen zu mildern. Diese Unbeweglichkeit und Starrheit ist aber nicht nur auf der körperlichen Ebene zu beobachten, sondern auch emotional und intellektuell.

Der Bryonia-Patient neigt dazu, sein Manko im Gefühlsleben mit zuviel Essen zu kompensieren. Im emotionalen Bereich zeigt er sehr wenig Beeindruckbarkeit und Offenheit, womit seine Gefühlslage relativ stabil und kaum Schwankungen ausgesetzt ist. Seine Gefühlsträgheit und -kargheit ändert sich lediglich dann, wenn er sich aufgrund von äußeren Störungen zur Wehr setzen muß, weil er seine Struktur und Sicherheit gefährdet sieht. Äußere Eingriffe oder Widersprüche veranlassen ihn zu großer Reizbarkeit sowie zu Groll, Ärger und Zorn. Im Krankheitsfall wünscht der Patient weder Trost, noch Hilfe oder sonstige Einmischungen. Mutlos, hoffnungslos und resigniert hat er nur den Wunsch, alleine gelassen zu werden.

Die Überzeugungen des Bryonia-Patienten führen im Negativen zu besonderer Hartnäckigkeit, Unnachgiebigkeit, Sturheit und Verschlossenheit. Er gibt Altbewährtem stets den Vorzug und zeigt sich Neuerungen gegenüber sehr skeptisch und mißtrauisch. Sein Argwohn veranlaßt ihn dazu, alles gründlich und genau zu überlegen, ehe er nach langer Zeit eine Entscheidung trifft. Die geistige Trägheit und Schwerfälligkeit des Bryonia-Patienten entwickelt sich allmählich zu Stumpfsinn, Benommenheit und Verwirrung. Seine Zurückgezogenheit und Abkapselung zeigt, daß er in dieser Welt an nichts wirklich interessiert ist. Im Delirium spricht der Patient von seiner Arbeit, zu deren Bewältigung er sich außer Stande fühlt, und verlangt stets, nach Hause gebracht zu werden, obwohl er sich bereits dort befindet.

Die Krankheitssymptomatik entwickelt sich langsam und allmählich. Der Patient fühlt sich beispielsweise anfangs nur schwach und kränklich, erwacht am nächsten Morgen krank, danach verschlimmert sich sein Zustand weiter und erreicht vielleicht am dritten, vierten Tag endlich den Höhepunkt.

Durch die Starrheit, Unbeweglichkeit und Unnachgiebigkeit des Bryonia-Patienten verhindert er in sämtlichen Bereichen jegliche Entwicklung, Wandlung oder Veränderung. So entsteht in ihm zunehmend ein enormer Druck, den der Patient nur durch Reizbarkeit, Zorn oder diverse Krankheitsgeschehen entweichen läßt. Auch hier stimmt das homöopathische Prinzip, denn der innere Druck des Patienten kann am besten mit äußerem Druck gemildert und gebessert werden. Betrachtet man das Trinkverhalten des Bryonia-Patienten, fällt auf, daß er relativ lange durstlos ist, aber dann wieder in großen Mengen Flüssigkeit zu sich nimmt. Selbst dafür läßt sich eine einfache und einleuchtende Erklärung finden, denn Bryonia gehört zu den Kürbisgewächsen, die zwar viel Wasser brauchen, aber es auch lange Zeit speichern können.

GEMÜT:

Der Patient möchte ruhig und still sein. Abneigung gegen jegliche Bewegung. Besonders bei Fieberfrost und auch bei Fieberhitze ein auffällig stilles Wesen. Ist geprägt von großer Langsamkeit.

Gedächtnisschwäche. Schwinden der Gedanken. Benommenheit. Verwirrung. Geistige Trägheit und Schwierigkeiten beim Denken.

Bewußtlosigkeit morgens. Bewußtlosigkeit beim Aufstehen.

Delirium, besonders bei Tagesanbruch. Brummendes Delirium. Spricht im Delirium von seinen Geschäften.

Die Sprache ist unzusammenhängend, richtig schwatzend oder phantasierend. Spricht nachdrücklich über seine Geschäfte.

Argwöhnisch und mißtrauisch.

Feigheit, Mutlosigkeit. Weinerliche Laune. Weinen vor dem Husten. Intensives Seufzen, besonders bei Schweiß.

Will immer nach Hause gehen. Wahnidee, von zu Hause fort zu sein.

Sehr launisch, mürrisch und schlecht gelaunt oder äußerst reizbar. Zorn, der sehr heftig sein kann.

Auffahren, Zusammenfahren. Erschrickt leicht.

Außerordentliche Ängstlichkeit. Große Angst vor der Zukunft. Grundlose Angst.

Furcht vor Armut. Verzweifelt an der Genesung. Furcht vor dem Tod, den er nahe glaubt.

Fühlt sich vor einem Anfall gesund.

Beschwerden durch Geringschätzung oder nach Kränkung.

Beschwerden durch: Gestörtwerden. Verachtung durch andere. Schreck. Ärger, Zorn.

ALLGEMEINES:

Schmerzen und Beschwerden schlechter abends, besonders gegen 21 Uhr, nachts oder durch Bewegung. Ruhe bessert allgemein. Sehr empfindlich auf Schmerzen. Innere Empfindlichkeit.

Drückende Schmerzen, wie von einem Gewicht. Drückende Schmerzen, von innen nach außen gehend. Stechende Schmerzen in Knochen, Gelenken und Muskeln.

Äußerlich wie innerlich reißende, stechende oder brennende Schmerzen. Äußerlich geschwürige Schmerzen.

Äußerlich ein Schweregefühl. Gefühl von Spannung, besonders in den Gelenken.

Gelenkschmerzen. Arthritis. Rheumatische Schmerzen. Gichtschmerzen.

Allgemeine Schwellung. Besonders die leidenden Teile sind geschwollen. Geschwollene Gelenke. Geschwollene, entzündete, heiße Drüsen. Innerliche Entzündungen. Entzündung der serösen Häute.

Hautgeschwüre, Fisteln.

Schwitzen bessert. Der Schweiß ist ölig und riecht sauer. Beschwerden durch unterdrückten Schweiß.

Große Müdigkeit, besonders morgens oder beim Gehen im Freien. Zwanghaftes Verlangen, sich in einer liegenden, ruhenden Stellung zu erholen.

Schwankender, torkelnder Gang.

Große Abneigung gegen jegliche Bewegung. Jeglicher Stellungswechsel verschlechtert.

Schwäche morgens beim Aufstehen oder vormittags. Schwäche im Frühling. Schwäche durch Schweiß. Durch die geringste Anstrengung oder beim Aufstehen entsteht Schwäche.

Ohnmacht, besonders morgens beim Aufstehen. Ohnmachtsgefühl durch Aufstehen vom Bett, durch Aufsetzen oder bei Bewegung. Ohnmacht beim Stehen.

Wird sehr leicht überhitzt. Mangel an Lebenswärme, aber Wärme verschlechtert den Zustand.

Blutandrang. Blutwallungen. Plethora. Apoplexie.
Inneres Pulsieren. Puls beschleunigt, voll, hart und gespannt.

Extrem starker Durst. Oft Durst, auf große Mengen. Trinkt in großen Intervallen. Verlangen nach kalten Getränken, durch die er sich besser fühlt. Auch Verlangen nach warmen und heißen Getränken, durch die er sich schlechter fühlt. Fühlt sich besser durch Essen kalter Speisen.

Essen von Bohnen, Erbsen, Kohl, Sauerkraut, Brot oder Obst verschlechtert. Allgemein verschlechtern warme Speisen und rohe Speisen.

Launenhafter Appetit. Obwohl hungrig, weist er angebotene Speisen zurück und weiß nicht, was er will. Nach dem Essen kommen die Beschwerden. Bereits das Essen von kleinen Mengen verschlechtert.

Schleudert Bettdecken weg, will nicht zugedeckt sein.

Erkältungsneigung.

Beschwerden durch Unterdrückung der Milchsekretion. Die Mutter fühlt sich schlechter beim Stillen.

Symptome erscheinen einseitig oder nur auf der rechten Seite.

Beschwerden durch: Unterdrückten Ausschlag oder Ausfluß. Alkohol. Zu viel Essen. Kalten Wind.

MODALITÄTEN:

< durch physische Anstrengung.

< durch Bewegung.

< durch Bewegung der leidenden Teile.

< durch Gehen, schnelles Gehen.

< durch Hüpfen, Stampfen.

< durch Steigen, Hinaufgehen.

< durch Rennen.

< durch Aufstehen.

< durch Bücken.

< durch Liegen auf der schmerzlosen Seite.

< durch Druck auf die schmerzlose Seite.

< durch Berührung.

< durch Einatmen.

< durch tiefes Atmen (aber Verlangen danach).

< durch Stillen.

< durch warmes Essen.

< durch Wärme, Zimmerwärme.

< durch Warmwerden im Freien.

< durch oder nach Kaltwerden, Abkühlen.

< bei Wetterwechsel.

< bei Wetterwechsel von kalt zu warm.

< vor dem Schlaf.

< bei Beginn oder während des Schlafes.

< nach Mittagsschlaf.

< im Sommer.

< im Winter.

< morgens von 5-9 Uhr.

< abends von 18-21 Uhr, um 21 Uhr.

> durch Ruhe.

> im Sitzen.

> durch oder nach Liegen.

> durch Liegen auf dem Rücken.

> durch Liegen im Bett.

> durch Liegen auf der schmerzhaften Seite.

> durch Druck.

> durch Trinken von Wasser in großen Zügen.

> durch Bettwärme.

> durch Abwärtsgehen.

> nach Stuhlgang.

> beim Ausatmen.

> bei nassem, feuchtem Wetter.

CALCIUM CARBONICUM

Obwohl Muttersöhnchen Calcium als Baby schon wie ein Kraftpaket aussah, fehlte ihm die Kraft in den Beinen zum Laufen. Calcium war **sch**wach, **sch**laff und **sch**wammig. Zu den drei "**Sch**" kamen bald ein viertes und ein fünftes dazu. Calcium bekam nämlich chronischen Durchfall, der seine Mutter bei jeder Kontrolle der Windel veranlaßte "**Sch**eiße" zu brüllen. Die **Sch**weißfüße kamen ein wenig später, aber dafür war ihr Geruch umso intensiver. Diese Unannehmlichkeiten glich Calcium zunächst durch seine Frühreife aus. Das Kind begann sehr bald zu sprechen und plapperte ziemlich altklug daher. So suchte es schon sehr bald nach einer Antwort, warum der Mensch lebt, warum er stirbt und warum Gott überhaupt so etwas Verrücktes machen konnte. Jedoch stagnierte seine Entwicklung sehr bald und ging dann nur noch mit verminderter Geschwindigkeit vorwärts, was ihm den liebevollen Kosenamen "**Sch**nuckiputz" einbrachte.

Calcium nuckelte überaus lange an der Mutterbrust. Die Entwöhnung fand nur gezwungenermaßen statt, weil wieder Nachwuchs im Hause erwartet wurde. Als seine Schwester geboren wurde und seine Mutter immer weniger Zeit für ihn hatte, war er voller Enttäuschung. Er entwickelte innerlich Haß, Zorn und Aggressivität. Aufgrund seiner religiösen Erziehung ahnte er, daß diese negativen Gefühle unmoralisch waren und ihm nichts Gutes bringen konnten. Deshalb erwartete er die Strafe Gottes und begann eine tiefe Furcht vor allem Überirdischen zu entwickeln. Besonders die Angst vor dem Tode quälte ihn unheimlich, so daß sich Calcium gezwungen sah, den Sinn des Lebens mit der Milchflasche in den Händen tiefer zu erforschen. Irgendwann würde er der Wahrheit schon auf die Spur kommen, auch wenn ihn diese fortwährenden Grübeleien schwermütig werden ließen.

Lange Zeit ernährte sich Calcium nur mit heißer Milch, aber schließlich konnten seine charakteristischen Merkmale doch wieder um ein "**Sch**" erweitert werden. Calcium begann nämlich, **Sch**leimiges, wie **Sch**lagsahne,

Schokoladenpudding, Eis und Grießbrei zu verschlingen. Es mußte weich, süß und feucht sein. Trockene Nahrungsmittel konnte Calcium nicht ausstehen, da er alles ohne zu kauen hinunterschluckte. Aufgrund dieser Essensgewohnheiten wurden auch seine **sch**lechten Zähne immer **sch**aumiger und weicher und fielen ihm sehr bald aus.

Als Calcium zur Schule kam, hatte er durch sein beachtliches Bäuchlein eine kegelförmige Figur. Durch die schulischen Anforderungen war Calcium überfordert und deshalb oft sehr gereizt und aufgeregt. Er schwitzte bei der geringsten Anstrengung und wollte lieber wieder in die mütterliche Geborgenheit nach Hause zurück, anstatt sich in die feindliche Welt hinauszubegeben. Dennoch fand er sich dort nach anfänglichen Schwierigkeiten ganz gut zurecht, weil er ruhig, besonnen und vernünftig war. Aber immer wieder überkam ihn unbeschreibliche Unsicherheit bezüglich alles Unsichtbaren, von dem er sich bedroht fühlte. Calcium meisterte diese Streßsituation schließlich mit dem **Sch**nuller, der ihn in die Welt der Geborgenheit zurückversetzte. Als ihm die Lehrerin das Sauginstrument abnahm, war er so wütend und gereizt, daß er ihr ins Gesicht spuckte. Von da an begann er zu **sch**reien, benahm sich geradezu hysterisch und hatte alle Mühe, seine Schularbeiten zu verrichten. Er hatte den Eindruck, daß man zu viel von ihm verlangte und daß er die schulische Anspannung nicht mehr ertragen könnte. Manchmal verlor er wegen unwichtiger Kleinigkeiten die Selbstkontrolle. In solchen Momenten schien er in seinen verrückten Verzweiflungstaten eine letzte Möglichkeit der Abreaktion zu finden. Waren diese Anfälle vorüber, wurde ihm vor Aufregung oft **sch**windlig. Letztendlich wurde Calcium völlig unbemerkt zum Daumenlutscher, denn darin sah er die einzige verbleibende Chance, ein wenig gemütliche Privatsphäre zu genießen.

Als Calcium die vorgeschriebene Schulausbildung absolviert hatte, war er fast zu träge, sich eine Existenz aufzubauen. Da er sich in der Schule schon überfordert gefühlt hatte, war es zunächst schwierig, einen geeigneten Beruf zu finden. Schließlich eröffnete er eine sogenannte "**Sch**lappermilch-**Sch**enke", in der es heiße Milch, Milchmixgetränke und aus Milchprodukten zubereitete Süßspeisen gab. Zwar konnte Calcium all diese Dinge nicht mehr essen, weil es ihm dabei ziemlich übel wurde, jedoch hatte er um so mehr Erfahrung in deren Zubereitung. Calciums eigener geheimnisvoller und abwechslungsreicher Speisezettel bestand mittlerweile - weiß der Teufel warum - aus gekochten Eiern. Als seine Schenke ein voller Erfolg wurde, machte es Calcium nervös, dermaßen im **Sch**einwerferlicht zu stehen. Er war von der Furcht besessen, eines Tages wahnsinnig zu werden, und bildete sich ein, daß alle seine Kunden ihn jetzt schon für verrückt hielten. Da er keine **Sch**au wollte, konnte er diesem Streß nicht lange standhalten. Außerdem hatte ihm der Geschäftsaufbau zuviel Energie gekostet, weshalb es unmöglich war, jetzt auch noch den Laden zu führen.

Das **Sch**icksal eilte ihm zur rechten Zeit in Form einer jungen Frau zu Hilfe. Bei ihren **Sch**musereien und **Sch**meicheleien **sch**molz er förmlich dahin. Es kostete ihn viel **Sch**weiß, bis sie endlich **sch**wanger war, aber dann wurde die Familie endlich komplett. Da ihn seine Frau bald einen **Sch**lappschwanz nannte, weil er völlig erschöpft wirkte, wollte er sich von nun an mehr **sch**onen. Was gab es Naheliegenderes, als der Ehefrau den Laden anzuvertrauen, um endlich nur noch aus dem Hintergrund wirken zu können? Calcium zog sich als sogenannter Produktionsleiter mit ein paar Stück **Sch**eckvieh in den Stall zurück, wo er sich verzweifelt damit beschäftigte, den **Sch**leier der Maya zu lüften und unsere **Sch**einwelt endlich zu entlarven. Da er aber keinen blassen **Sch**immer davon hatte, war ihm in seinem Bemühen kein Erfolg beschieden. **Sch**ade!

WESEN:

Calcium carbonicum, oft als kohlensaurer Kalk bezeichnet, ist nichts anderes als Austernkalk. Umgeben von einer schützenden Schale und weitgehend gegen die Außenwelt abgeschirmt wächst die Auster am Meeresboden fest. Das Meer bildet den Urgrund ihrer ganzen Existenz, denn aus dem Meerwasser zieht sie sowohl die Substanz zur Schalenbildung als auch ihre Nahrung.

Dem Calcium-carbonicum-Patient fehlt die Fähigkeit, den Kalk aus seiner natürlichen Nahrung zu absorbieren und zu verwerten. So kommt es zu Kalkarmut, die sich in mangelhaft ausgebildeten oder verbogenen Knochen und schlechten Zähnen äußert. Oft verhindern die weichen Knochen, daß das Kind rechtzeitig laufen lernt, und auch der Erwachsene klagt über eine besondere Schwäche in den Beinen. Schwäche empfindet der Patient bei der leichtesten Anstrengung, weil er insgesamt zu weich ist und zuwenig Struktur aufweist, um den Anforderungen des Lebens sicher entgegentreten zu können.

Da es dem Patienten auf allen Ebenen an natürlicher Stabilität fehlt, hat er ein enormes Bedürfnis nach Schutz, Geborgenheit und emotionaler Sicherheit. Das große Sicherheitsbedürfnis und die übermäßige Ängstlichkeit können seine Selbstverwirklichung blockieren oder sogar verhindern. Er fühlt sich völlig schutzlos und ungeborgen einer Welt voller Gefahren ausgesetzt. Unsicher und seiner Unzulänglichkeit bewußt fühlt er sich fortwährend von seinen Mitmenschen beobachtet, obwohl dies kaum zutrifft. Dieses Gefühl, unentwegt von anderen beobachtet zu werden, entspringt seinem inneren Empfinden, Fremdeinflüssen gegenüber völlig schutzlos und hilflos ausgesetzt zu sein.

Das Befinden des Calcium-carbonicum-Patienten ist von emotionaler Zuwendung abhängig. Häufig kompensiert er seinen Gefühlshunger und sein Zärtlichkeitsbedürfnis mit einem gesteigerten Süßigkeitsbedarf. Wird sein Verlangen nach Zärtlichkeit erfüllt, dann fühlt er sich angenommen und geborgen, begibt sich aber dadurch in eine Abhängigkeit, deren Auflösung nur eine Frage der Zeit ist. Entweder er ist extrem anhänglich oder er fühlt sich ausgestoßen und ist dann unfähig, Gefühlen den richtigen Wert einzuräumen. Jedenfalls ist das Prinzip des Austauschs, des Genährtwerdens und des Nährens, erheblich gestört.

Das betrifft nicht nur die körperliche Ebene, wo der Flüssigkeitshaushalt, der im ganzen Organismus die lebenswichtigen Stoffe transportiert und austauscht, nicht ordnungsgemäß funktioniert. Der Lymphfluß ist behindert, die Schweißabsonderung vermehrt, der Verlust von Körpersäften kann nicht rasch genug ersetzt werden, feuchte Körperteile sind zu trocken, während sich an anderen Stellen die Körperflüssigkeit in Ödemen anstaut. Bei der Nahrungsaufnahme zeigt sich entweder ein starkes Verlangen nach Milch und Milchprodukten oder eine große Abneigung dagegen, die sich bereits beim Säugling in der Unverträglichkeit der Muttermilch zeigen kann. Da Kleinkinder besonders schutzbedürftig und abhängig sind, wird sich gerade hier die Calcium-carbonicum-Symptomatik besonders häufig zeigen.

Erhält der Calcium-carbonicum-Patient nicht die erforderliche Zuneigung und somit die nötige emotionale Nahrung, dann ist er unfähig, aus dem Fluß von Einwirkungen das herauszufiltern, was er braucht, und das wiederzugeben, was andere benötigen. Da er kaum fähig ist, für sich selbst zu sorgen, ist es ihm auch nicht möglich, anderen die nötigen Grundlagen für eine Geborgenheit zu schenken. So ist es kein Zufall, daß bei Calcium-carbonicum-Frauen aufgrund von Schwäche Schwangerschaften schwierig oder bisweilen sogar unmöglich auszutragen sind.

Auch gegen die eindringende Gedankenflut kann sich der Calcium-carbonicum-Patient nicht wehren. Er kann nicht darüber entscheiden, was für ihn wichtig oder unerheblich ist, weshalb er sich mit unnötigen Gedanken über allerlei Nichtigkeiten quält. Bedeutungslose Dinge veranlassen ihn zu Grübeleien, besonders wenn sie mit Empfindungen zusammenhängen. Gemütsbewegungen gewinnen stets die Oberhand, während die Vernunft nur eine kleine, untergeordnete Rolle spielt. Er kann nichts akzeptieren, was in irgendeiner Weise sein Gefühlsleben beeinträchtigt, deshalb gibt es stets unbedeutende Geschehnisse, die ihn nicht zur Ruhe kommen lassen. Trotz scheinbarer äußerer Passivität ist der Patient innerlich überaktiv und kann nicht vom Alltagsgeschehen lassen. Das ist auch der Grund, weshalb er an erheblichen Schlafstörungen leidet, denn Schlafen bedeutet Hingabe und Loslassen von allen Ereignissen. Dem Patienten fällt es schwer, sich gehenzulassen, da er in seiner Befangenheit zu sehr daran gewöhnt ist, sich in Gesellschaft stark zu kontrollieren und sich zusammenzunehmen.

Die Beschwerden des Calcium-carbonicum-Patienten resultieren oft aus Gefühlsenttäuschungen, auf die der Patient mit Haß, Zorn und Aggressivität reagiert. Weil er sich diese negativen Emotionen aufgrund seiner Erziehung oder seiner starken Religiosität nicht erlaubt, unterdrückt er sie. Aber selbst wenn er diese Emotionen unterdrückt, bleiben sie dennoch destruktiv, was in ihm schwere Schuldgefühle entstehen läßt, die sich zwangsläufig irgendwo ein Ventil suchen. In diesem Fall projiziert der Patient seine Schuldgefühle nach außen. Deshalb erwartet er, daß die zu tilgende Schuld ihn in Form von Unheil und schlimmen Ereignissen ereilt. Da er in der materiellen Welt einigermaßen zurechtkommt, ist es die Geistwelt, das Übernatürliche, das Okkulte, was ihm unheimlich ist. Er beschäftigt sich bereits als Kind mit diesem Thema, kann das Mysterium aber nie ganz erfassen und entwickelt somit eine Furcht vor dem Unbekannten, Unkontrollierbaren und Hintergründigen. Dadurch steht er in einer starken Erwartungsspannung und beschäftigt sich stets mit der Zukunft, anstatt in der Gegenwart zu leben.

Die Beschwerden sind zuerst auf der körperlichen Ebene erkennbar, ehe eine emotionale oder intellektuelle Veränderung bemerkt werden kann. Als Kind ist der Calcium-carbonicum-Patient meist plump, schlaff, blaß und träge. Im Verhalten ist er bescheiden, zurückhaltend und etwas schüchtern. Er schwitzt nach der leichtesten Anstrengung, ebenso in der ersten Schlafphase und zeigt ein starkes Verlangen nach Süßigkeiten, besonders nach Zucker. Auch der Erwachsene ist aufgrund seiner schwachen Konstitution sehr schnell überanstrengt und hält Streßsituationen nicht stand. Oft hat er Übergewicht, in selteneren Fällen kann er auch bleich und abgemagert erscheinen, Muskeln und Gewebe sind erschlafft, und er gerät selbst im Kühlen leicht in Schweiß.

Trotz permanenter Überanstrengung bemüht sich der Patient verantwortungsvoll und gewissenhaft, allen täglichen Anforderungen nachzukommen, bis er schließlich vor Erschöpfung zusammenbricht. In diesem Stadium der Überarbeitung beginnt er, sich dem Alltagsgeschehen gegenüber gleichgültig und stumpfsinnig zu verhalten, während die Ängste in ihm immer stärker werden. Er hat Angst vor Krankheit und Tod und natürlich vor dem bereits erwähnten Unberechenbaren als Strafe für seine Aggressivität. Er wird zunehmend nervöser und reizbarer und macht einen verwirrten, vergeßlichen Eindruck.

In diesem Stadium verliert der Patient wegen Kleinigkeiten die Kontrolle über sich, gerät in Erregung und Verzweiflung, spuckt anderen ins Gesicht, zerreißt Sachen und will aus dem Fenster springen. Dieses Verhalten erweckt schließlich in ihm die Angst, wahnsinnig zu werden. Darüberhinaus ängstigt er sich, daß seine Verwirrung von anderen bemerkt werden könnte. Diese Situation beinhaltet eine äußerste Anspannung und überfordert den Patienten zusätzlich. Im Endstadium ist er hoffnungslos und des Lebens überdrüssig. Er gerät in eine religiöse Verzweiflung, hat Wahnideen mit häßlichen Gesichtern und spricht von Ratten, Feuer und Mord.

GEMÜT:

Der Patient hat Furcht, die abends am schlimmsten ist. Große Furcht, daß jemand seinen Zustand bemerkt, daß die Leute merken, wie er ist. Furcht vor der Dunkelheit und vor dem Alleinsein.

Furcht vor drohender ansteckender Krankheit, einer Infektion oder vor dem Tod. Fürchtet sich, eine Geisteskrankheit zu bekommen oder verrückt zu werden. Furcht vor Unheil.

Angst vor der Zukunft. Er stiehlt Geld. Hypochondrische Angst und eine Manie, medizinische Bücher zu lesen. Die Angst kommt besonders abends. Angst beim Erwachen durch schreckliche Träume. Angst während Fieberfrost. Todesangst.

Depression, Melancholie, Niedergeschlagenheit, Traurigkeit.

Beim Schwitzen wird er lebensüberdrüssig. Bei Schweiß Neigung zum Selbstmord.

Durch schreckliche Dinge und Geschichten wird er sehr stark betroffen. Überempfindlich gegen das Hören von Grausamkeiten. Aufregung, Erregung durch das Hören schrecklicher Dinge. Beschwerden durch Gefühlsbewegungen. Starke Erregung bringt die Menses wieder zurück.

Fühlt sich schlechter beim Erzählen seiner Symptome. Bedauert sich selbst. Denken an seine Beschwerden verschlechtert. Traurigkeit und Schwermut.

Während der Schwangerschaft benimmt sich die Patientin außerordentlich ungeschickt und unbeholfen.

Kein Pflichtgefühl. Gleichgültigkeit gegen seine Verpflichtungen oder gegen wichtige Dinge. Abneigung gegen gewisse Personen.

Unentschlossenheit, schwacher Wille. Schüchternheit.

Weinerliche Stimmung. Neigung zum Weinen nur wegen Kleinigkeiten. Weinen bei Fieberfrost.

Starker Wunsch, magnetisiert, gestreichelt zu werden.

Geistige Trägheit, Schwierigkeiten beim Denken. Große Gedächtnisschwäche für Ereignisse. Unfähig, etwas aufzunehmen. Fürchtet, den Faden zu verlieren und nichts zu verstehen. Neigung, beim Sprechen Fehler zu machen und falsche Wörter zu benutzen. Langsamkeit.

Allgemein geistige Verwirrung. Verwirrung nach dem Essen oder durch geistige Anstrengung.

Geistige Anstrengung verschlechtert.

Bei Fieber Delirium.

Außerordentlich stur und eigensinnig. Eigensinnige Kinder mit Neigung zum Dickwerden.

Sehr schnell beleidigt.

Mürrisch, schlecht gelaunt. Große Reizbarkeit. Besonders reizbar während Fieberfrost oder nach Koitus. Reizbarkeit vor Menses. Zornig und wütend. Epilepsie infolge von Zorn.

Ruhelosigkeit, besonders nach Koitus.

Eine ängstliche Erregung, die verhindert, ruhig zu sein. Erschrickt leicht. Muß mit den Fingern dauernd etwas machen, z. B. an den Haaren drehen oder sich leicht kratzen. Kaut an Fingernägel.

Neigung, Unruhe zu verbreiten. Quält seine Umgebung Tag und Nacht.

Bildet sich ein, die Leute halten ihn für geisteskrank.

Wahnideen, Halluzinationen. Beim Schließen der Augen sieht er Gesichter oder Bilder, Phantome. Sieht häßliche Gesichter oder schreckliche Bilder, Phantome.

Schreckliche Visionen. Visionen beim Schließen der Augen. Nachts gesteigerte Phantasie. Es ist eine schreckliche Phantasie. Stöhnen im Schlaf.

Beschwerden durch: Erwartungsspannung, Vorahnung. Schlechte Nachrichten. Furcht. Schrecken. Geistige oder körperliche Anstrengung.

ALLGEMEINES:

Innerlich wie äußerlich schneidende oder stechende Schmerzen. Innerlich kneifende oder drückende und äußerlich ruckartige Schmerzen.

In Knochen stechende Schmerzen. In Gelenken stechende oder krampfende Schmerzen. In Muskeln krampfende, stechende, reißende oder reißend-stechende Schmerzen. Muskelkrämpfe.

Beugen und Heranziehen der Glieder bessert. Aber Beugen oder Strecken, Dehnen des leidenden Teiles verschlechtert. Drehen des Kopfes verschlechtert. Muß sich strecken und dehnen bei Fieber oder beim Schwitzen.

Zittern, besonders innerlich. Zittern durch Angst oder durch geistige Anstrengung. Innerliche Zuckungen. Äußerliches sowie innerliches Pulsieren. Der Puls ist voll und zittrig.

Konvulsionen. Krämpfe entstehen besonders abends oder bei Vollmond, durch Furcht oder Schreck. Krämpfe im Kindbett oder während der Zahnung. Tonische, klonische oder epileptiforme Krämpfe. Epilepsie mit einer Aura wie das Laufen einer Maus, ein Aufsteigen vom Magen zum Kopf oder Absteigen vom Epigastrium in den Uterus, in die Beine. Chorea.

Kleidung ist unerträglich. Kann den Kleiderdruck nicht aushalten und fühlt sich dabei schlechter. Lockern der Kleidung bessert.

Abneigung gegen Kaffee und Fleisch. Genuß von Milch oder trockenem Essen verschlechtert. Verlangen nach hartgekochten Eiern. Ißt unverdauliche Dinge, wie Kalk, Kohle, Erde, Lehm usw. Abneigung gegen Tabak.

Beschwerden treten nach dem Essen auf.

Verlangen, tief einzuatmen.

Reichlicher, profuser Schweiß bereits bei leichter körperlicher oder geistiger Anstrengung. Besonders Kopfschweiß. Warmer Schweiß erzeugt Unwohlsein.

Abneigung gegen Bewegung. Beschwerden durch Überanstrengen der Muskeln und Sehnen, durch Hochheben. Steigen, besonders auf hohe Berge, verschlechtert. Höhenkrankheit. Abneigung, im Freien zu sein.

Große Mattigkeit, besonders nach dem Koitus.

Gefühl der Erschlaffung. Fühlt sich schwach, schlapp und spürt eine innere Schwere. Erschlaffung der Muskeln. Schlaffes Gewebe.

Schwäche, Entkräftung. Schwäche tritt besonders stark auf: Nach Koitus, bei Leukorrhöe, beim Treppensteigen und Gehen, durch die leichteste Anstrengung oder durch geistige Anstrengung.

Ohnmachtsgefühl, als ob vom Magen etwas aufsteigt.

Hitzewallungen. Blutwallungen. Plethora.

Mangel an Lebenswärme. Mangel an physischer Reizbarkeit. Mangel an Reaktionen.

Polypen. Hautgeschwüre mit Fisteln. Verhärtete Drüsen. Abszesse der Drüsen. Zystische Tumore.

Trockenheit an gewöhnlich feuchten Körperteilen. In inneren Teilen Gefühl von Staub.

Entzündung der serösen Häute und der Drüsen.

Varizen. Thrombophlebitis, besonders im Wochenbett.

Vermehrte Schleimabsonderungen. Eitrige Absonderungen.

Blutungen. Beschwerden durch Säfteverlust.

Abmagerung. Marasmus bei Kindern. Heißhunger mit Abmagerung.

Fettleibigkeit, besonders bei Kindern.

Allgemeine Schwellung, Aufgedunsenheit. Ödeme, die aufgrund einer Lebererkrankung entstehen. Entzündliche Schwellungen. Schmerzlose Schwellung der Drüsen. Schwellung der Knochen.

Knochenerweichung. Rachitis. Chlorose. Anämie.

Chininmißbrauch. Beschwerden durch Einatmen von Steinstaub. Silikose.

Abscheu vor dem Waschen und Baden. Waschen und Baden, besonders mit kaltem Wasser, verschlechtern. Beschwerden durch feuchte, nasse Anwendungen oder durch Naßwerden. Erkältungsneigung.

Das Kind hat eine schwierige Zahnung. Die Zähne kommen langsam. Bei Zahnung Durchfall. Das Kind lernt spät Laufen.

Säuglings-, Kinder- und Frauenkrankheiten.

Beschwerden, Verletzungen aufgrund von Überanstrengung, Überheben. Verletzungen wie Verstauchung oder Verrenkung. Langsame Heilung von Knochenbrüchen.

Während der Rekonvaleszenz treten Beschwerden auf.

Beschwerden treten hauptsächlich rechtsseitig auf.

Beschwerden durch: Überheben. Überanstrengung. Säfteverlust. Sexuelle Ausschweifungen. Onanie. Geschlechtskrankheiten. Alkohol. Unterdrückten Schweiß. Unterdrückten Hautausschlag. Unterdrückte Menses. Unterdrückten Schnupfen. Kälte.

MODALITÄTEN:

< durch Kälte allgemein.

< durch kalte Luft, durch Luftzug.

< durch Abkühlen, Kaltwerden.

< durch nasse, kalte Anwendungen.

< durch kaltes Baden.

< durch feuchtes oder nasses, kaltes Wetter.

< bei Wetterwechsel, von warm zu kalt.

< durch körperliche und geistige Anstrengung.

< durch Spazierengehen.

< durch Hinaufsteigen.

< durch Herunterhängenlassen der Glieder.

< durch Liegen auf der Seite.

< durch Trinken.

< durch Fasten oder während des Fastens.

< vor dem Schlaf.

< im Dunkeln.

< beim Erwachen.

< durch Sprechen.

< nach Koitus.

< vor den Menses.

< durch Stillen.

< durch Licht, Sonnenlicht, künstliches Licht.

< bei Neumond oder zunehmendem Mond.

< im Frühling.

< morgens beim Erwachen.

< morgens von 5-9 Uhr.

< abends von 18-21 Uhr.

< nachts von 21-5 Uhr.

> durch oder nach Liegen.

> durch Liegen auf dem Rücken.

> durch Aufstehen.

> durch Berührung, durch Reiben.

> durch sanftes Reiben mit der Hand.

> im Dunkeln.

> bei trockenem Wetter.

CALCIUM PHOSPHORICUM

Obwohl in ihrer Geburtsurkunde ausdrücklich "Calcium phosphoricum" stand, nannten ihre Eltern, Verwandten und Bekannten sie alle altmodisch "Calcarea phosphorica". Solche und ähnliche Dinge konnten Calcarea fürchterlich aufregen. Aufgrund ihrer schwachen Konstitution hatte sie sich bereits seit ihrer Kindheit allem Ärger und sämtlichen Aufregungen sehr schlecht widersetzen können.

Ihre Familie nannte sie auch heute noch manchmal den "Spätzünder", was Calcareas Mißmut nur noch verstärkte. Was konnte sie denn dafür, daß sie als Kind so spät laufen gelernt und in der Schule so große Lernschwierigkeiten gehabt hatte? Sie war eben zu mager und zu schlapp gewesen, um den starken Anforderungen standzuhalten.

Die Eltern hätten doch nur einsehen müssen, daß Calcarea in ihrer Entwicklung gehemmt war und daß der Schulbesuch somit erst zu einem späteren Zeitpunkt stattfinden konnte. Wenn Lehrer und Eltern versucht hatten, ihr etwas Neues einzupauken, hatte sie immer fürchterliche Kopfschmerzen bekommen. Jedesmal war sie durch das viele Gerede und Gekreische völlig abgestumpft und hatte zuletzt überhaupt nichts mehr verstanden. Jede geistige Anstrengung war Gift für sie gewesen, und daran hatte sich bis heute noch nicht sehr viel geändert.

Nachdem sie die Schule hinter sich gelassen hatte, arbeitete sie zunächst im Lebensmittelgeschäft ihrer Eltern mit. Dort ging sie sowohl den Kunden als auch allen anfallenden Arbeiten erfolgreich aus dem Weg. Die Leute fielen ihr auf die Nerven, deshalb zog sie sich lieber in eine ruhige Ecke im Lager zurück, wo der geräucherte Schweinebauch und die Würste hingen. Dort labte sie sich zur rechten Zeit, was ihren Körperumfang ziemlich anschwellen ließ. Zogen sie ihre Eltern gewaltsam zur Arbeit heran, kam nicht viel Vernünftiges dabei heraus. Irgendwie war Calcarea mit ihren Gedanken nicht bei der Sache. Fortwährend vergaß sie, was sie soeben getan hatte und verlor dabei jeweils den Faden. Notierte sie Kundenbestellungen, so schrieb sie gewisse Wörter doppelt, während sie beim Sprechen oft die falschen Worte benutzte.

Calcarea befand sich häufig in einer weinerlichen Stimmung, wobei sie ausgiebig und tief seufzte. Sie machte einen sehr unzufriedenen Eindruck und wurde beim kleinsten Anlaß sofort sentimental. Wenn ihre Mutter sie manchmal zu trösten beabsichtigte, wurde ihr Zustand noch schlimmer. Calcarea klagte fortwährend über Mattigkeit und eine beängstigende Schwäche beim Treppensteigen. Ihr Vater meinte dazu nur: "Wenn du in den Keller gehst, bist du leicht. Aber beim Hochsteigen mußt du ein erhebliches Gewicht von Speck und Würsten in deinem Bauch mittragen. Das ist anstrengend und macht müde. Also friß nicht soviel, dann geht's dir gleich besser."

Calcareas Unzufriedenheit wurde immer stärker, was an ihrer mürrischen und reizbaren Stimmung unschwer zu erkennen war. Schließlich entschied sie sich, eine andere Arbeit zu suchen, weil ihr der elterliche Laden zu langweilig war. An ihrem neuen Arbeitsplatz lernte sie einen jungen Mann kennen, den sie intensiv umschwärmte. Kurze Zeit später nahmen sie sich zusammen eine Wohnung, was allerdings nicht lange gut ging. Calcarea erwartete zuviel und blieb durch die unerfüllten Erwartungen permanent unzufrieden. Sie wollte stets etwas anderes, konnte aber nicht einmal genau angeben, worauf sich ihre unerfüllbaren Wünsche bezogen. Calcarea meinte, ihre Beziehung zueinander sei zu banal, zu alltäglich, zu irdisch, zuwenig reizvoll, zuwenig schwärmerisch, zuwenig feurig, zuwenig romantisch, zuwenig hingebungsvoll. Der Freund verließ sie bereits nach einigen Wochen, weil er ihre krankhafte Ruhelosigkeit nicht mehr ertragen konnte. Calcarea wollte pausenlos unterwegs sein, jedoch wenn sie weg war, drängte sie wieder nach Hause. Er meinte, sie sei zu idiotisch, zu abstrakt, zu faul, zu unruhig, zu unberechenbar, zu inkonsequent, zu mißtrauisch, zu reizbar, zu launisch, zuwenig realistisch und durch nichts und niemanden zufriedenzustellen. Nach der Trennung ließen Wut und Ärger sie abmagern und verhalfen ihr unverhofft zu einer besseren Figur.

Nachdem Calcarea sich von ihrer Enttäuschung erholt hatte, war es für sie kein Problem, wieder jemanden zu finden. Sie ging in ein Lokal, wo sie sofort ihr Lieblingsgericht auf der Speisekarte fand. Kaum hatte ihr der Ober den Teller mit geräuchertem Schweinebauch serviert, war Calcarea ganz verzückt. Das Essen war hervorragend, aber der flotte Ober gefiel ihr noch besser. Sie aß solange, bis das Lokal schloß, um dann mit dem Mann ihrer Wahl einer anderen Lieblingsbeschäftigung nachgehen zu können.

Bald merkte Calcarea jedoch, daß sie wieder nicht die von ihr gewünschte Zuneigung erhielt. Sie forderte alles und wollte die absolute Liebe, nicht nur 88 oder 95 Prozent. War es denn nicht ihr Recht, die vollkommene Liebe zu bekommen? Jeder ihrer Geliebten hatte bisher eine andere Ausrede gehabt, um sich ihr nicht ganz und gar ergeben zu müssen. Wo käme sie denn hin, wenn sie das alles akzeptierte! Der eine mußte sich um seine alte Mutter kümmern, der andere hatte einen Hamster, ein weiterer war in seinen Sportwagen verliebt und der letzte hatte einen dämlichen Flohzirkus zu Hause, um den er dauernd besorgt war. Nein, das war nichts für Calcarea phosphorica!

Da die Stadt sowieso seit längerem nichts mehr für sie bot, beschloß Calcarea umzuziehen. Seit einem halben Jahr war sie bereits hier, deshalb mußte sie aus diesem fürchterlichen Alltagstrott heraus. Sie kannte ihre Arbeit bis ins letzte Detail, kannte jede Gasse, jedes Haus und jedes Gesicht. Deshalb wurde es höchste Zeit, wieder etwas Neues zu erleben. Calcarea zog nun zum zehnten Mal in drei Jahren um und nahm eine ihr völlig fremde Arbeit auf, um den Reiz des Neuen auszukosten. Gleich beim Einzug in die neue Wohnung verliebte sich Calcarea in ihren Nachbarn, der tatsächlich in keiner Weise gebunden war und auch keine überschüssige Liebe an irgendwelche Haustiere verschleuderte.

Calcarea konnte es kaum glauben. Ihr neuer Geliebter widmete sich ihr uneingeschränkt in jeder freien Minute. Eine Woche lang war Calcarea liebestoll, denn zum ersten Mal in ihrem Leben bekam sie ungeteilte Aufmerksamkeit und absolute Liebe. Vor Liebestaumel vergaß sie sogar, ihre Schweineschwarten zu kauen. Jedoch nach acht Tagen kam die Ernüchterung. "Specki", der eigentlich Seppi hieß, aber von Calcarea liebevoll nach ihrer Favoritenmahlzeit benannt wurde, entlarvte sich als

Rasennarr. Er mähte, rechte, bürstete, saugte, goß, spritzte und sprengte den Rasen einen ganzen Samstag lang. Calcarea war außer sich vor Ärger. Sie schrie und schlug auf Specki ein, worauf dieser die Flucht ergriff. Als sie hinter ihm herlief, um ihn festzuhalten, stolperte sie vor dem Metzgerladen und landete versehentlich vor dem Tresen. Der junge, gutaussehende Fleischer schnitt gerade ein Stück Schweinebraten zurecht, und Calcarea konnte wirklich nicht sagen, was ihr besser gefiel - der Braten oder der Mann.

WESEN:

Calcium ist Bestandteil der Knochen und Zähne. Ist der Calcium-Haushalt im Organismus gestört, sind die Knochen zu weich, brechen leicht, und es dauert lange, bis sie wieder zusammenwachsen. Die Zähne faulen schnell und fallen aus. Hiermit wird auf einfachste Weise klar, daß dem Organismus Stabilität fehlt. Der Phosphor-Typ dagegen ist veränderlich, flüchtig, illusionistisch und stark beeindruckbar. Er lebt durch seine Umwelt, was ihm zum Problem wird, da er sich nicht abgrenzen kann und zu viele Minderwertigkeitskomplexe hat, um sich selbst als eigenständige Persönlichkeit zu akzeptieren.

Die Beständigkeit, Stabilität und die Sicherheit, gewissermaßen das feste Rückgrat, das dem Calcium-Wesen fehlt, erhofft sich der Calcium-phosphoricum-Patient von seiner Umwelt. Die durch Phosphor beeinflußte Calcium-Symptomatik zeigt eine Unsicherheit und Schwerfälligkeit mit gleichzeitiger Wechselhaftigkeit und Unbeständigkeit. Großen Schwankungen unterlegen und auf die Umwelt fixiert, sucht der über seine eigenen hochgeschraubten Erwartungen selbst im Unklaren verweilende Calcium-phosphoricum-Patient illusionistisch nach dem Vollkommenen. Unbewußt will er Stabilität und Sicherheit in der vollkommenen Liebe, in der vollkommenen Arbeit, in der vollkommenen Wohnung und in vollkommenen Situationen finden. Unrealistisch und schwärmerisch ist er für manches sehr schnell zu begeistern. Jedoch platzen die Träume seiner Wunschwelt so schnell und plötzlich wie Seifenblasen, was den Patienten immer unzufriedener und launischer werden läßt.

Der Calcium-phosphoricum-Patient ist mit sich selbst unzufrieden, weil er Schwierigkeiten hat, seinen eigenen Ausdruck zu finden. Seine Labilität zeigt sich in zuwenig Ausdauer, der raschen Erschöpfung und dem Nachlassen der Energie nach körperlicher oder geistiger Anstrengung. Seine Vorliebe zu reisen, zu wandern oder immer irgendwo unterwegs zu sein, seine Ruhelosigkeit, Nervosität und Reizbarkeit entspringen seiner unbewußten Suche nach dem Ideal. Es sind aber gerade diese Verhaltensweisen, die ihn letztlich erschöpfen, schwächen und seine Energie rasch aufzehren.

Aus diesem Grunde bräuchte der Calcium-phosphoricum-Patient Phasen der Zurückgezogenheit, um sich in aller Ruhe wieder zu erholen. Besonders nach schweren gefühlsmäßigen Enttäuschungen oder schlechten Nachrichten will er mit seinen Gedanken alleine sein, denn Trost verschlimmert seinen angeschlagenen Zustand erheblich.

Auf emotionaler Ebene zeigt sich seine Instabilität entweder im Wechseln von Beziehungen oder einfach nur darin, daß er nicht fähig ist, eine klare emotionale Linie einzuhalten. Aufgrund seiner schwachen Konstitution ist er überaus leicht und stark erregbar, weil er nicht die Kraft aufbringt, Ruhe zu bewahren. Schlechte Nachrichten bringen ihn besonders rasch aus dem Konzept, weil er sich in seiner Labilität durch Unvorhergesehenes intensiv bedroht fühlt. Er unterliegt wechselhaften Stimmungen von Leidenschaft, Impulsivität, Reizbarkeit und Übererregtheit sowie von Mitgefühl, Herzlichkeit und Begeisterung. Diese emotionale Labilität ist ein Ausdruck dafür, daß er noch nicht zu sich selbst gefunden hat.

Auf der Suche nach gefühlsmäßigen Verbindungen strebt er das Absolute an, wobei er sich vorstellt, daß der andere ausschließlich für ihn da sein sollte. Da kein Mensch diese Forderung erfüllen kann, wird er zwangsläufig in Beziehungen enttäuscht. Vergeblich sucht er die Verschmelzung mit dem anderen Geschlecht, verwechselt häufig Sex mit Liebe und unterliegt auch der Gefahr, sich selbst im Sex zu verlieren. Obwohl er von seiner Umwelt alles fordert, ist es ihm selbst unmöglich, seine Gefühle und Gedanken auf ein einziges Objekt zu konzentrieren.

Besonders auf der intellektuellen Ebene zeigt sich die Schwäche des Calcium-phosphoricum-Patienten. Die Schwerfälligkeit und Stumpfheit von Calcium und die Flüchtigkeit und Veränderlichkeit von Phosphor bringen letztlich zusammen eine Verwirrung und Vergeßlichkeit hervor, mit einer Unfähigkeit zur Konzentration. Er leidet an Gedächtnisschwäche und ist durch eine geringe geistige Anstrengung, besonders aber durch Sprechen rasch erschöpft.

Der Patient braucht immer wieder Abwechslung und wird total unzufrieden, wenn ihn seine Arbeit zu wenig begeistern kann und in Routine übergeht. Ist letzteres der Fall, womöglich noch im Zusammenhang mit emotionaler

Enttäuschung, weicht seine Ruhelosigkeit einer allgemeinen Schwäche mit Gleichgültigkeit und Trägheit. Zerstörte Illusionen lassen seine Vitalität noch schneller absinken und seine Unzufriedenheit noch mehr anwachsen, weshalb er sich immer mehr beklagt und beschwert. Er wird weinerlich und sentimental und ergeht sich in Seufzen, Jammern und Stöhnen.

GEMÜT:

Der Patient zeigt geistige Trägheit, hat Schwierigkeiten im Denken und Verstehen. Lernschwierigkeiten bei Kindern, sie verstehen langsam und zeigen geistige Stumpfheit. Durch geistige Anstrengung wird der Zustand verschlechtert. Geistige Trägheit besser durch Waschen mit kaltem Wasser.

Mangel an Ideen. Verwirrung, durch geistige Anstrengung verschlechtert. Idiotie.

Sehr vergeßlich. Gedächtnisschwäche, besonders für Dinge, die er gerade getan hat. Macht Fehler beim Sprechen, indem er falsche Worte benutzt, und beim Schreiben, indem er Wörter wiederholt.

Allgemein verschlechtert geistige Anstrengung. Geistige Erschöpfung, die besonders durch Sprechen eintritt.

Abneigung gegen Arbeit, Faulheit. Aber vor Menses sehr fleißig.

Sentimental, schwärmerisch. Sehr schnelle und starke Erregung, Aufregung. Beschwerden durch Gefühlsbewegungen.

Weinerliche Stimmung, durch Trost verschlechtert. Intensives Seufzen. Denken an seine Beschwerden oder Trost verschlechtert. Verträgt keinen Trost. Tadelt sich selbst.

Gleichgültigkeit, Teilnahmslosigkeit. Traurigkeit und Schwermut.

Abneigung gegen Gesellschaft. Mißtrauisch und argwöhnisch.

Große Angst. Angst beim Kind, wenn es aus der Wiege herausgenommen wird. Große Furcht. Fürchtet sich besonders vor schlechten Nachrichten.

Nymphomanie, besonders vor den Menses. Erotischer Wahn.

Wechselhafte Laune, Stimmung. Ist schnell unzufrieden und unbefriedigt. Zeigt seine Entrüstung. Tadelt andere.

Schreien, auch im Schlaf.

Mürrisch, schlecht gelaunt. Starke Reizbarkeit, durch Trost verschlechtert. Zornig und wütend. Das Kind ist sehr reizbar.

Starke Ruhelosigkeit, die ihn ständig hin und her treibt.

Will immer nach Hause gehen und wenn er zu Hause ist, will er wieder fort gehen. Starkes Verlangen zu wandern und zu reisen.

Kopfschmerzen bei Schulkindern. Kinder, die in ihrer Entwicklung gehemmt sind.

Beschwerden durch: Geistige Arbeit. Kummer, Sorgen. Enttäuschte Liebe. Ärger, Zorn. Unerfreuliche Nachrichten.

ALLGEMEINES:

Stechende oder brennende Schmerzen. Äußerlich drückende Schmerzen.

Knochenschmerzen und Gelenkschmerzen. Rheumatische Schmerzen. Gichtschmerzen.

Muskelzuckungen.

Mangel an Lebenswärme.

Leidet an Müdigkeit oder Mattigkeit.

Schwäche, die besonders beim Treppensteigen auftritt.

Beschwerden treten nach dem Essen auf.

Beschwerden durch Verlust von Körpersäften.

Magere Personen. Abmagerung bei Kindern, Marasmus. Zwergwuchs.

Das Kind zeigt Abneigung gegen Muttermilch und verweigert sie.

Schwierige und langsame Zahnung.

Das Kind lernt langsam laufen. Gehemmte Entwicklung.

Große Polypen.

Chlorose. Anämie. Leukämie.

Langsame Heilung von Knochenfrakturen.

Abneigung, im Freien zu sein. Bei Kälte fühlt er sich allgemein schlechter.

Erkältungsneigung.

Kopfschmerz nach geistiger Überanstrengung, besser durch kalte Kopfwaschung.

Beschwerden durch: Zu schnelles Wachsen. Hochheben. Hinaufsteigen. Sexuelle Ausschweifung. Unmäßigkeit. Naßwerden.

MODALITÄTEN:

< durch Kälte allgemein.

< durch kalte Luft.

< nach Abkühlen, Kaltwerden.

< durch Luftzug.

< durch Wetterwechsel, besonders von warm zu kalt.

< durch nasses, kaltes Wetter.

< durch feuchtes Wetter.

< durch Bewegung.

< vor den Menses oder bei Beginn der Menses.

< beim Denken an seine Beschwerden.

< durch geistige Anstrengung.

< morgens von 5-9 Uhr.

< nachts von 21-5 Uhr.

> durch Ruhe.

> durch Bettwärme und Wärme.

CARBO VEGETABILIS

Sein ganzer Name wäre eigentlich Julius Octavian Augustus Cicero Carbo Vegetabilis. Zu Unterscheidungszwecken wird er aber nur kurz Carbo Vegetabilis genannt, da alle männlichen Familienmitglieder aus Einfallslosigkeit die ersten vier Vornamen gemeinsam tragen. Es war der Familie einfach zu viel Mühe, einen völlig neuen Namen zu wählen. Bei soviel Trägheit ist es verwunderlich, daß es überhaupt zur Zeugung von weiteren Nachkommen kommen konnte. Dennoch fand sie irgendwie statt, sonst würde Carbo Vegetabilis nicht unter uns leben. Zwar ist das Wort "leben" im Zusammenhang mit Carbo stark übertrieben, denn er ist so flexibel, unternehmungslustig und munter wie ein Sack Holzkohle.

Carbo lümmelt den ganzen Tag gähnend mit hochgelagerten Beinen auf dem Sofa herum. Wenn er hin und wieder seinen Arm ausstreckt, dann nur, um sich schmatzend die Speisen in den Mund zu schieben, die ihm sein Hausdiener serviert. Sein Bauch ist aufgedunsen und aufgebläht, und sein Kinn geht in unzähligen Wölbungen ohne Hals direkt in die Brust über.

Der Diener tritt ein, um Carbo zu melden, daß er Pfannkuchen mit Sahnesoße zubereitet habe. Carbo erschrickt zunächst sehr heftig, läßt dann nur ein "Hm" hören und mümmelt bald danach das Essen in sich hinein. Während ihm der Diener eine Karaffe Wein an das Sofa stellt, rülpst Carbo Vegetabilis laut und unappetitlich. Träge greift er zum gefüllten Weinglas und schüttet sich aus Unachtsamkeit und Interesselosigkeit den Rotwein über die Wangen. Der purpurrote Wein und Carbos bläuliche Haut ergeben einen seltenen und aufregenden Farbkontrast. Aber bald nachdem Carbo einige Schlucke Wein getrunken hat, wird auch sein Gesicht purpurn, und das Farbenspiel findet ein jähes Ende.

Da Carbo ein Gourmet ist, verlangt er nach einem zweistündigen, monotonen Pfannkuchengelage auch noch ein Dessert. Auf die Frage des Dieners,

ob er lieber Eis oder Pudding hätte, murmelt Carbo nur: "Das weiß ich nicht."
Der Diener läßt sich von Carbos "Entscheidungsfreudigkeit" nicht beeindrucken und will nun wissen, ob er das Fenster öffnen soll. "Weiß nicht" brummt Carbo nach einer langen Pause gezwungenermaßen, da der Diener sich nicht abwimmeln läßt. Schließlich quält ihn der Angestellte mit der Frage, ob er ihn nach dem Essen spazierenfahren soll. Im Anwesen steht nämlich eine Art Rikscha bereit, ein mit Stoff überspannter zweirädriger Wagen, in dem sich Carbo zur Verdauung gerne unter den Palmen hin- und herziehen läßt.
"Es ist immer so laut auf der Promenade. Ich brauche Ruhe." antwortet Carbo widerwillig und gereizt. Wenn er gewaltsam aus seiner Lethargie gerissen wird, kann Carbo ziemlich wütend und zornig werden. Außerdem ist ihm das Reden zu anstrengend, und nicht selten ist er am Abend heiser, wenn der Diener ihn derart mit Fragen bombardiert.

Carbo manscht im Pudding herum, rülpst und klopft sich auf den trommelartigen Bauch. "Es ist kalt" beschwert er sich nach einer Weile, woraufhin der Diener das Fenster schließt. Während Carbo stöhnend seinen Kaffee schlürft, wird er wie immer nach dem Essen von Blähungen heimgesucht, die er lautstark entweichen läßt. Bald jammert Carbo: "Es ist heiß", worauf der Angestellte seinem Herrn mit einem Palmwedel Luft zuzufächeln beginnt. Dazwischen läuft der Diener immer wieder zum Grill, um dort die Holzkohle für das Abendessen anzufächeln, ehe er seinen Palmwedel wieder für Carbo schwingt, bis jener sich endlich gefällig in den Schlaf rülpst.

Wenn es abends dunkel wird, muß der Diener immer in der Nähe seines Herrn bleiben, da sich Carbo in der Dunkelheit vor Geistern und Gespenstern fürchtet. Nachdem Carbo heute nicht aus seinem Nachmittagsschlaf erwacht, macht sich der Diener Sorgen. Auf Zehenspitzen schleicht er an den Schlafenden heran. Carbo ist völlig leblos, sein Gesicht blaß und fahl. Der Diener berührt vorsichtig die Hand seines Herrn und schreckt zurück, weil diese eiskalt ist. "Sind Sie tot?" fragt der Diener ängstlich. Es folgt die nicht mehr erwartete Antwort von Carbo Vegetabilis: "Das weiß ich nicht."

WESEN:

Das Wesen von Carbo vegetabilis wird am besten verständlich, wenn man sich ein Stück Holzkohle vorstellt. Das Gewebe ist durch die Verbrennung weitgehend zerstört worden und befindet sich im Abbau, der durch mangelhafte Oxydation äußerst langsam vor sich geht. Das Gleiche geschieht im Organismus des Carbo-vegetabilis-Patienten. Durch einen Schock oder eine Krankheit, im vorangegangenen Beispiel als Verbrennung dargestellt, gerät der Organismus in einen desolaten, zerrütteten Zustand. Die Lebenskraft ist stark gemindert, die Funktionen so verlangsamt, als wären sie bereits zum Stillstand gekommen. Der beinahe bewegungslose Blutstrom ist ein Paradies für Bakterien, weshalb sich der Körper bald in einem allgemeinen Fäulniszustand befindet. Um diese Fäulnisbildung aufzuhalten, braucht der Patient Kohlenstoff.

Nach einem Schock oder einem einschneidenden Erlebnis verliert der Carbo-vegetabilis-Patient das Lebensinteresse. Es gibt nichts mehr, was ihn anregen, ergreifen, mitreißen, fesseln oder entzücken könnte. Für ihn existiert nichts Sehens-, Beachtens-, Wissens-, Erwähnens- oder Lebenswertes mehr. Seine Rechte und Pflichten delegiert er, denn er ist weder für sich, noch für irgendetwas anderes zuständig. Er weicht Verantwortung, Problemen und Widerständen aus und vermeidet alles, was seine Tatkraft anspornen könnte. Ohne Ansporn für jegliches Engagement zieht er sich zurück und will mit den Geschehnissen des Lebens nichts mehr zu tun haben. In seiner Passivität weigert er sich, Lebensenergien aufzunehmen. Kein Anreiz könnte seinen Lebenswillen anregen, deshalb schwindet die Energie, und auch dem Blutstrom fehlt der nötige Druck, um den Körper mit den lebenswichtigen Stoffen zu versorgen.

Im emotionalen Bereich ist Carbo vegetabilis unfähig, Eindrücke aufzunehmen. Er zeigt bei guter oder schlechter Nachricht die selbe Gleichgültigkeit und kann selbst durch den nahenden Tod nicht aus seiner Apathie aufgerüttelt werden. Die einzige Emotion, deren der Patient fähig ist, scheint Furcht zu sein. Obwohl er keine Angst vor dem Tod hat, fürchtet er sich vor Krankheit und Unfällen. Er fürchtet sich in der Dunkelheit, besonders nachts im Bett, und hat Angst vor Geistern und Gespenstern. Insofern ist der Schlaf nicht besonders erholsam für den Patienten, noch dazu, wo er von schrecklichen Träumen geplagt wird.

Die mentale Ebene ist von Trägheit, Stumpfsinn, Unentschlossenheit und einer geistigen Unbeweglichkeit gekennzeichnet. Er hängt fixen Ideen an, weil er unfähig ist, das für ihn Brauchbare herauszufiltern oder bereits Überholtes als wertlos zu erkennen. Die Konzentration fällt ihm sehr schwer, deshalb kann er gewisse Zusammenhänge nicht erkennen oder nur sehr langsam verstehen. Gedächtnisverlust tritt phasenweise auf und scheint von der mangelhaften Blutzirkulation abzuhängen.

Auf der körperlichen Ebene fallen vor allem die Trägheit, die Schwerfälligkeit, das Völlegefühl und die Gedunsenheit auf. Im Blutkreislauf kommt es zu Stockungen und danach gelegentlich wieder zu Blutandrang und Hitzewallungen. Da die Blutzirkulation schwer gestört ist, fühlt sich der Körper meist kalt an. Im Akuten sind die Hände, Füße, Ohren und die Nase kalt. Dabei hat der Patient einen kalten Atem, oft noch kalten Schweiß und sieht wie tot aus. Der Patient verlangt trotz Kälte nach frischer Luft, die er zugefächelt haben will. Verdauungsstörungen und starke Blähungen sind ebenfalls untrügliche Kennzeichen für Carbo vegetabilis, die in einer konstitutionellen Behandlung erfolgreich beseitigt werden können, sofern sie mit Kälte und Trägheit auftreten.

Carbo vegetabilis muß nicht dick sein, es kann sich dabei auch um einen schlanken Patienten handeln. Die Symptomatik muß nicht auf allen Ebenen gleichzeitig auftreten. Oft ist nur eine einzige Ebene betroffen, was ausreicht, um dem Patienten Carbo vegetabilis verabreichen zu können.

GEMÜT:

Der Patient zeigt eine große Angst, besonders abends und im Bett. Angst beim Augenschließen, oder bei Gefühl von Druck auf der Brust. Bei Angst erhitztes Gesicht.

Starke Reizbarkeit. Wütend, heftiger Zorn.

Schwierige Konzentration. Starke geistige Verwirrung, muß sich richtig aufrütteln. Verwirrung nach dem Essen oder durch geistige Anstrengung.

Geistige Trägheit, Schwierigkeit im Denken. Gedächtnisschwäche. Mangel an Ideen. Abneigung gegen geistige Arbeit. Geistige Anstrengung verschlechtert.

Überaus große Teilnahmslosigkeit und Gleichgültigkeit gegenüber alles. Schüchtern. Zweifelnd und unschlüssig.

Charakteristisch ist eine große Langsamkeit in seinem gesamten Verhalten.

Weinerliche Stimmung. Erschrickt leicht.

ALLGEMEINES:

Ziehende oder beißende Schmerzen. Stechende, abwärts gehende Schmerzen. Äußerlich brennende Schmerzen. Innerlich reißende oder drückende Schmerzen. In den Muskeln und Gelenken drückend-reißende Schmerzen.

Hitzewallungen. Blutwallungen. Blutandrang. Plethora.

Der Puls ist klein, schwach, weich oder unfühlbar.

Nahrungsmittel wie Butter, Fett, Schweinefleisch, Saures oder reichhaltige Speisen verschlechtern allgemein.

Verlangen nach Salz oder sauren, salzigen Sachen.

Beschwerden treten während des Essens auf.

Verdauungsbeschwerden und Blähungen besser durch Rülpsen, Aufstoßen. Starke Flatulenzen. Blähungsabgang bessert.

Schwellung der Drüsen. Verhärtungen. Geschwüre. Auf der Haut Ulzera mit Absonderungen. Fötide Abszesse.

Vermehrte Schleimhautabsonderungen.

Kalter Schweiß, der übel und eitrig riecht.

Mattigkeit. Müdigkeit. Schwäche, die besonders bei Kälte auftritt. Große Schwäche und Kraftlosigkeit, bei leichtester Anstrengung. Schwäche bei stillenden Frauen.

Kollaps, besonders nach Diarrhöe. Überaus großes Ohnmachtsgefühl. Ohnmacht nach dem Schlaf, beim Erwachen, morgens beim Aufstehen aus dem Bett, im Liegen, nach dem Aufstehen oder nach Samenerguß.

Beschwerden durch Verlust von Körpersäften.

Blutungen. Sepsis. Skorbut. Zyanose. Varizen.

Quecksilber- oder Chininmißbrauch.

Folgekrankheiten nach Masern.

Mangel an physischer Reizbarkeit. Reaktionsmangel.

Schlechter bei warmer Luft, Zimmerwärme oder Bettwärme. Warmwerden im Freien verschlechtert. Starkes Verlangen ins Freie, an die frische Luft zu gehen. Will angefächelt werden.

Starkes Frösteln. Der Körper zeigt eine Eiseskälte.

Kälte allgemein verschlechtert. Erkältungsneigung.

Beschwerden durch: Verdorbene Nahrung (Fisch, Fleisch). Schweinefleisch. Fettes Essen. Butter. Salz oder salzige Speisen. Eiswasser. Alkohol. Ausschweifung, Schwelgerei. Anstrengung. Überanstrengung, Überheben. Überhitzung. Wetterwechsel.

MODALITÄTEN:

< durch Kälte allgemein.

< nach Trinken.

< nach Schwelgerei.

< nach sexuellen Ausschweifungen.

< durch Aufstehen.

< vor dem Schlaf.

< durch Bettwärme.

< durch Warmwerden im Freien.

< durch feucht-warmes Wetter.

< im Sommer.

< morgens von 5-9 Uhr.

< abends von 18-21 Uhr.

< vor Mitternacht.

CARCINOSINUM

Die Verspannungen Carcinosinums begannen bereits, als sie noch ein kleines Mädchen war. Sie wurde oft Zeugin elterlicher Auseinandersetzungen, die meist laut und heftig ausgetragen wurden. Dabei versuchte sie immer wieder, zwischen den beiden Seiten zu vermitteln. Gelang ihr dies nicht, hielt sie sich die Ohren zu. Carcinosinum litt unter allen Situationen, in denen Unfrieden herrschte. Es mußte nicht zum Ausbruch eines Streites kommen, denn Carcinosinum war so sensibel, daß bereits die Schwingung einer undefinierbaren Disharmonie ausreichte, um sie innerlich aus dem Gleichgewicht zu bringen. Ihre körperliche und seelische Ausgeglichenheit hing vom Frieden und der Ordnung ihrer Umgebung ab. Sie unternahm alles, um in jeder Lage die Harmonie zu wahren oder wieder herzustellen. Für ihre Ideale von Frieden und Harmonie war sie bereit, alles zu geben, ja sogar sich selbst zu opfern. Stets ging sie auf ihre Umwelt ein und definierte sich immer nur über die anderen. Brav erfüllte sie jedermanns Erwartungen und steckte dafür ihre eigenen Bedürfnisse zurück, wodurch sie überall als ein angenehmes und liebenswertes Geschöpf gesehen wurde. Diese Rolle erkaufte sie sich durch einen sehr hohen Preis, denn durch die Unterdrückung ihrer eigenen Individualität richtete sie ihre Energien nach innen, gegen sich selbst. Dadurch begann sich eine Spannung in ihr aufzubauen, die sich im Laufe ihres Lebens beträchtlich steigerte.

Obwohl Carcinosinum sehr begabt war, hatte sie in der Schule Lernschwierigkeiten, wenn autoritäre Lehrkräfte nur eine Pseudo-Ordnung mittels Androhung und Vollstreckung von Strafen herzustellen in der Lage waren. Obwohl sie selbst ein großes Bedürfnis nach Zuneigung hatte, zeigte sie anderen gegenüber stets sehr viel Mitgefühl. Sie setzte sich für jeden ein, der in irgendeiner Weise zu kurz gekommen war, bis die Situation wieder ausgewogen war. Dieses unentwegte Ausbalancieren, das enorme Bedürfnis nach Harmonie, Liebe, Ästhetik sowie ihre Vorliebe für Musik waren Kennzeichen dafür, daß sie im Sternbild der Waage geboren worden war.

Wagte es jemand, Kritik an ihr zu üben, war sie sofort verletzt und beleidigt. Denn durch ihre pausenlosen Versuche, es jedem recht zu machen, sowie durch das permanente Zurückstellen ihrer eigenen Bedürfnisse zugunsten anderer mußte jede Kritik sie zwangsläufig verletzen und schwer enttäuschen. Versuchte man, sie bei solchen Gelegenheiten zu trösten, wurde alles nur noch schlimmer, denn die Tränen waren dann nicht mehr aufzuhalten. Wirklichen Trost fand Carcinosinum in solchen Momenten nur bei ihren Tieren. Sie kuschelte sich an ihre Katze oder an einen ihrer Zwerghasen. Auf sie konnte Carcinosinum sich stets verlassen. Sie waren anhänglich, treu, lieb, dankbar und verstanden ihren Kummer, was man von den Menschen nur selten behaupten konnte.

In frühen Jugendjahren entdeckte Carcinosinum ihre Vorliebe für Musik. Wenn irgendwo ein paar Töne erklangen, konnte sie sich nicht mehr ruhig halten und begann sofort, sich im Rhythmus der Klänge zu wiegen. Obwohl ihre Bewegungen sonst eher verkrampft, verspannt und eckig abliefen, schienen ihre Tanzschritte geschmeidiger zu sein. Wahrscheinlich boten ihr Musik und Tanz die Möglichkeit, die aufgestauten Spannungen etwas abzubauen. So war es keine Überraschung, daß Carcinosinum ihren Eltern gegenüber bald den Wunsch äußerte, die Musikhochschule besuchen zu dürfen. Jedoch war die Familie von solchem "Künstlerkram" nicht angetan. Es wurde ihr eindringlich geraten, von diesen Hirngespinsten abzusehen. Sie sollte entweder einen anständigen Beruf ergreifen oder so bald wie möglich heiraten. Carcinosinum sah ein, daß ihre Eltern es gut mit ihr meinten und daß sie irgendwie recht hatten. Deshalb vergrub sie diese über alles geliebten Zukunftspläne für immer in sich.

Kurze Zeit später begann Carcinosinums Reisefreudigkeit. Sie besuchte südliche Länder und genoß den Aufenthalt am Meer. So war es für Carcinosinum ein naheliegender Entschluß, Reiseleiterin zu werden. Aber auch diese Entscheidung wurde in ihrer Familie mit Entsetzen aufgenommen. Ausgerechnet jetzt, wo die Mutter kränkelte und Hilfe brauchte, würde die Tochter am anderen Ende der Welt herumlaufen. Das konnte doch nicht ihr Ernst sein! Carcinosinum ließ auch diese Hoffnung auf Erfüllung ihrer persönlichen Wünsche für immer sinken und fügte sich den Erwartungen, die in sie gesetzt wurden.

Eines Tages kam eine Gruppe von Zigeunern vorbei, die ihr Lager gegenüber von Carcinosinums Familienanwesen aufschlugen. Als diese Gruppe am Abend mit Geigen zum Tanz um das Lagerfeuer aufspielte, konnte sich Carcinosinum nicht mehr halten. Die Musik entfachte in ihr eine Sehnsucht nach der Ferne. Schüchtern näherte sie sich dem Geschehen, wurde entdeckt und eingeladen. Sie verliebte sich in einen der jungen Musikanten, wobei es mehr die Musik und das Exotische war, das sie berauschte und faszinierte. Als sie hörte, daß die lebensfrohe Menschengruppe auf dem Weg zu einer Reise rund ums Mittelmeer war, kannte Carcinosinums Reiselust keine Grenzen mehr. Aber dieses Mal unterdrückte sie ihren Wunsch, ohne die Meinung irgendeiner Person zu erfragen. Sie kannte die Antwort bereits.

Von da an wurde Carcinosinum immer gereizter und verspannter. Abends konnte sie nicht mehr einschlafen oder sie erwachte bereits nach kurzer Zeit - meistens aufgrund aufregender Träume - und konnte danach keinen Schlaf mehr finden. Diese Schlafschwierigkeiten hatten eine allmorgendliche Müdigkeit zur Folge, die Carcinosinum sehr zerstreut wirken ließ. Dennoch lebte sie weiter für ihre Ideale von Frieden und Harmonie. Da ihr Ziel weit über ihre eigene Person hinausging, war auch ihr Blick meist sehnsüchtig in die Ferne gerichtet. Egoismus war ihr völlig fremd, ja sogar das Ausagieren von Trieben fehlte ganz. Sexualität war kein Thema für sie, da die Aufmerksamkeit viel zu wenig auf sich selbst gerichtet war, um Bedürfnisse solcher Art zu entwickeln. Durch diese Zurückhaltung hatte sie etwas Geheimnisvolles, Überirdisches und Engelhaftes an sich.

Auch beim Essen stellte sie keine Ansprüche, weil es ihr nicht wichtig genug war, um ihre Aufmerksamkeit damit zu vergeuden. Was ihr auch immer angeboten wurde, sie fand es wunderbar. So lebte sie völlig anspruchslos und hatte nur hin und wieder das Verlangen, eine Tasse schwarzen Tee zu trinken. Als in Carcinosinum die Erkenntnis reifte, daß eine Ehe nie und nimmer als Quelle der Harmonie in Frage kam, ging sie mit dem Segen ihrer Familie in ein Kloster. Obwohl dieser Ort für sie wie geschaffen schien, gab es auch dort verschiedentlich Anlaß zu Zank, Streit und Eifersucht. Schwester Carcinosinum griff auch hier ordnend und wohlmeinend ein, schlichtete, vermittelte, schwächte ab, glich aus, lenkte ein, brachte alles ins Lot. Aber ihre innere Anspannung wuchs. Nicht umsonst hegte sie die Befürchtung, an Krebs zu leiden. Da sie jede Art von Energie unterdrückte, zerstörte sie sich innerlich selbst. Sie glich einem Faß Pulver, das zu explodieren drohte.

Beim letzten starken Gewitter geschah etwas Seltsames. Als das Unwetter nahte, begann Carcinosinum heftiger denn je mit den Augen zu zucken, was bereits etwas über ihre unheimlichen Verspannungen vermuten ließ. Sie wurde immer lebendiger. Während es unaufhörlich blitzte und krachte, war es, als ob durch die atmosphärischen Energieentladungen auch Carcinosinum von ihren Spannungen befreit würde. Einige der anderen Ordensschwestern konnten sich des Eindrucks nicht erwehren, daß während heftigsten Donnergetöses und prasselnder Regengüsse aus Carcinosinums Kammer ein seltsamer Lärm gedrungen sei. Jede wollte etwas anderes gehört haben. Die Palette reichte von Urwaldtrommeln bis zu Rumbarasseln, Beat-Gepoltere und Zigeunermusik. Als sich das Gewitter etwas gelegt hatte, schlich jede für sich auf Zehenspitzen an Carcinosinums Klosterzelle heran, wo sie in der Dunkelheit aufeinanderprallten. Als sie heimlich und leise die Zellentüre öffneten, kniete Carcinosinum betend am Boden, sie strahlte und lächelte wie eine Heilige und flehte: "Gib uns Deinen Frieden."

WESEN:

Der Carcinosinum-Typ entwickelt sich bereits in der Kindheit. Er bemerkt, daß er mehr Liebe und Anerkennung bekommt, wenn er sich anpaßt, während die Äußerung des eigenen Willens stets Unannehmlichkeiten verursacht. Er lernt sehr früh, schwierigen Situationen aus dem Wege zu gehen, indem er durch Überanpassung stets für Harmonie in seiner Umwelt sorgt. So existieren für Carcinosinum bald nur noch die anderen, die für ihn das Maß aller Dinge darstellen. Obwohl das Carcinosinum-Kind oft sehr reif ist und erstaunliche Weisheiten von sich gibt, kracht für das Kind eine Welt zusammen, wenn es gerügt wird. Es braucht zum Lernen ein ruhiges und harmonisches Klima, da es sich sonst sehr reizbar und verärgert zeigt. Disharmonische Familiensituationen, denen das sensible Kind hilflos ausgeliefert ist, können schwere Schäden in ihm hervorrufen. Das Knüpfen neuer Kontakte fällt sowohl dem Kind als auch dem Erwachsenen aufgrund von Schüchternheit sehr schwer.

Er akzeptiert alles, was seine Mitmenschen von ihm verlangen, und würde nie etwas tun, was die Harmonie gefährden könnte. Stets stellt er seine eigenen Wünsche zugunsten anderer zurück, da er sich im Unrecht wähnt und sich selbst das Recht auf eine eigene Meinung, auf selbständiges Handeln und auf ein freies Leben ohne äußere Einmischung nicht zugesteht. Diese Haltung resultiert aus seinen tiefsitzenden Minderwertigkeitskomplexen, die er am wenigsten spürt, wenn er sich angenommen und geliebt fühlt. Zuneigung glaubt er nur dann zu verdienen, wenn er in seiner Umgebung stets für Harmonie und Frieden sorgt. Aufgrund seiner großen Unsicherheit und Feinfühligkeit wäre er Situationen von Zwist und Reibereien nicht gewachsen. Bekommt er Vorwürfe oder Anschuldigungen zu hören, schmerzt ihn das sehr, da es sein einziges Bestreben ist, es jedem recht zu machen.

Seine Selbstverleugnung läßt sehr starke Spannungen in ihm entstehen. Da er unbewußt die kosmische Glückseligkeit anstrebt, unterliegt er dem Zwang, sich völlig selbstlos zu verhalten. Er leidet sogar, wenn andere sich untereinander nicht verstehen und unternimmt alles Erdenkliche, um das

Leiden anderer aufzuheben. Er setzt seine ganze Kraft dafür ein und erschöpft sich dabei. Wenn er seinem Partner alles gibt und dennoch von ihm verlassen wird, selbst wenn dies durch einen Todesfall geschieht, kann er nicht mehr an den Menschen glauben und schenkt trotz seiner allgemeinen Furcht vor Tieren seine Liebe einem auserwählten Haustier.

Bei bevorstehenden Ereignissen trägt er eine große Erwartungsspannung in sich. Er findet keine Ruhe, ist gereizt und kann außer sich geraten. Angstzustände können sich bis zur Panik steigern. Wenn er etwas macht, steht er unter Perfektionszwang und will es kompromißlos mit größter Genauigkeit erledigen. Er arbeitet korrekt und eifert seinem Ideal nach, wobei wieder das Bestreben, andere zufriedenzustellen im Vordergrund steht. Wegen seines Unabhängigkeitsbedürfnisses und des Verlangens nach Anerkennung weigert er sich, Hilfe zu beanspruchen.

Wenn der Carcinosinum-Typ mehr Selbstvertrauen erworben hat, kann er lernen, äußeren Kontroversen zu begegnen, ohne sich selbst in Frage zu stellen. Er muß erkennen, daß fortwährende Harmonie in der materiellen Welt nur als Illusion existieren kann. Der unentwegte Versuch, ein äußeres Gleichgewicht herzustellen, kann nur auf Kosten einer enormen inneren Disharmonie Erfolg haben. Die Ebene der Zwistigkeiten und Konflikte verlagert sich lediglich von äußerlichen Situationen in das Innere des Menschen, wo als Zeichen der Rebellion ein Karzinom wuchert.

GEMÜT:

Nimmt alles von der schlechten Seite. Fühlt sich sehr leicht und schnell angegriffen. Leicht beleidigt. Überempfindlich gegen Maßregelung, Tadel oder Grobheit.

Ist wählerisch, heikel und anspruchsvoll. Ordentlich und sehr gewissenhaft in Kleinigkeiten. Übertriebene Genauigkeit. Ein Perfektionist.

Hartnäckigkeit, Eigensinn. Reizbarkeit.

Geistige Trägheit und Schwerfälligkeit. Konzentration und Denken fällt schwer. Zerstreut, will nicht antworten. Gleichgültigkeit.

Lang anhaltende Müdigkeit. Abneigung gegen jegliche Tätigkeit.

Angst und Befürchtungen. Angst um seine Familie oder um andere. Ängstliche Vorahnungen. Neigung zum Selbstmord. Der Patient hat Angst vor Krebs.

Furcht vor Dunkelheit, Hunden und Tieren allgemein.

Weinen bei Ermahnungen, durch Musik oder beim Erzählen seiner Krankheit.

Fühlt sich unglücklich. Abneigung gegen Trost und freundliche Worte. Abneigung gegen Unterhaltung. Tadel berührt ihn sehr. Empfindlich gegen Einwände und Widerspruch. Schüchternheit.

Sympathie für andere. Sehr mitfühlend. Sehr liebebedürftig. Verlangen nach Zärtlichkeit. Zeigt Mitgefühl für seine Tiere.

Neigung zu Gebärden, Ticks, zwanghaften Handlungen, wie z. B. mit einem Auge Zucken, mit der Hand über den offenen Mund Fahren, die Haut an Fingernägel wegreißen usw.

Gefühl für Rhythmus und Verlangen zu tanzen. Entspannung und Freude durch Tanz und Musik. Große Empfindlichkeit gegen Musik. Freut sich bei Gewitter. Macht sehr gern Reisen.

Frühreife, sehr begabte Kinder. Aber auch geistig zurückgebliebene Kinder mit schlechter Auffassungsgabe und Interesselosigkeit.

Beschwerden durch Schockerlebnis. Schwermut, Schreck, Angst, langanhaltende Furcht als Auslöser psychischer Symptome.

Beschwerden durch Vorahnung, Erwartungsspannung.

ALLGEMEINES:

Kopfschmerz, ein Pulsieren vom Hinterkopf zum Nacken und zur Schädelbasis ausgehend. Starke Spannungen im Nacken. Pulsierender Schmerz in der Stirn.

Verlorener, weiter und selbstloser Blick. Kinder haben blaue Skleren. Zucken der Lider.

Kein konkretes Verlangen. Verlangen nach, wie auch Abneigung gegen Salz, Milch, Eier, Obst, fettes Fleisch, Butter oder Süßigkeiten.

Verlangen nach Zucker, Schokolade, nach Süßem und Salzigem. Verlangen nach schwarzem Tee, nach Gewürzen oder stark gewürzten Speisen.

Morgens Erbrechen. Erbrechen abwechselnd mit Durchfall.

Der Stuhl ist hart und trocken. Der Patient neigt bei akuter Symptomatik zu Durchfall.

Obstipation ohne Stuhldrang. Bei Erwartungsspannung kann Durchfall mit Obstipation abwechseln. Fühlt sich schlechter bei Verstopfung.

Kitzelhusten. Reden und Lachen verschlechtert den Husten. Husten schlechter an kalter Luft.

Neigung zu Schnupfen. Wundmachende Absonderungen. Erkältung infolge von Impfungen. Befall der Stirn- und Nebenhöhlen bei Erkältung.

Herzklopfen sehr stark, im ganzen Körper hörbar und spürbar. Druckgefühl in der Brust mit Verlangen nach tiefer Einatmung. Im Herz Einschnürungsgefühl.

Erwacht in großer Angst. Schlaflosigkeit aufgrund von Sorgen und Angst. Schockerlebnisse werden nachts wiedergeträumt und erlebt.

Nach Einschlafen plötzlich ruckartiges Aufwachen, kann dann nicht mehr einschlafen. Fortwährende Ideen und ununterbrochene Gedankentätigkeit. Völlige Schlaflosigkeit, besonders bei Kindern. Kind will bei Schlaflosigkeit geschaukelt werden.

Schlafstellung entweder Liegen auf dem Rücken mit den Händen über dem Kopf oder Knie-Ellenbogen Lage. Schläft auf den Knien mit dem Gesicht im Kopfkissen.

Verspannungen. Krämpfe. Neigt, sich nach links zu krümmen. Säuglinge krampfen sich zusammen.

Keloide Vernarbungen.

Hautfarbe wie Milchkaffee. Zahlreiche Muttermale. Starke Gesichtsakne. Zyanotische Lippen.

Zwergwuchs.

Widerspruchsvolle und abwechselnde Zustände. Vor einem Anfall fühlt er sich wohl.

Auslösung existenter Krankheitsneigung durch Schock.

Beschwerden durch: Lungenentzündung in früher Kindheit. Keuchhusten. Ererbte Syphilis, Diabetes, Tuberkulose, perniziöse Anämie.

MODALITÄTEN:

< nach Sturm.

< nach Entkleiden.

< abends von 18-21 Uhr.

> im Freien.

> der Beschwerden durch Lösen von Verspannungen.

> bei Sturm, Gewitter, Regen.

> durch Meeresluft, aber auch <.

CAUSTICUM

Causticum war voller Besorgnis und Mißtrauen in die Zukunft. Deshalb grübelte er darüber nach, wie er seinen Wagen unfallsicher ausstatten konnte. Es mußte eine Art Panzerwagen werden, der wie ein Bollwerk allem standhielt. Außerdem mußte es sowohl die Qualitäten eines Unterseebootes als auch eines Flugzeugs haben. Egal, von woher Gefahr drohte, es durfte in diesem ausgeklügelten System keine Lücke geben. Selbstverständlich sollte es sowohl gegen atomare als auch gegen biologische und chemische Angriffe gefeit sein und über ein weitreichendes Informations- und Warnsystem verfügen. Im schlimmsten Fall sollte es sich wie eine Rakete in den Weltraum abstoßen können, natürlich mit der nötigen Ausrüstung und Vorräten versorgt. Zukunftsforschungen betrieb Causticum mit Nachdruck und mit großem Interesse, weil ihn sein jetziges Leben entmutigte und weinerlich stimmte. Während ihn originelle Vorstellungen fröhlich machten, empfand er Arbeit als großen Verdruß und eine schreckliche Qual. Sprichwörter wie "Arbeit macht das Leben süß" bestätigten seine Abneigung nur noch, denn auch Süßes konnte er nicht leiden.

Während Causticum in diese Pläne vertieft war, läutete das Telefon. Zunächst erschrak er fürchterlich, dann griff seine mit Warzen übersäte Hand langsam nach dem Hörer, hob ihn ab und führte ihn ans Ohr, wo sich ebenfalls einige Warzen aneinanderreihten. Ein Freund meldete sich und lud ihn zu einem Bier und einer Platte niederbayerischem Geräucherten in den Alten Postwagen ein. Da Causticum gedanklich immer noch bei seiner Amphibienrakete weilte, begriff er die Frage erst, als er sie wiederholte. Danach dachte er plötzlich schneller, als er sprechen konnte: "Ein Bier und ein 'niedergäurisches Gebaychertes' im Alten 'Wastpogen'! Ich 'somme kofort'!" Wenn Causticum sagte, daß er sofort käme, so konnte man getrost noch eine Weile warten, denn sein schleichendes Tempo war überall bekannt.

Als Causticum am Stammtisch erschien, merkte sein Freund gleich, daß er sehr nervös war. Er verdrehte Silben und Buchstaben, machte aus einem Pferdeschwanz einen Schwerdepfanz und ein Hustenbonbon zu einem Bustenhonhon. Außerdem wiederholte er jede an ihn gestellte Frage, da ihm diese Methode anscheinend zu besserer Konzentration verhalf. Seine Zunge schien ihm schwer wie Blei im Mund zu liegen, denn Causticum artikulierte zäh, schleppend und manchmal auch stotternd. Seine Langsamkeit drohte sich allmählich lähmend auf seinen Körper auszuwirken, denn auch die Augenlider konnte Causticum nur schwer aufhalten. Aber erforderte ein Plan Originalität, soziales Engagement, Perfektion, Sorgfalt oder viel Zeit, so war Causticum der richtige Mann.

"Ich möchte gar nicht wissen, an welchem Ungetüm du zur Zeit herumplanst." sagte sein Freund, der damit auf Causticums nervösen Zustand anspielte. "Jedenfalls solltest du es bleiben lassen oder auf später verschieben, denn wir brauchen deine Hilfe, Causti. Ich möchte zusammen mit Schmausti und Bausti eine Wildnistour mit dem Kanu machen, die sich über tausend Kilometer erstreckt. Wir lassen uns mit dem Kanu und dem Proviant in ein völlig unbewohntes Gebiet in Nordamerika einfliegen. Natürlich wollen wir dich unbedingt dabei haben, denn die Planung beherrscht keiner so optimal wie du."
Causticum war lange Zeit wie gelähmt, ehe er seine Sprache wieder fand. Dann sprach Causticum langsam und sogar fehlerfrei, aber er brachte zunächst nur Einwände.
"Wir nehmen den Indianern das Wasser weg." waren seine sozialen Bedenken.
"Aber nein, Causti, dort gibt es kaum Indianer, dafür aber massenweise Wasser. Außerdem wüßte ich nicht, wozu du soviel Wasser brauchst. Erstens magst du kein Wasser und trinkst nur Bier, zweitens sträubst du dich gegen kalte Waschungen und gegen das Baden im Freien." antwortete der Freund.
"Licht? Woher nehmen wir das Licht? Ich kann im Dunkeln nicht schlafen." äußerte sich Causticum furchtsam.
"Kein Problem. Um diese Jahreszeit gibt es in diesen Breiten die Mitternachtssonne. Nachts ist es beinahe so hell wie am Tag." bemerkte der andere.

Causticum wurde immer trotziger und herausfordernder. Streitsüchtig versuchte er seinem Freund in allem zu widersprechen. Er fand immer wieder etwas Neues, um die Undurchführbarkeit dieser Absurdität zu beweisen. Wilde Tiere, reißende Flüsse, kein Arzt, kein Telefon und so weiter. Er haßte alles Unberechenbare, denn für seine Begriffe war das Leben nur lebenswert, wenn es planbar und sicher war. Er war inflexibel, nicht sehr belastbar und erschöpfte sich sehr rasch. Lief etwas nicht wie geplant, verlor er sofort sein seelisches Gleichgewicht, wurde nervös und hysterisch. Alles regte ihn auf, er bekam Muskelzucken und fuhr nachts im Schlaf auf.
Um die Sympathie seiner Freunde nicht zu verlieren, ließ Causticum sich schließlich überreden, die Planung der Wildnistour zu übernehmen. Sie wußten, Causticum war vorsichtig genug, um Pannen oder Schicksalsschläge zu vermeiden. Er versuchte, jedes erdenkliche Risiko auszuschalten. Alles, was ihm einmal mißlungen war, wiederholte er entweder nie wieder oder er entwickelte perfekte Sicherheitsmaßnahmen, die ein abermaliges Scheitern unmöglich machten. Wenn er sich allzusehr mit Details beschäftigte, so hatte das nichts mit Ordnungsfimmel oder Pedanterie zu tun, sondern nur mit seinen Ängsten. Durch seine ängstliche Unruhe befand er sich ständig in Vorahnung schlimmer Ereignisse. Um diese gefürchteten Geschehnisse zu vermeiden, wandte er seine Zeit und seine Leistungen für größtmögliche Sicherheit auf. Sein Mißtrauen in die Zukunft war oft so groß, daß er in Depression verfiel. Allerdings konnte seine tiefgreifende Traurigkeit auch sehr schnell wieder ins Gegenteil umschlagen, und Causticum war fröhlich und ausgelassen.

Um Causticum zu verstehen, muß man wissen, daß er als Kind einen Unfall hatte, bei dem er schwere Verbrennungen erlitt. Der Junge bekam einen Schock und lebte fortan nach dem Sprichwort: "Gebranntes Kind scheut das Feuer." Causticum machte danach einen weiten Bogen um alles, was heiß war oder brannte, jedoch konnte er durch diese Sicherheitsmaßnahme andere tiefgreifende Erfahrungen oder schmerzhafte Erlebnisse nicht verhindern. Jede einschneidende Erfahrung führte dazu, daß Causticum sich durch umsichtige und sorgfältige Planung einen noch sichereren Weg durchs Leben zu bahnen versuchte, um sich vor Unannehmlichkeiten zu schützen. Seine Schutzbedürftigkeit war so groß, daß er nur zu Bett ging, wenn die Mutter ihn begleitete und sein Händchen hielt, bis er eingeschlafen war. Er hatte Angst vor der Dunkelheit und wurde bereits beim Einbruch der

Dämmerung sehr unruhig. Unerwartete oder unerklärbare Geräusche versetzten ihn meistens in großen Schrecken.

Causticums Sicherheits- und Schutzmaßnahmen gegen alle erdenklichen Ereignisse wurden immer umfassender und zeitraubender. Spontan konnte Causticum gar nichts unternehmen, denn es hätte ja etwas Unvorhergesehenes geschehen können. So wurde er immer unbeweglicher und zeigte die bereits beschriebenen Lähmungserscheinungen. Am schlimmsten beeinflußten ihn seine unterdrückten Aggressionen. Aber es war ihm nicht bewußt, daß er Wut und Ärger kaum auslebte, sondern diese Gefühle häufig unterdrückte, um der Sympathie seiner Mitmenschen sicher zu sein.

Schließlich war es so weit. Die bestens vorbereitete Reise konnte angetreten werden. Während des Fluges über den Atlantik sprach Causticum mit seinen Freunden nochmal alles durch. Die Grundausrüstung befand sich an Bord in Rucksäcken und Koffern. Der für Causticum sehr wichtige geräucherte Schinken lag sogar im Handgepäck. Die Kanus lagen am Ausgangspunkt bereit, und auch das Privatflugzeug nebst Pilot war gechartert. Grundnahrungsmittel und das für Causticum unentbehrliche Bier würden sie vor Antritt der Reise in die Wildnis noch besorgen.

Alles klappte hervorragend. Sie hatten schon die Kanus und alle Nahrungsmittel zum Privatflugzeug gebracht und wollten nun noch einige Kästen Bier einkaufen. Beim Gedanken an das Bier formte sich Causticums Mund bereits zur typischen Trinkstellung, da erfuhren sie, daß es in dieser Region ein Alkoholverbot gab. Causticums Schock war so groß, daß er aufgrund einer vorübergehenden Stimmbandlähmung nicht mehr sprechen konnte. So war es ihm auch nicht möglich, seinen Freunden trotzig und zornig mitteilen, daß er unter diesem Gesichtspunkt überhaupt keine Chance sah, das Unternehmen erfolgreich zu beenden. Wenn sich bereits planbare Dinge nicht ohne Zwischenfälle verwirklichen ließen, wie konnte dann erst Unkontrollierbares und Unberechenbares bewältigt werden? Causticum knirschte als Ausdruck seiner Zankbereitschaft mit den Zähnen, schwankte und torkelte dann vor Erregung auf das Wasser zu und fiel zuckend und wackelnd hinein. Als seine Freunde ihn zitternd wieder herausfischten, hatte er vor Schreck anscheinend die Sprache wieder gefunden. Aufgeregt rief er ihnen zu: "Ich hatte es geahnt! Es wird eine 'Strataskophe'!"

WESEN:

Der gesunde Causticum-Typ ist ein Intellektueller mit Originalität, geistiger Brillanz sowie gestaltenden und philosophischen Fähigkeiten. Aufgrund seiner Empfindsamkeit ist er überaus leicht erregbar. Er ist stets auf dem Sprung, hat eine schnelle Auffassungsgabe und eine gute Reaktionsfähigkeit. Sein Mitgefühl für andere zeigt er mitunter auch in seiner sozialen Gesinnung. Die Devise "Freiheit, Gleichheit, Brüderlichkeit" paßt sehr gut zu seinem Verhalten, denn er ist gegen jegliche Unterdrückung und ignoriert Autoritäten. Da er Traditionen oppositionell gegenübersteht, hat er oft das Bedürfnis, die bestehenden Verhältnisse radikal umzugestalten und Neuerungen oder Reformen vorzunehmen. Dabei setzt er sich aktiv für ungerecht behandelte oder unterdrückte Personen ein, wobei er als Gegenleistung für sich eine Art "Narrenfreiheit" erwartet. Denn aufgrund seiner Exzentrik ist es nicht unbedingt leicht, Causticum so zu akzeptieren, wie er ist.

Da der Causticum-Mensch Minderwertigkeitsgefühle hat, neigt er aufgrund seiner überaus nervösen Art sehr leicht zu Reizbarkeit, Streitsucht und Widerspruch, wodurch er sich und anderen seine Ebenbürtigkeit beweisen will. Er hat ein starkes Verlangen nach Sympathie, was bis zur emotionalen Abhängigkeit reichen kann. Bisweilen leidet er unter romantischen Vorstellungen und unerfüllbaren Wünschen, die ihn - sobald sie sich als nicht realisierbar herausstellen - zu Verdrießlichkeit, Melancholie oder zur Verzweiflung führen. Enorme Stimmungsschwankungen lassen ihn plötzlich Fröhlichkeit mit schlechter Laune wechseln.

Nach emotionalen Enttäuschungen, anhaltendem Kummer oder großer Besorgnis entstehen die Beschwerden des Causticum-Patienten. Seine anfängliche Überaktivität und Ruhelosigkeit richtet er im Laufe der Krankheitsgeschichte immer mehr nach innen, weil Fehlschläge ihn entmutigen und ihn immer mehr zur Vorsicht anregen. Mißerfolge erzeugen Angstzustände in ihm, die seine äußerliche Tatkraft langsam erlahmen lassen. Er zieht sich immer mehr zurück, wird ängstlich, schreckhaft, inflexibel und fühlt sich hilflos und schutzbedürftig. Sein Bedürfnis nach Schnelligkeit, Spontaneität, Bewegung, Handlung und Veränderung bleibt vorhanden, wird jedoch unterdrückt und gerät in Widerstreit mit den Bereichen von Körper, Intellekt und Psyche, die einer festen Struktur und dem Prinzip der Ruhe unterliegen. Durch die dabei auftretenden Spannungen können sowohl Lähmungen als auch Krämpfe oder Zuckungen hervorgerufen werden, je nachdem, welches Prinzip gerade die Oberhand gewinnt.

Im Laufe der Zeit zeigt sich eine Rezession auf allen Ebenen. Seine Bewegungen werden langsamer, oft gezwungenermaßen durch auftretende Lähmungserscheinungen. So unterlaufen ihm beispielsweise leicht Sprachfehler aufgrund einer Zungenlähmung. Er zeigt sich allmählich geistesabwesend, geistesschwach und schließlich stumpfsinnig. Da er einer zunehmenden Passivität unterliegt, erwartet er Aktivität von außen, jedoch aufgrund seiner Ängste in Form von schlimmen Ereignissen. Er erwartet stets, daß sich eine Katastrophe ereignen könnte. Seine Furcht nimmt einen immer größeren Raum ein, wobei besonders die Furcht vor Dunkelheit, dem nächtlichen Alleinsein und Hunden im Vordergrund stehen. Es quälen ihn verdrießliche Gedanken, Traurigkeit, Melancholie und ein starkes Mißtrauen in die Zukunft. Durch Hoffnungslosigkeit und Verzweiflung gerät er in einen Lebensüberdruß und beschäftigt sich schließlich mit Selbstmordgedanken.

GEMÜT:

Zeigt sich manchmal fröhlich und verliebt und ist bald danach schlecht gelaunt.

Verzweiflung. Kummer. Depression. Melancholie und verdrießliche Gedanken, oft mit Tränen. Hypochondrische Traurigkeit. Beschwerden durch Kummer. Denken an seine Beschwerden verschlechtert.

Weinerliche Stimmung. Weint über Kleinigkeiten. Kinder weinen beim geringsten Anlaß, Verdruß. Überempfindlich, sensibel. Auffahren aus dem Schlaf.

Argwohn und Mißtrauen in die Zukunft. Entmutigt. Besorgnis und große Qual. Nimmt alles von der üblen Seite und ist leicht beleidigt.

Neigung, erschreckt zu werden. Furchtsamkeit, besonders abends. Furcht, daß sich etwas ereignen wird. Furcht vor Hunden. Ängstliche Einbildungen, schlimmer in der Dämmerung. Angst in der Nacht, im dunklen Raum (das Kind will nicht allein ins Bett gehen). Angst mit Furcht. Voller Todesangst.

Ruhelosigkeit, besonders abends und nachts. Beim Essen in großer Eile.

Hysterie und Reizbarkeit. Reizbarkeit vor Menses. Zorn mit Neigung zu großer Empfindlichkeit. Streitsüchtig, zankend. Neigung zu widersprechen. Trotzig und herausfordernd.

Abneigung gegen Arbeit. Langsamkeit.

Schwierige Konzentration. Gedächtnisschwäche. Geistesabwesenheit. Neigung, beim Sprechen Fehler zu machen.

Beschwerden durch: Furcht. Schrecken. Gram. Sorgen.

ALLGEMEINES:

Brennende Schmerzen. Brennende Schmerzen an Körperteilen, die mit der Hand umfaßt werden. Drückende Schmerzen. Innerlich nagende Schmerzen und äußerlich ruckende, ruckartige Schmerzen.

Akutes und heftiges Ziehen, Zerren, Reißen in Gelenken und Muskeln. Ziehende Schmerzen, besonders in den Gliedern. Reißende Schmerzen wechseln rasch den Ort oder bleiben beharrlich an einer Stelle. Schmerzen kommen anfallweise.

Arthritisches und rheumatisches Ziehen. Rheumatismus mit Neigung, Gelenke zu versteifen und Glieder zusammenzuziehen. Neuralgische, rheumatische Erkrankung.

Zittern der befallenen Teile beim Aufstehen vom Sitzen.

Kontraktion der Sehnen, Steifheit in den Beugemuskeln der Glieder.

Krampfartiges Zusammenziehen verschiedener Glieder.

Verlangen, sich zu strecken und zu dehnen, besonders nachts.

Starrheit und Blässe in einigen Teilen, oder der gesamten linken Seite des Körpers.

Lähmungen, die allmählich erscheinen, mit Kältegefühl im befallenen Teil. Mit der Lähmung verbunden sind Zuckungen, krampfende Bewegungen, Rucken, Zittern. Gesichts-, Zungen-, Extremitäten-, Stimmbänder-, Blasen-, Darmlähmung, Ptosis. Lähmende Schwäche, mit Zittern und Wackeln der Glieder. Gesichtslähmung durch kalten Zug. Neuralgie vom rechten Bakkenknochen zum Mastoid, schlechter nachts. Halbseitige Lähmungen, besonders rechts. Lähmungen einzelner Teile.

Ohnmachtsgefühl. Bei Erregung Ohnmacht. Ohnmachtsartige Schwäche. Fühlt sich durch Schwitzen schwach.

Taumelnder, schwankender, torkelnder Gang. Neigung vorwärts oder seitwärts zu fallen. Stolpert beim Versuch zu gehen. Bewegungsataxie. Kind lernt spät zu gehen.

Chorea, durch Furcht und Schreck, besonders nachts. Rheumatisches Chorea. Epileptische Krämpfe, nachts während des Schlafes. Anfälle durch kaltes Wasser. Dem Anfall voraus gehen ein Schmerz im Bauch und Kopf, häufiger Urinabgang, Tränen oder Reizbarkeit. Krampfanfälle mit Schreien, heftigen Gliederbewegungen, Zähneknirschen, Lachen oder Weinen, halb geschlossenen Augen, starrem Blick, unfreiwilligem Urinabgang. Nach dem Anfall sind die Augen geschlossen. Lähmungen nach Konvulsionen.

Fällt von einem Extrem ins andere. Schlaflosigkeit - Schläfrigkeit. Innerliche Kälte - Hitzewallungen. Feuchte Haut - trockene Haut. Fließschnupfen - trockener Schnupfen usw.

Vermehrte Schleimabsonderungen.

Trinken von kaltem Wasser bessert Husten. Kaltes Wasser bessert und Hitze verschlechtert Hautausschläge.

Verschlechterung der Symptome gewöhnlich am Abend oder im Freien. Im Freien entstandene Symptome verschwinden im Raum. Im Sitzen Beklemmung in der Herzgegend. Abends unerträgliches Unwohlsein im ganzen Körper. Niedergeschlagenheit, Bedrückung. Große Müdigkeit. Mattigkeit.

Puls abends erhöht, beschleunigt, schnell.

Schmerzhafte Varizen. Krampfadergeschwüre.

Kaffee verschlechtert alle Symptome. Beschwerden nach dem Essen.

Große Empfindlichkeit auf Luftzug und Kälte.

Chronische Beschwerden durch Bleivergiftung (Autoabgas!).

Beschwerden durch: Verbrennungen und Verbrühungen. Schlaflosigkeit. Naßwerden. Unterdrückte Hautausschläge.

MODALITÄTEN:

< durch Kälte.

< durch Kaltwerden.

< durch Einatmen von kalter Luft.

< im Freien.

< durch Baden, Waschen.

< durch Durchnässung.

< durch Luftzug.

< durch jeglichen Wetterwechsel.

< durch kaltes trockenes Wetter.

< bei trockenem, klarem, schönem Wetter.

< durch Kaffee.

< im Dunkeln.

< nach Stuhlgang.

< durch Schwitzen.

< durch Spazierengehen, im Freien.

< bei Neumond.

< beim Erwachen.

< abends von 18-21 Uhr.

> durch Wärme.

> durch Warmwerden im Bett.

> durch warme Luft.

> durch feuchtes Wetter.

CHAMOMILLA

Erbtante Chamomilla ließ ihre beiden Nichten benachrichtigen, daß sie krank und bettlägerig sei. Den zwei jungen Frauen blieb daraufhin nichts anderes übrig, als sich so schnell wie möglich zum Schloß der Tante zu begeben, wenn sie das stattliche Vermögen erben wollten. Chamomilla war in der ganzen Familie für ihr unleidliches und boshaftes Wesen bekannt. Man erzählte sich, daß sie schon als Kind überaus launisch und reizbar gewesen und stets am Rockzipfel ihrer Mutter gehangen war. Besonders im Zustand der Krankheit hatte sie pausenlos hin- und hergetragen werden müssen, da ihr Jammern, Weinen und Klagen sonst kein Ende genommen hätte. Als junges Mädchen war sie so unausstehlich gewesen, daß ihre Verehrer schnell das Weite gesucht hatten. Sie hatte sich ihrem Status gemäß benommen, nämlich wie eine Tochter aus hohem Hause, die es sich leisten konnte, Kapricen zu haben. Stets hatte sie sich überempfindlich, zimperlich und hypochondrisch verhalten, weshalb sie nach und nach auch alle ihre Dienstboten verlor. Da sie in der ganzen Region für ihr schnippisches und reizbares Wesen bekannt war, wollte keiner mehr in ihre Dienste treten.

Aufgrund dieser Vorgeschichte kamen die beiden jungen Frauen ihrem Pflegeauftrag nur mit größtem Widerwillen nach. Gleich bei der Ankunft auf dem Schloß zeigten sie, daß sie hinsichtlich des mangelnden Taktgefühls ihre Tante bereits beerbt hatten. Sie ließen sich zuerst das notariell beglaubigte Testament zeigen, ehe sie einwilligten, Chamomilla ihre Pflege angedeihen zu lassen. Es würde viel Arbeit auf sie zukommen, denn dieses Mal schien Chamomilla ernsthaft krank zu sein. Eine Gesichtshälfte war heiß und rot, während die andere sich kalt und blaß zeigte. Bald fror und bald schwitzte sie. Anscheinend hatte Chamomilla sich erkältet, denn sie hustete stark und hatte auch eine tropfende Nase.

"Soll ich dir Kamillentee zubereiten?" fragte eine der Frauen. "Pfui Teufel! Wollt ihr mich umbringen?" kreischte die Tante. "Ich kann ihn nicht mehr riechen. Ich habe schon soviel Kamillentee getrunken, daß nicht Blut durch meine Adern läuft, sondern Kamillentee!"
"Na, dann mache ich dir Kaffee." meldete sich die gleiche Stimme.
"Um Gottes willen, nein!" rief ihr Chamomilla nach.
"Das verstehe ich nicht. Früher hast du doch Kaffee kannenweise getrunken." meinte die Nichte etwas gereizt.
"Ja, das schon. Aber jetzt kann ich dieses Zeug nicht mehr sehen. Es hat mir meine Nerven angegriffen. Mir graut davor! Verstanden!"
Die beiden Nichten warfen sich einen unmißverständlichen Blick zu, sagten aber nichts.
"Na, was ist denn?" schrie Chamomilla hysterisch, als niemand sich anschickte, ihr zu Gefallen zu sein. "Wollt ihr Gören mich verdursten lassen?"
Als beide sie ganz entsetzt anstarrten, kreischte Chamomilla weiter: "Was guckt ihr mich so dämlich an? Habt ihr noch nie einen kranken Menschen gesehen? Ich sterbe vor Ärger, wenn ihr mich so dumm anschaut. Ich will kaltes Wasser haben."
"Ist ja schon gut. Wir meinten nur, daß dir etwas Warmes..."
"Seid ruhig! Ich kann euer Gerede nicht mehr ertragen!" Chamomillas Stimme schien sich zu überschlagen.
Während eine der beiden Wasser brachte, schüttelte die andere die Kissen auf und zog das Leintuch glatt. Dabei mußte sie versehentlich den Bauch ihrer Tante gestreift haben.
"Du Trampel! Ich habe Koliken, daß mir fast der Bauch platzt, und da stemmst du dich auch noch kräftig rein! Macht, daß ihr beide rauskommt!"
Das ließen sich die beiden nicht zweimal sagen. Sie verließen das Zimmer ohne ihre Tante noch eines Blickes zu würdigen. Sie hatten die Türe kaum hinter sich geschlossen, als Chamomilla wie am Spieß zu schreien begann. "Ich habe entsetzliche Bauchschmerzen" schluchzte sie. "Ihr könnt mich doch nicht ganz alleine lassen" jammerte sie unter Tränen. "Wir holen deinen Arzt." bemerkte eine der beiden.
"Nein! Den will ich nicht sehen! Dieser eingebildete Flegel! Er benimmt sich, als ob er mir etwas zu sagen hätte! Mir, Chamomilla!" Sie stieß ein boshaftes Gelächter aus. "Ich habe ihn letzte Woche hinausgeworfen." setzte sie bissig hinzu.

Die beiden jungen Frauen wechselten einen vielsagenden Blick. Schließlich wandte eine der beiden sich an Chamomilla: "Jetzt wollen wir dir etwas sagen. Du bist eine bösartige, launische, ekelhafte alte Zicke, aber wir sind nicht deine Sklaven. Du kannst dir den ganzen Krempel behalten. Wir gehen! Leb wohl!"
"Aber, aber..." Chamomilla bekam einen Hustenanfall, der, wie es aussah, ihr beinahe das Leben gekostet hätte, wären die beiden Nichten nicht so ängstlich um sie besorgt gewesen.

So verliefen einige Tage. Chamomilla war mürrisch, lästig und reizbar. Sie jammerte, klagte und schrie hysterisch. Bald verlangte sie nach diesem, bald nach jenem. Wurde ihr das Gewünschte gebracht, lehnte sie es ab und forderte etwas anderes.
Die Stimmung begann sich von Tag zu Tag mehr aufzuheizen. Da sich Chamomilla immer schikanöser und hysterischer benahm, wurde sie dabei selbst immer unruhiger. Meist forderte sie ihre Pflegerinnen bis nach Mitternacht, weil erst dann ihre Schmerzen nachließen und ihr den Schlaf gönnten. Aber auch im Schlaf gab Chamomilla keine Ruhe. Sie wurde zunehmend von Wahnideen verfolgt und hatte böse, schwere Träume. Einer dieser Träume kehrte jede Nacht wieder, weshalb Chamomilla zur Testamentsänderung den Notar holen ließ. Sie wußte selbst sehr gut, wie unausstehlich sie sich benahm, sah aber keinen Ausweg für ein anderes Verhalten. Zunehmend befürchtete sie, ihre Nichten könnten plötzlich die Geduld verlieren. Aus diesem Grunde rief sie die jungen Frauen zu sich, als der Notar gegangen war.
"Bevor ihr mir eins über den Schädel haut, habe ich veranlaßt, daß ihr die Erbschaft nur dann antreten dürft, wenn ich nachweislich eines natürlichen Todes sterbe." kreischte Chamomilla in ihrer gewohnten Boshaftigkeit und scheuchte die beiden wütend hinaus, weil sie deren durchbohrende Blicke nicht länger ertragen wollte.

WESEN:

Das Wesen des Chamomilla-Patienten wird am besten verständlich, wenn man sich vorstellt, daß dieser Person der natürliche Schutzmechanismus fehlt. Er ist wie ein Krebs oder eine Muschel ohne Schale, überempfindlich und hilflos äußeren Einflüssen ausgesetzt. Durch permanente physische oder psychische Einwirkungen entsteht eine Reizüberflutung, wogegen der Organismus reagiert und rebelliert, um sich vor weiteren Aktionen zu schützen. Das Nervensystem ist durch die mangelnde Abwehrmöglichkeit überreizt und total überfordert. Der Chamomilla-Patient hat gar nicht die Möglichkeit, sich um die Empfindungen anderer zu kümmern, da er vollauf damit beschäftigt ist, sich selbst abzuschirmen und abzuschoten.

Ist der Organismus einmal überreizt, reicht der geringste körperliche oder emotionale Einfluß aus, um Gewaltreaktionen hervorzurufen. Die Übersensibilität und Schmerzempfindlichkeit des Patienten veranlassen ihn sofort zu heftigen Wutanfällen. Er gerät völlig außer sich, wird rasend, verzweifelt, schlägt um sich und schreit. Er erträgt es weder angesehen, noch angesprochen oder berührt zu werden. Im günstigsten Fall zeigt er Ungeduld und Ruhelosigkeit. Er benimmt sich launisch, fordernd, quengelig oder schnippisch. Mit zunehmender Gereiztheit verlangt er Dinge, die er in bösartigem Ton und widerwärtiger Miene sofort wieder abweist.

Je weiter der Tag fortschreitet, desto mehr Eindrücke überfluten den Patienten, weshalb sich seine Gereiztheit im Laufe des Tages steigert. Dieser Zustand spitzt sich von abends bis Mitternacht immer mehr zu. Erst danach schläft der Patient vor Erschöpfung ein, wobei er sich aber gequält hin- und herwirft, aufschreckt und im Schlaf wimmert oder heult.

Der Patient ist unfähig, den geringsten Schmerz zu ertragen und kann durch seine heftige Gereiztheit seine Umgebung zur Verzweiflung treiben. Besonders Chamomilla-Kinder zeigen eine überströmende Empfindlichkeit und werden beim geringsten Reiz unausstehlich. Sie beruhigen sich nur, wenn sie herumgetragen werden. Die Zahnung bereitet unerträgliche Schmerzen, wobei die betroffene Wange rot und heiß wird, während die andere blaß und kühl sein kann. Chamomilla-Kinder sind sogenannte "Rockzipfel-Kinder", die unentwegt auf sehr fordernde Weise die Anwesenheit und Fürsorge ihrer Mütter beanspruchen. Dieses Verhalten wird plausibel, wenn man sich vorstellt, daß eine emotionale Bezugsperson, - meistens durch die Mutterfigur repräsentiert -, die Schutzfunktion innehat, die dem Chamomilla-Patienten selbst aufgrund seiner überempfindlichen Beschaffenheit fehlt. Die fehlende Schutzschicht soll somit durch die Mutter kompensiert werden.

GEMÜT:

Boshafte, beleidigende, unangemessene, plötzliche Reizbarkeit. Reizbarkeit vor Menses. Streitsüchtiges und cholerisches Gemüt. Tadelt andere. Wird sehr leicht zornig. Ist bissig und schnippisch. Heftiger Zorn. Im Zorn ein rotes Gesicht. Rasendes, wütendes Delirium.

Wahnideen, Einbildungen. Sieht Bilder, Phantome und phantasiert.

Überempfindlich auf Schmerzen. Schreit und kreischt vor Schmerzen. Anfälle großer Qual, als ob das Herz brechen würde. Mit völliger Entmutigung, großer Unruhe, Hin- und Herwerfen, Seufzen und Weinen. Heftiges Verhalten aufgrund von Schmerzen. Verzweiflung bei Schmerzen. Kinder sind sehr empfindlich.

Äußerst empfindlich nach Kaffee.

Große Ungeduld, Aufregung, Erregung. Übermäßige Aufregung während des Fieberfrostes oder während des Schwitzens. Ungeduld durch Schmerzen.

Mißmutig, schlecht aufgelegt bei Schmerzen. Über Kleinigkeiten mürrisch, sehr übellaunig. (Besonders bei Kindern)

Bei Krankheit schickt der Patient in seiner übermäßigen Reizbarkeit den Arzt wieder weg und sagt, er sei nicht krank. Weist die Krankenschwester aus dem Raum. Darf nicht angesprochen werden, sonst äußerst reizbare Reaktion. Während der Geburt zeigt die Gebärende große Reizbarkeit.

Beschwerden durch Kränkung. Denken an seine Beschwerden verschlechtert.

Weinerliche Stimmung, Weinen im Fieberfrost oder im Schlaf.

Will allein sein. Abneigung gegen Gesellschaft. Schweigsam und abgeneigt, sich zu unterhalten.

Verträgt es weder, daß man sich an ihn wendet, noch daß er gestört wird. Will nicht angesprochen werden. Abneigung gegen Berührung, besonders bei Schmerzen.

Launenhaftigkeit. Große Empfindlichkeit auf Beleidigungen. Schreien und Heulen. Ist außer sich.

Voller Widerspruch. Benimmt sich stur und eigensinnig.

Verlangen nach verschiedensten Dingen, die ihn nicht mehr länger interessieren, wenn er diese besitzt. Ruhelosigkeit bei Kindern.

Das Kind schreit und möchte auf dem Arm getragen werden. Ist weinerlich und kann nur beruhigt werden, indem es getragen wird. Verlangen, geschaukelt zu werden, was Besserung bringt.

Boshafte Veranlagung bei Kindern. Neigung zu weinen und gleichzeitig zornig zu sein. Während der Zahnung große Reizbarkeit. Das Kind zeigt sich bei der Zahnung mürrisch, mißmutig, jammert und klagt.

Geistige Erregung. Erschrickt leicht. Hypochondrische Laune.

Geistesabwesend, als ob in einer Meditation vertieft. Vermindertes Begriffsvermögen. Apathie bezogen auf Freude und Vergnügen. Verzweiflung und Traurigkeit.

Fehler beim Schreiben und Sprechen, läßt Worte aus.

Beschwerden durch: Zorn, Ärger. Verachtung.

ALLGEMEINES:

Lähmende Schmerzen. Gefühl von Steifheit in den betroffenen Teilen. Extremitäten und betroffene Teile fühlen sich taub und gelähmt an. Neigung, sie dauernd zu bewegen.

Rückenschmerzen und rheumatische Schmerzen besser durch Gehen. Rheumatische, ziehende Schmerzen, hauptsächlich nachts im Bett. Ischias.

In Gelenken Krachen oder Schmerz, wie gequetscht. Pulsierende Schmerzen, wie bei einem Abszeß. Schmerzen mit Durst.

Eine Wange heiß, die andere kalt. Einseitige Röte im Gesicht, eine Seite blaß, die andere rot. Heißer Schweiß am Kopf.

Starke Erregung, außerordentliche Empfindlichkeit des Nervensystems. Empfindlich auf Schmerzen, die unerträglich erscheinen und Verzweiflung erzeugen. Der Patient möchte lieber sterben als die Schmerzen ertragen.

Blutwallungen nach Ärger oder Gefühlserregung.

Übersensibilität der Sinne, besonders durch Kaffee oder Narkotika.

Große Empfindlichkeit im Freien, und besonders auf Wind. Neigung, sich zu erkälten. Abneigung, im Freien zu sein.

Große Schwäche und Neigung zu fallen. Sobald Schmerzen beginnen, Kräfteverfall bis zur Ohnmacht. Ohnmacht aufgrund von Schmerzen. Ohnmacht mit Gefühl des Zusammensinkens und Schwäche in präkordialer Region. Verlangen sich hinzulegen, aber Liegen verschlechtert.

Muß sich strecken und dehnen.

Anfälle von Katalepsie. Mit hippokratischem Gesicht, kalten Extremitäten, halb geschlossenen Augen, erweiterten und trüben Pupillen.

Krampfende Bewegungen. Klonische Krämpfe. Anfälle mit Hinfallen, Zurückziehen der Daumen, Schaum vor dem Mund, vorausgehender Kolik oder nachfolgendem lethargischem Zustand. Konvulsionen nach Wut, Zorn.

Blutung. Blutgerinnsel.

Wechselnde Zustände, wie Frösteln und Hitze.

Schwitzen bringt keine Erleichterung. Fühlt sich während des Schwitzens schlechter, doch nach dem Schwitzen besser. Der Schweiß riecht sauer und ist scharf, klebrig und heiß. Nachts Schweiß an einzelnen bedeckten Körperteilen, besonders am Oberkörper.

Verlangen nach kalten Getränken. Kaffee verschlechtert oder bessert allgemein. Magenkolik wird besser durch Kaffeetrinken.

Schwierige Zahnung. Zahnung mit Durchfall. Krämpfe während der Zahnung.

Folgekrankheiten nach Scharlachfieber.

Säuglingskrankheiten. Kinderkrankheiten. Frauenleiden.

Wunsch, ins Freie zu gehen, aber übersensibel (besonders Ohren) auf die Luft im Freien. Erkältungsneigung.

Schmerzen kommen am Abend wieder, sind schlimmer vor Mitternacht.

Beschwerden durch: Schmerzen. Zahnung. Verstopfung. Unterdrückten Schweiß. Windiges, stürmisches, kaltes Wetter. Feuchte, nasse Anwendungen.

MODALITÄTEN:

< durch Hitze.

< durch Wärme.

< durch Bettwärme.

< durch Zudecken.

< im Freien.

< durch feuchtes, kaltes Wetter.

< durch windiges Wetter (große Furcht vor Wind).

< durch Abkühlung, Kaltwerden.

< durch Liegen.

< durch Liegen auf der schmerzlosen Seite.

< durch Berührung (bereits durch Angeblicktwerden).

< durch Bewegung der befallenen Teile.

< nach dem Frühstück.

< durch warmes Essen.

< durch Musik.

< durch Narkotika.

< während des Stuhlgangs.

< während der Menses.

< morgens von 5-9 Uhr.

< abends von 18-21 Uhr.

< nachts von 21-5 Uhr, vor Mitternacht.

> im Raum.

> durch Fasten.

> durch Herumgetragenwerden.

HEPAR SULFURIS CALCAREUM

Hepar Sulfuris war erst kürzlich vom Kellner zum Oberkellner aufgestiegen. Das war eine beachtliche Karriere, wenn man in Betracht zog, daß er diesen Beruf noch nicht lange ausführte. Noch dazu bediente er ja nicht irgendwo, sondern in einem namhaften Feinschmeckerlokal, wo jeder seiner Kollegen im ganzen Land nur davon träumen konnte, dort jemals eine Anstellung zu finden. Hepars Erfolgsrezept lautete: Freundlichkeit, Freundlichkeit und nochmals Freundlichkeit. Mit seiner unvergleichlichen Höflichkeit und Liebenswürdigkeit hatte er bisher die peinlichsten Situationen gemeistert und selbst die überspanntesten Gäste zufriedengestellt.

Aber niemand wußte, was in Hepar vorging. Alle dachten, daß ihn die vielen kleinen täglichen Begebenheiten nicht berührten, jedoch sie irrten sich. Hepar war überempfindlich, nahm jede Reklamation sehr persönlich und unterdrückte seine Gefühle. Schließlich reagierte er sich zu Hause an Frau und Kindern ab, schimpfte, kritisierte, nörgelte und machte Szenen wegen banaler Kleinigkeiten. Auf dieses Verhalten reagierte seine Frau sofort mit einer Scheidungsklage, und somit war er gezwungen, seine Reizbarkeit wieder unter Kontrolle zu halten. Allerdings konnte er eine gewisse Nervosität nicht verbergen, denn er zeigte sich immer hektischer. Er schlang das Essen in sich hinein, trank und redete viel zu schnell und rauchte viel zu viel. Außerdem zeigte sich seine Übersensibilität in Form von gesundheitlichen Störungen. Es genügte bereits, mehrmals am Tage ein Eis zu servieren, um Schüttelfrost zu bekommen. Dabei berührte er lediglich die Silberpokale oder Glasschalen mit den Fingerspitzen. Ebenso vermochte der leiseste Luftzug in Hepar einen Husten auszulösen. Diese Art von Wehwehchen waren ihm ziemlich zuwider, aber es schien, als wäre er machtlos dagegen. In solchen Situationen benützte er gerne Whisky oder Wein als Stimulans, was ihm ganz gut zu bekommen schien.

Aber schließlich konnte Hepar seine angestauten Aggressionen auch seinen Gästen gegenüber nicht mehr länger unter Kontrolle halten. Als eine Kundin sich klagend an Hepar wandte und sagte: "Sonst habe ich die Wachtelbrust immer ohne Knochen bekommen!", antwortete Hepar: "Wenn Sie sowieso nur herumhocken und sich bedienen lassen, werden Sie doch wenigstens die kleinen Knöchelchen durch die Zähne ziehen können!"
Ein anderes Mal machte ein Gast Hepar darauf aufmerksam, daß er den Aschenbecher umgestoßen hätte. Hepar schaute ihn mißmutig an und rief ihm aufgebracht zu: "Wozu müssen Sie auch paffen! Die Seezunge haben Sie noch gar nicht ganz hinuntergeschluckt, und die Lammkeule wird jeden Augenblick serviert, aber dazwischen müssen Sie unbedingt noch etwas in ihren Kopf stecken! Immer wieder gibt es Leute, die nie genug kriegen!"
"Herr Ober, die Suppe ist aber noch sehr heiß!" bemerkte eine ältere Dame, worauf Hepar antwortete: " Sollen wir vielleicht ein Kaltluftgebläse in die Suppenlöffel einbauen, nur weil Sie sich wie ein verhungerter Aasgeier über ihr Futter stürzen?" schnaubte er wütend.

Als bekannt wurde, daß Hepar gegenüber den Gästen zu aufbrausender Ungeduld, Ärger und Taktlosigkeit neigte, erhielt der Oberkellner Hepar Sulfuris vom Chefkoch und Besitzer des Lokales eindeutige Verhaltensmaßregeln. Äußerlich blieb Hepar ganz ruhig, aber im Innern kochte er vor Wut. Er fühlte den mächtigen Wunsch in sich, dem Chefkoch dessen eigenes Filiermesser in den Bauch zu stechen. Danach wollte er die ganze Spelunke "flambieren". Man müßte sie nur mit Calvados oder Armagnac übergießen und dann anzünden. Er malte sich aus, wie herrlich es wäre, den Koch zu töten. Er würde ihn toter als tot machen, denn einmal in Rage gekommen, wäre es unmöglich, damit so schnell wieder aufzuhören. Zum Schluß würde er den Brand legen und sich an dem herrlichen Feuer ergötzen. Dann endlich wäre es hier auch einmal warm genug, um sich nicht mehr erkälten zu müssen.

Als Hepar seine Zerstörungswut wieder einigermaßen unter Kontrolle hatte, verfiel er in Depression. Was hätte es denn für einen Sinn, seinen Zerstörungsimpulsen nachzugeben? Wäre es da nicht besser, gleich bei sich selbst anzufangen und einen Selbstmord zu begehen? Auch das war wieder nur ein Wunsch, ein Verlangen, ein Impuls. Aber grundsätzlich war Hepar alles zuzutrauen.

WESEN:

Der Hepar-Patient ist unausgeglichen, überempfindlich und leicht reizbar. Zeigt er keine weiteren Symptome, so ist er schwer zu identifizieren, da er anfangs seine Empfindungen noch verbirgt oder sehr zügelt. Später zeigt er eine allgemeine Unzufriedenheit. Er wird immer reizbarer und gerät schnell außer sich. Seine hastige Sprechweise sowie das eilige Essen und Trinken zeigen seine innere Aufruhr. Ohne ersichtlichen Grund wird er aufbrausend, hitzig, impulsiv und bösartig, wobei er stets auf andere schimpft und ihnen die Schuld für seine Unzulänglichkeiten und Konflikte zuweist. Durch sein reizbares, ungestümes, aggressives und zänkisches Verhalten ist er für andere ein äußerst unangenehmer Zeitgenosse.

Da die körperlichen Symptome stets Ausdruck nichtbewältigter Probleme auf seelischer Ebene sind, müssen beim Hepar-Patienten diesbezüglich wohl gewaltige Mißverhältnisse vorherrschen. Jeder ausgeglichene Mensch verfügt über ein bestimmtes Maß an Antrieb und Durchsetzungsfähigkeit. Solange diese Qualitäten so eingesetzt werden, daß dabei die Würde und Freiheit anderer Individuen nicht beeinträchtigt werden, dienen diese Energien der Aktivität, Produktivität und der Selbstverwirklichung. Wird aber der Anreiz zu konstruktivem Handeln und zu einer gesunden Initiative unterdrückt, oder wird der Patient beim Verfolgen lohnenswerter Ziele blockiert, staut sich diese Energie an und wirkt sich in pervertierter Form als Wut, Zorn und Haß destruktiv aus.

Im Körper kommt es aufgrund der feurigen Reserven zu Entzündungen, während sich im emotionalen Bereich eine große Unzufriedenheit breit macht, die sich in Ärger, Zorn und Aggressionen jeder Art äußern kann. Der unterschwellige Haß kann aufgrund der Übersensibilität des Patienten durch nichtige Kleinigkeiten plötzlich offen hervorbrechen und ihn zu Greueltaten verleiten. Je mehr der Patient zu Höflichkeit und Vernunft angehalten wurde oder je mehr Selbstbeherrschung er sich selbst auferlegte, desto schlimmer äußern sich seine Ausbrüche. Da der Patient andere Personen für seine Probleme verantwortlich macht, geht er gegen andere zerstörerisch und gewalttätig vor. Sein böswilliges Verhalten zu anderen verhindert jegliche Verbundenheit, Harmonie und den Austausch echter Gefühle. Diese Erfahrung bleibt ihm versagt, deshalb steigert er sich immer mehr in Wut und Haß. Wo er auch hinkommt, begegnet er letztlich nur seiner eigenen Projektion, der vernichtenden Abneigung gegen sich selbst.

Im späteren Stadium ist das Nervensystem so überreizt, daß ein kalter Wind oder kalte Luft ausreicht, um den Zustand des Patienten zu verschlimmern. Ein leichter Luftzug läßt ihn unverzüglich mit Erkältung, Schüttelfrost oder Husten reagieren. Er leidet wegen geringer körperlicher Beschwerden, duldet nicht den geringsten Schmerz und kann bei unwesentlichem Leiden bereits ohnmächtig werden. Seine körperliche und seelische Belastbarkeit ist äußerst gering, weshalb er unter Druck oder Anstrengung leicht zusammenbricht. Kann er sich nicht durch pausenloses Schimpfen, Nörgeln oder durch Zornesausbrüche abreagieren, so nehmen seine physischen Leiden zu.

Hat sich der Hepar-sulfuris-Typ pathologisch voll entwickelt, so gleicht er im Extremfall dem typischen Widerling in Banditen- oder Wildwestfilmen, der sich äußerst bösartig, gefährlich, abstoßend und widerwärtig verhält, impulsiv, jähzornig und zerstörerisch reagiert und landesweit sein grausames und kaltblütiges Unwesen treibt. In seinem heftigen Zorn ist der Hepar-sulfuris-Patient zu allen Gewalttätigkeiten fähig. Die geringste Herausforderung reicht ihm, um ein wollüstiges Verbrechen ohne jegliche Gewissenszweifel zu begehen.

Die weniger kriminell veranlagten Hepar-Typen begnügen sich mit Tötungsimpulsen, die sie nicht in die Tat umsetzen. Es kann auch das Verlangen entstehen, Feuer zu legen. Vor allem wenn sie ihren Zorn unterdrücken, entstehen Depressionen, in denen die Patienten Selbstmordideen hegen.

GEMÜT:

Außerordentlich heftige Reizbarkeit. Verdruß. Ärger, Zorn. Eigensinnig, widerspenstig. Neigt sehr zum Widersprechen. Ungestüm, hitzig, impulsiv.

Der geringste Grund reizt ihn. Außerordentlich erregt. Wütende Laune. Wut, Jähzorn, Grausamkeit und Boshaftigkeit. Würde nicht zögern, jemanden zu ermorden, der ihn beleidigt hat. Könnte kaltblütig einen Menschen ermorden.

Pyromanie. Triebhafter Zwang, Dinge anzuzünden. Möchte Sachen in Flammen aufgehen sehen.

Schlecht gelaunt. Immer unzufrieden mit sich selbst, mit anderen und mit allem. Abneigung gegen Gesellschaft. Will selbst die Freunde nicht sehen.

Traurigkeit, Weinerlichkeit. Abneigung gegen Einsamkeit. Möchte nicht allein sein. Gedanken über Selbstmord.

Qualvolle Angst und extreme Besorgnis, besonders abends. Angst um die Gesundheit der Familienmitglieder. Angst beim Erwachen durch schreckliche Träume. Visionen am Morgen, im Bett liegend.

Auffahren beim Einschlafen.

Außerordentliche Gedächtnisschwäche.

Überempfindlich auf Schmerzen. Weinen vor Husten.

Hastige Sprache.

ALLGEMEINES:

Schmerzgefühl wie von Splittern. Schmerzen, als ob wund und gequetscht, besonders bei Berührung. Wunder Schmerz äußerlich und in den Knochen.

Zerren und Ziehen in den Gliedern, besonders am Morgen beim Gehen. Rheumatische Schmerzen in den Gliedern und Schießen in den Gelenken.

Zittern, mit Hitze und Ängstlichkeit.

Überempfindlichkeit. Außerordentlich sensibel auf geringste Berührung. Empfindlich auf Schmerz, Luft (trockene, kalte), Luftzug, Lärm oder Gerüche. Schmerzen kommen oder verschlechtern sich nachts oder durch Kälte.

Beim Gehen im Freien Depressionen.

Schwellung, Entzündung, Geschwür der Drüsen. Schwellung in Gelenken mit Hitze, Röte und Schmerzen.

Hautentzündungen. Abszesse. Eiterungsprozesse. Geschwüre riechen wie alter Käse und haben blutige, sauer riechende, übelriechende, fötide, eitrige Absonderungen. Geschwüre sind empfindlich, juckend, entzündet, gerötet und mit rotem Hof.

Schlechte Wundheilung.

Halsentzündung und Mandelentzündung mit Eiterung, mit Schmerzen beim Schlucken und Besserung durch warme Getränke. Schmerzen sind stechend und wie von einem Splitter oder einer Fischgräte, die im Hals steckt.

Starke Erkältungsneigung.

Schlaflosigkeit.

Schwäche in den Gliedern.

Ohnmachtsanfall. Besonders abends, durch den geringsten Schmerz.

Abmagerung, Entkräftung. Mit qualvoller Angst, Reizbarkeit, Zittern im Rücken, geröteten Wangen.

Kalter Schweiß nach der geringsten körperlichen oder geistigen Anstrengung. Schweiß ist reichlich, klebrig und der Geruch fötid, stinkend, übel und sauer.

Verlangen nach Saurem, wie Essig oder in Essig Eingelegtes. Saures verschlechtert jedoch. Bevorzugt saures Obst und scharf gewürzte Speisen. Wein und Whisky regen an und fördern seine Arbeit.

Essen bessert. Charakteristisch ist ein angenehmes Gefühl nach dem Essen.

Periodizität: Jeden Winter treten Beschwerden auf, besonders Nagelgeschwür, eitriges Panaritium.

Beschwerden durch: Kalte, trockene Winde. Verletzungen. Quecksilber- oder Arsenvergiftung. Unterdrückten Hautausschlag.

MODALITÄTEN:

< im Freien.

< bei Kälte.

< bei kaltem und trockenem Wetter.

< bei klarem, schönem Wetter.

< durch kalten Wind.

< durch geringsten Wind, durch Luftzug.

< durch oder nach Kaltwerden, Abkühlen.

< durch Aufdecken.

< beim Entblößen des Kopfes.

< durch Naßwerden einzelner Körperteile.

< bei Erkältung.

< durch Schneuzen.

< beim Schlucken, besonders beim Schlucken von Essen.

< durch Berührung und Druck.

< durch Liegen auf der schmerzhaften Seite.

< durch Tageslicht.

< nachts, während des Schlafes.

< beim Erwachen nach dem Schlafen.

< im Frühling, im Herbst, im Winter.

< nachts von 21-5 Uhr.

> durch Wärme, warme Luft.

> durch Bettwärme, Ofenwärme.

> durch warmes Einhüllen (Körper, Kopf).

> durch Liegen im Bett.

> bei feuchtem und nassem Wetter.

> durch Essen.

IGNATIA

Seit Ignatia für den Sonnenschein-und-Regenbogen-Verlag schreibt, ist sie in ihrem Element. In der Zeitschrift "Frauenherz aus Samt und Seide" kann sie ihren Gefühlen vollen Lauf lassen und das ausdrücken, was ihr selbst am Herzen liegt. Ihre Artikel über Königinnen, Prinzessinnen und Weltstars kommen beim Publikum sehr gut an, denn sie schreibt nicht über Arbeit, Pflichten, Intrigen und Erpressungen, sondern über die breitgefächerte Gefühlswelt. Aufgrund ihrer aufregenden Schlagzeilen, wird ihr Blatt in einer schwindelerregenden Auflagenhöhe gedruckt. "Das Glück von Königin Silicea bei der Geburt ihres ersten Kindes" oder "Arme, einsame Herzogin Chamomilla!" sowie "Fand Calcarea ihre langersehnte Liebe?" Diese und ähnliche Zeilen verhalfen Ignatia bisher zum Erfolg. Nicht umsonst zählt sie zu den bestbezahlten Frauen in ihrem Beruf, denn für ihre Arbeit ist es unbedingt notwendig, romantische Gefühle darstellen zu können.

Sie ist gerade eifrig dabei, einen Artikel zu schreiben, als ihr Telefon läutet. Ihre schlanke, gepflegte, mehrfach beringte Hand hebt den Hörer ab, und kurz darauf beginnt sie zu strahlen. Ihr Verlobter möchte sich heute abend mit ihr treffen.
"Wir können uns erst nach der Pressekonferenz in der neu eröffneten Kunstgalerie sehen. Prinzessin Staphisagria wird den Abend eröffnen. Ich muß ein Interview mit ihr machen."
"Wie heißt dein Titel?" fragt er.
"Melancholie als Sprungbrett zur Ekstase."
Als seine Stimme zu glucksen beginnt, wird Ignatia aufgeregt und wütend. Da sie so überaus sensibel ist, sind Gefühlswallungen bei ihr keine Seltenheit.
"Ich weiß, daß du nichts von Gefühlen verstehst, deshalb solltest du dich nicht in solche Angelegenheiten mischen." schimpft sie streitsüchtig ins Telefon. Dann dämpft sie ihren Ton und fragt:
"Gegen 22 Uhr bin ich zu Hause. Hättest du Lust auf eine Käseplatte?"

Als er zusagt, schwenkt ihr Stimmungsbarometer wieder um und sie verabschiedet sich auf liebenswürdigste Weise.

Als sie gerade die verschiedenen Käsesorten genießen, schlägt Ignatia vor: "Morgen ist Samstag, da könnten wir einen herrlichen Waldspaziergang machen. Am Abend könnten wir uns den neuen Film ansehen."
"Welchen?"
"Von der Traurigkeit zur Glückseligkeit".
"So ein Käse!"
Ignatia wird zornig und wirft ihrem Freund vor, daß er ihre Lieblingsnahrung für negative Kritik zweckentfremde. Außerdem mache er sich dauernd über sie lustig, wenn Gefühle angesprochen würden.
"Bei euch Männern muß sich immer alles um Computer, Verstand, Denken, Karriere, Beruf, Erfolg, Geld und Sex drehen. Aber ihr seid unfähig, Gefühle zu verstehen! Du verstehst nicht, was ich fühle!"
"Gefühle kann man auch nicht verstehen, sondern nur fühlen." entgegnet ihr Freund.
"Da haben wir es wieder! Im Reden, Denken und Theoretisieren bist du unübertrefflich, aber um endlich meine Gefühle nachzuempfinden oder nur andeutungsweise zu verstehen, hast du kein Interesse."
Ignatias Stimme wird weinerlich, deshalb redet sie nicht mehr weiter. Sie starrt ins Leere und rührt sich nicht mehr. Erst als ihr Freund sie trösten will, beginnt sie zu schluchzen. Je mehr er sich um sie bemüht, desto mehr steigert sie sich in ihre Traurigkeit. Weinkrämpfe setzen ihr so zu, daß sie zum Schluß nur noch zittert und bebt.
"Es ist doch überhaupt nichts passiert. Warum regst du dich denn so auf?" fragt ihr Verlobter sie nach einer Weile.
"Nichts passiert?" stammelt sie. "Ist es denn nicht schlimm genug, daß du nicht auf meine Gefühle eingehst, sie mißachtest, verlachst und unterdrückst?"
Ignatia hört nicht darauf, was er ihr sagt. Egal, wie er sich äußert, sie findet immer einen Ansatzpunkt um eigensinnig auf ihrer Aussage zu beharren. Als sie ihm zum Schluß die Worte im Mund umzudrehen versucht, steht er auf, um zu gehen.
"Du willst gehen? Du willst mich in dieser Situation alleine lassen?" Ignatia ist übererregt und fassungslos. Ihr Weinen geht in ein Heulen über. Zuerst sackt sie wie ein Häuflein Elend auf dem Boden zusammen, dann springt

sie auf und packt ihn mit beiden Händen an der Schulter, um ihn am Gehen zu hindern. Sie schreit, macht ihm Vorwürfe, weint und schluchzt. Er ist durch ihre Unberechenbarkeit verwirrt, sagt aber nichts mehr, da sie anscheinend jegliche Vernunft verloren hat.

Als sie durch Zorn und Ärger heftige Kopfschmerzen bekommt, ist Ignatia gezwungen, auf ihr emotionales Drama für heute zu verzichten und sich hinzulegen. Durch ihre Gefühlsausbrüche total erschöpft, schläft sie sofort ein. Gegen Mitternacht erwacht sie und stellt fest, daß ihr Freund nicht mehr da ist. Ihre Gedanken überstürzen sich und sie gerät von neuem in einen sehr labilen Gemütszustand. Während sie seine Nummer wählt, beginnt sie wieder zu weinen. Er meldet sich nicht. Ignatia ist total entmutigt, weint und jammert sich durch die Nacht. Am Morgen steht sie schwermütig und mit bleichem, verkrampftem Gesicht auf. Sie ist unfähig, irgendetwas zu tun. Als sie schließlich etwas ißt, erbricht sie sich. Danach versucht sie abermals erfolglos ihren Freund zu erreichen. Da sie nach dem gestrigen Streit damit rechnet, daß die Beziehung zu Ende ist, verzehrt sie sich vor Kummer. Ihr Erbrechen hält tagelang an, und sie leidet an zunehmender Körperschwäche und Ohnmachtsanfällen.

Nachdem Ignatia ihren schweren Kummer größtenteils überstanden hat, ist sie völlig kraft- und lustlos, voller Resignation, Enttäuschung und Melancholie. Erst als sie den Vorschlag ihrer Redaktion erhält, Lord Aurum über sein stilles Herzeleid nach der Trennung von seiner Frau zu befragen, kommt wieder Leben in sie. Lord Aurum schildert ihr sein Leben, wie es aussieht, ohne Freude, ohne Farbe, ohne Licht. Ignatia, die Empfindsame, ist so gerührt, daß sie zu weinen beginnt. Sie versteht ihn und fühlt sich auch selbst verstanden. Ihre Tränen sind Lord Aurum so wertvoll, daß er sie - weiß Gott, wie er das anstellt - in Gold fassen läßt.

WESEN:

Der Ignatia-Patient ist sehr oft eine Frau, die feinfühlig, zart, romantisch und künstlerisch veranlagt ist. Sie ist intelligent, wendig, vielseitig und nicht so hart, wie sie sich desöfteren zeigt. Sie meint nur, eine selbständige und unabhängige Frau darstellen zu müssen, wobei sie sich leicht übernimmt und in hysterische Zustände gerät.

Da sie in einer romantischen Vorstellungswelt lebt, die mit der Realität nicht identisch ist, erleidet sie immer wieder großen Kummer, den sie aber für sich behält. Allerdings zeigt sie sich immer gereizter und unausgeglichener. Die Ignatia-Patientin ist solange introvertiert und reserviert, bis sie sich nicht mehr unter Kontrolle halten kann. Beginnt sie, auf ihre Probleme angesprochen, zu weinen, versucht sie sich schnell wieder zu fassen.

Wenn sich das Krankheitsbild weiterentwickelt, zeigt die Ignatia-Patientin ziemlich widersprüchliche Emotionen. Ihre Stimmungen schwanken vom Vergnügen zum Verdruß, von der Freude zum Schmerz, vom Lachen zum Weinen. In ihrer Wechselhaftigkeit reagiert sie jedesmal anders und ist deshalb für ihre Umwelt eine schwierige, aufreibende Person. Aber die Widersprüchlichkeit der Ignatia-Patientin zeigt sich nicht nur in ihren Emotionen, sondern zieht sich wie ein roter Faden durch das ganze Krankheitsbild. So wird z. B. ihr hitziger Kopf besser durch aufgelegte warme Tücher; die Schmerzen im Kehlkopf bessern sich durch das Schlukken fester Nahrung; bei Schüttelfrost wird ihr Gesicht rot; nimmt sie sich vor, zu fasten, ißt sie mehr als jemals zuvor; sie verträgt keine einfachen Speisen, aber dafür schwere Gerichte.

In zwischenmenschlichen Beziehungen verdrängt sie ihren Mißmut und läßt sich den Ärger lange nicht anmerken. Jedoch in einem unerwarteten Moment und zu einem völlig unpassenden Zeitpunkt äußert sie ihre ganze Frustration in einem hysterischen Anfall. In solchen Momenten bekommt der andere nur Kritik, Vorwürfe und Beschuldigungen zu hören. Die Kommunikation ist dann sehr schwierig mit ihr, weil sie sich in diesem Stadium hauptsächlich durch Emotionen und kaum durch Vernunft leiten läßt. Sie kann nicht erklären, was in ihr vorgeht, sondern ist darauf angewiesen, daß man ihr Verständnis entgegenbringt. Umgekehrt ist sie aber zu einem ruhigerem Zeitpunkt fähig, die Gefühle anderer zu verstehen und darauf einzugehen. Weil sie aus dem Gefühl heraus schöpft, ist sie für Künstlerisches, Dichterisches und Musikalisches sehr talentiert. Daneben muß sie allerdings noch andere Eigenschaften entfalten und vorweisen, um sich im Alltag behaupten zu können. Diese Forderung widerspricht ihren romantischen Vorstellungen, wodurch sie in Konflikte gerät, deren Überwindungskampf sie schließlich erschöpft.

Ihre emotionale Unbeständigkeit und ihr mangelndes Selbstvertrauen beeinflussen sich gegenseitig und scheinen eine Wechselwirkung zu haben. Ihre widersprüchlichen Reaktionen rufen in ihr Zweifel und Unsicherheit hervor. Andererseits zeigt sie dieses paradoxe und veränderliche Verhalten, weil ihr das Selbstvertrauen fehlt. Den Konflikt zwischen ihren Ideen und der Realität versucht die Ignatia-Patientin durch große Gewissenhaftigkeit zu kompensieren.

Am schlimmsten wird der Zustand der Ignatia-Patientin nach einem emotionalen Schock, wie beispielsweise durch Todesfall einer nahestenden Person, durch eine enttäuschte Liebe oder eine Demütigung. Aber auch ein anderes kummer- oder streßbringendes Ereignis kann sie schließlich zum Zusammenbruch führen. Sie hat hysterische Anfälle und Krämpfe, befindet sich in einer Art Schockzustand und scheint der Ohnmacht nahe zu sein. Sie kann weder denken, noch sprechen. Ist sie wieder ansprechbar, vermögen logische Argumente sie nicht zu überzeugen. Sie redet wirre, verrückte Sachen daher und versteht nicht, was mit ihr los ist. Versucht man, sie zu trösten, wird ihr Zustand noch verschlimmert. Nur wenn sie wieder eine neue Idee verfolgen kann, ist alles vergessen, und sie gewinnt wieder ihre Lebensenergie zurück.

Es kann auch sein, daß Ignatia trotz großen Kummers ihre Gefühle total verschließt und nicht weinen kann. Bei verkappten Emotionen kann sich die Symptomatik auf die mentale Ebene verlagern. Der Verstand leidet unter der Gefühlsunterdrückung, und die Ignatia-Patientin zeigt eine zunehmende Unentschlossenheit, Unsicherheit und Furcht. Andererseits geht es ihr emotional besser, wenn sich Symptome auf die körperliche Ebene verschieben und beispielsweise in Form von Krämpfen auftreten.

Im allgemeinen zieht sich Ignatia immer wieder als Schutzmaßnahme zurück. Sie schirmt ihre Emotionen nach außen ab, schmachtet in der Stille und behält ihren Kummer für sich. Dauert diese Phase zu lange an, wird sie in der Einsamkeit schließlich von ihrem Kummer überwältigt. Mit verlorenem Blick, schweigend und seufzend versenkt sie sich in Gedanken an die ihr widerfahrene Schmach. Sie will absolut alleine gelassen und nicht getröstet werden. Unzufrieden mit ihrem Gefühlsleben empfindet sie keinerlei Freude mehr am Leben und kann in diesem Zustand Selbstmord durch Ertrinken begehen.

GEMÜT:

Der Patient ist sehr sentimental und überempfindlich. Lebt in Selbstbetrachtung.

Große Erregung, Aufregung. Häufiges Auffahren, Zusammenfahren. Erschrickt leicht.

Wechselnde, labile oder unbeständige Stimmung. Unentschlossenheit. Unbeständigkeit. Ungeduld.

Hypochondrische Stimmung. Kann nicht weinen bei Traurigkeit und Schwermut. Stöhnen im Schlaf.

Beschwerden durch Enttäuschung oder nach Demütigung, Kränkung. Beschwerden durch enttäuschte Liebe, besonders mit stillem Kummer oder großer Traurigkeit. Beschwerden nach Gefühlserregung.

Beschwerden durch Zorn mit stillem Kummer, mit Schreck oder mit Angst.

Zorn durch Widerspruch. Ist außer sich. Streitsüchtig. Tadelt andere. Reizbarkeit durch den geringsten Widerspruch. Reizbarkeit schlechter durch Trost.

Verträgt keinen Widerspruch. Unterhaltung oder besonders Trost verschlechtert den Zustand. Abneigung zu sprechen, Schweigsamkeit.

Abneigung gegen Gesellschaft. Anwesenheit anderer verschlechtert die Beschwerden.

Kummer, stiller Kummer. Beschwerden, besonders Kopfschmerzen durch Kummer. Kummer nach Verlust von Dingen. Leidet an Heimweh.

Große Angst und Furcht. Brütet über alles, sieht alles schwarz. Große Verzweiflung.

Sehr gewissenhaft in Kleinigkeiten. Tadelt sich selbst.

Wahnideen, Halluzinationen. Lebt in Phantasien. Bildet sich ein, ruiniert zu sein. Wahn, nicht gehen zu können.

Beschwerden durch Erwartungsangst und Vorahnung.

Geistige Anstrengung verschlechtert. Durch langanhaltenden Kummer entsteht geistige Erschöpfung. Langsamkeit.

Hysterie. Ohnmacht bei hysterischem Anfall.

Bewußtlosigkeit, besonders nach Gefühlserregung. Schnell vorübergehende Bewußtlosigkeit.

Weinerliche Stimmung. Unfreiwilliges Weinen. Seufzen.

Unfreiwilliges oder krampfhaftes Lachen.

Beschwerden durch: Kummer. Schreck. Enttäuschung. Enttäuschte Liebe. Eifersucht. Demütigung. Zorn, Ärger. Vorahnung.

ALLGEMEINES:

Stechende Schmerzen, besonders innerlich oder linksseitig. Die Richtung der Schmerzen ist aufwärts. Innerlich kneifende, ruckende oder zusammenschnürende Schmerzen. Schmerzen, als ob Knochen gebrochen wären.

Empfindlich gegen Schmerzen.

Innerlich Gefühl von Zusammenschnüren. Verrenkungen.

Schwellungsgefühl innerer Teile. Spürt innerlich ein Pflockgefühl. Innerlich das Gefühl einer Kugel.

Süßigkeiten und Kaffee verschlechtern. Kaffee kann auch bessern. Verlangen nach sauren Sachen oder Brot, besonders Roggenbrot. Abneigung gegen warmes Essen oder Fleisch. Allgemein ein unklares Verlangen. Der Patient weiß nicht, was er essen oder trinken will.

Abneigung gegen das gewohnte Rauchen. Tabak verschlechtert.

Verlangen, tief zu atmen. Abneigung im Freien zu sein.

Hitzewallungen. Blutwallungen nach Gefühlserregungen.

Gefühl der Erschlaffung. Ohnmacht, besonders bei Erregung. Hysterische Ohnmacht. Ohnmacht während Menses. Ohnmacht im überfüllten Zimmer.

Äußerliches Zittern. Zucken. Rucken, Zuckungen, wie bei Konvulsionen.

Konvulsivische Bewegungen. Konvulsionen, Krämpfe durch Schreck, nach Bestrafung oder während der Entbindung. Innerliche oder hysterische Konvulsionen. Chorea.

Widersprüchliche und wechselnde Zustände.

MODALITÄTEN:

< durch Emotionen.

< durch Kälte, kalte Luft.

< durch Kaffee, Tabak.

< nach Stuhlgang.

< durch Gähnen.

< durch Druck auf die schmerzlose Seite.

> durch Ofenwärme.

> durch tiefes Einatmen.

> durch Lagewechsel.

> beim Essen.

JODUM

Frau Jodum hörte den Wecker nicht läuten, stand deshalb zu spät auf und mußte ohne Frühstück schnellstens zum Zug laufen. Die morgendliche Hetze machte ihr nicht viel aus, da sie gewohnt war, sich stets eiligen Schrittes fortzubewegen, aber der leere Magen machte ihr zu schaffen. Morgens fühlte sie sich in letzter Zeit immer ein wenig schwach, aber der Hunger raubte ihr die ganze Kraft und erzeugte eine unbeschreibliche Angst in ihr. Sie war froh, in dem vollbesetzten Abteil einen Sitzplatz zu finden, denn das schwächte ihre Ängste ein bißchen ab. Kaum saß sie bequem auf ihrem Sitz, da holte sie schon ein Strickzeug hervor und nadelte darauf herum. Eigentlich erzeugte das Handarbeiten oft seltsame Beklemmungen in ihr, aber einfach nur ruhig dazusitzen war noch viel schlimmer für sie. Diese Tätigkeit hatte zweierlei Vorteile. Erstens konnte sie dabei ihre innere Erregung etwas abbauen, und zweitens wurde sie währenddessen nie angesprochen. Obwohl sie selbst ziemlich geschwätzig war, konnte sie es nämlich nicht ausstehen, wenn jemand sie neugierig ansah, anredete, oder gar anfaßte.

Am Bahnhofskiosk kaufte sie schnell noch etwas fürs Frühstück ein und hastete sofort ins Büro. Um nicht am Hungertod zu sterben, mußte sie zuerst frühstücken. Danach war sie wieder vergnügt und guten Mutes und machte eiligst dringende Unterlagen für ihren Chef fertig, die sie ihm selbst überbrachte. Frau Jodum ermahnte ihn bezüglich der Unterschrift zur Eile, denn schließlich wollte sie die erledigten Akten aufgrund außerordentlicher Wichtigkeit persönlich beim Empfänger abgeben. Bevor sie das Bürogebäude verließ, trieb sie noch eine Kollegin dazu an, in Windeseile die Pläne zu signieren, die sie jener zur Prüfung gegeben hatte. Als sie abgehetzt zurückkehrte, war es fast Mittag. Ihre Laune hatte unterdessen ziemlich an Frohsinn eingebüßt und abermals einer wachsenden Angst zu verhungern Platz gemacht. Aber nun war es ihr gestattet, den Magen zu füllen. Was sie aß, war nicht so wichtig. Es durfte nur niemals zu wenig sein.

In der Mittagspause mußte Frau Jodum schnell noch eine Skibindung für ihren Sohn besorgen. Als sie von ihrer Besorgung zurückkehrte, blieben ihr lediglich fünf Minuten für zwei private Telefonate. Am Nachmittag überraschte sie ihre Kolleginnen mit selbstgebackenen Plätzchen. Zuerst herrschte großer Jubel. Alle Kolleginnen wollten wissen, wie es möglich wäre, berufstätig zu sein, das Haus, den Garten, den Großvater und den Sohn zu versorgen und zu alledem noch einer so arbeitsintensiven Beschäftigung wie Plätzchenbacken nachzugehen. Kurz darauf sah eine der Kolleginnen Frau Jodum etwas besorgt an und meinte: "Ihr Hals wird immer dicker. Haben Sie schon mal ihren Kropf untersuchen lassen?"
Daraufhin sagte Frau Jodum gar nichts mehr. Sie fühlte sich sehr beleidigt und spürte einen heftigen Blitz durch ihr Herz sausen.
Sie war mürrisch und fühlte sich dermaßen gereizt, daß sie ihre Kollegin am liebsten umgebracht hätte. Obwohl Frau Jodum eigentlich ein mitfühlender und fröhlicher Mensch war, konnte ihre Laune durch eine unbedeutende Bemerkung sofort ins Gegenteil umschlagen. Ihrer Überempfindlichkeit und Gereiztheit folgte dann häufig eine Phase der Schwermut.

Am Nachmittag merkte sie, daß sie die Skibindung zwar bezahlt, aber leider im Geschäft liegen gelassen hatte. Also mußte sie schnellstens nochmal dorthin zurücklaufen. Manchmal war sie sehr verwirrt, vergaß vieles oder bildete sich dauernd ein, irgendetwas vergessen zu haben. Als sie aus dem Büro zurückkehrte, rannte sie schnell zum Einkaufen und bereitete zu Hause das Abendessen. Nach dem Essen eilte sie zur Nachbarin, um ihr das Haar zu föhnen und ihr zu zeigen, wie man Strohsterne bastelt. Am nächsten Morgen war Samstag und somit ein sehr hektischer Tag. Morgens würde ihr Sohn sie gleich mit dem Wagen zum Friseur bringen. Trotz seines Widerwillens würde sie mit ihm danach sofort zum Schneider gehen, damit er sich endlich einen vernünftigen Anzug anfertigen ließ. Dann würde sie ihren Vater dazu überreden, einen ordentlichen Grabschmuck zu kaufen. Außerdem hatte sie einer Freundin versprochen, sie im Krankenhaus zu besuchen, für die sie vorher noch einige gute Bücher besorgen wollte.

Ein Teil ihrer Arbeit hing mit ihren häuslichen Pflichten zusammen, der Großteil jedoch war ein von ihr selbst erzeugter Streß. Sie bildete sich nämlich ein, überall die Verantwortung übernehmen zu müssen. War der Hund ihrer Schwester krank, so genügte es nicht, ihrer Schwester Ratschläge zu erteilen. Nein, sie selbst mußte eine Hundediät zusammenstellen und diese dem Hund auch noch persönlich einflößen. Ihre permanente Ruhelosigkeit besserte sich nur, wenn sie in Bewegung war. Dadurch geriet sie immer mehr in eine Überaktivität. Es wäre gut möglich gewesen, ihrem Vater oder ihrem Sohn irgendwelche Pflichten zu übertragen, aber da erwachte in ihr die Angst, daß diese etwas falsch machen könnten oder ohne ihre Hilfe nicht zurechtkämen. Ihre übertriebene Fürsorge, ihre pausenlose Hektik und Unruhe sowie ihre krankhafte Geschäftigkeit gingen ihrem Vater und ihrem erwachsenen Sohn so auf die Nerven, daß sie ihr schließlich einen Inselurlaub schenkten.

Über die Reise freute sich Frau Jodum sehr, denn Reisen versprach ja Aktivität. Allerdings hatte sie ihre Bedenken, wer sich denn während ihrer Abwesenheit um alles kümmern würde. Obwohl sie insgeheim sehr liebebedürftig und auch überaus redselig war, hatte sie Angst davor, als alleinstehende Frau von Männern "angequasselt" zu werden. Anscheinend hegte sie dabei wie so oft irgendwelche schrecklichen Vorstellungen, in die sie von Zeit zu Zeit immer dann hartnäckig vertieft war, wenn ihre permanente Aktivität etwas nachließ. Wenn ihr etwas Entsetzliches vorschwebte, war sie so aufgeregt und schreckhaft, daß jegliche Geräusche und Eindrücke sie in Betroffenheit versetzten. Ihre Furcht schien sie noch ruheloser zu machen, und nicht selten bildete sich Frau Jodum ein, daß ein großes Unheil auf sie zukäme. "Ich will meine absolute Ruhe haben!" sagte sie drohend vor ihrer Abreise.
Als sie wieder zurückkam, äußerte sie sich ein wenig anders: "Auf der Insel war überhaupt nichts los. Noch dazu war sie so klein, daß man in zwei Stunden jeden Stein kannte. Tagtäglich rannte ich dreimal um das verdammte Eiland herum. Ich wäre vor Ruhe beinahe wahnsinnig geworden!"

WESEN:

Nach einem Nervenschock oder einer großen emotionalen Enttäuschung beginnt sich das Mittelbild von Jodum zu entwickeln. Der Patient befindet sich in einer permanenten Überaktivität. Er kann nicht still sitzen, ist ruhelos, gejagt, aufgeregt und impulsiv. Dauernd in Eile verbreitet er in seiner Umgebung eine große Ruhelosigkeit, denn neben seiner eigenen Unrast treibt er auch die anderen unentwegt an. Sieht er sich durch äußere Umstände genötigt, sich ruhig zu verhalten, entwickelt er eine innere Nervosität und undefinierbare Angstzustände. Diese Angst quält und entmutigt ihn, und nur Bewegung kann ihm helfen, diese Zustände zu vergessen und zu kompensieren. Die innere Unruhe zwingt ihn schließlich zur Handlung, wobei er sich abreagieren kann und wieder beherrschter wirkt.

Es scheint, als wolle der Jodum-Patient all seine Ideen in die Tat umsetzen. Dadurch gerät er in eine immer größer werdende Reizbarkeit und Hektik. Er kann nicht abwägen, was wirklich getan werden sollte und was undurchführbar oder unnötig ist. Es besteht ein Ungleichgewicht zwischen Denken und Handeln, wodurch sich der Patient schließlich zu unbesonnenen Taten hinreißen läßt. Er hat ganz einfach zuviel "Dampf", um sich beherrschen zu können, was sich sowohl in seiner übertriebenen Fröhlichkeit und pausenlosen Geschwätzigkeit als auch in seiner großen Reizbarkeit zeigt. Der Jodum-Patient hat zuviel Hitze, die er durch unentwegte zwanghafte Handlungen abgeben will.

Der gesamte Organismus befindet sich in einer Überaktivität, was besonders Drüsenvergrößerungen und einen beschleunigten Stoffwechsel zur Folge hat. Die Nahrungsumsetzung geschieht zu rasch, weshalb der Jodum-Patient immer hungrig ist. Er kann enorme Mengen essen und dennoch hungrig bleiben und an Gewicht verlieren. Auf diese Weise ist der Organismus stets mit Nahrungsverbrennung beschäftigt, was wiederum die Hitzigkeit des Patienten erklärt. Durch die übersteigerten Verbrennungsvorgänge scheint der Körper weitgehend auszutrocknen und zu schrumpfen.

Durch zuviel innerliche und äußerliche Aktivität des Körpers gerät der Patient in eine allgemeine Schwäche und Ermüdung. Auf der mentalen Ebene zeigt sich dies vor allem in Form zunehmender Vergeßlichkeit. Trotz geistiger Erschöpfung zwingt er sich weiterhin zur Arbeit, wodurch die geistige Ermüdung weiter zunimmt.

Wird der Patient zur Ruhe gezwungen und kann er sich nicht durch Beschäftigung ablenken, wird er durch seine innere Unruhe überwältigt. Durch Anhäufung von zuviel Energie ist er zu unerwarteten Gewalttätigkeiten fähig. Obwohl er ansonsten geistig völlig zurechnungsfähig scheint, kann in ihm der Drang zu töten aufkommen, ohne daß er einen Grund dafür nennen könnte. Er will sich oder jemanden anderen Gewalt antun, nur um sich von dieser schmerzhaften Energie zu befreien. Solche Gedanken können ihn verfolgen, bis er die Kontrolle verliert und in den Wahnsinn getrieben, diese Ideen in die Tat umsetzt.

GEMÜT:

Der Patient zeigt eine auffallende Ruhelosigkeit. Muß sich ständig bewegen. Ist besonders ruhelos, wenn er in einem Zimmer ist oder beim Sitzen. Dromomanie, krankhafter Trieb ständigen Hin- und Herlaufens. Bettwärme verschlechtert die Ruhelosigkeit. Wunsch zu reisen.

Große Eile, Hast. Ungeduld. Kann aus Ungeduld nachts nicht schlafen, sondern rennt herum.

Sehr geschäftig. Ständig das Gefühl, etwas vergessen zu haben. Gewissenhaft in Kleinigkeiten. Sorgfalt und Sorgsamkeit. Körperliche Anstrengung, Beschäftigung und Ablenkung bessert. Verrückt nach Arbeit, süchtig nach Arbeit.

Geschwätzigkeit. Liebebedürftig, zeigt sich verliebt.

Physische Anstrengung verschlechtert. Faulheit, Abneigung gegen Arbeit. Neigung zum Sitzen.

Geistige Trägheit oder Schwierigkeiten im Denken besser nach dem Essen. Verwirrung, besonders im warmen Zimmer.

Bildet sich ein, krank zu sein. Aber auch, gesund zu sein.

Furcht vor Unglück oder Unheil. Furcht, daß sich etwas ereignen wird. Furcht vor Menschen. Ruheloses Verhalten aufgrund von Furcht.

Angst, die ihn von einem Platz zum anderen treibt. Angst um die Zukunft. Hypochondrische Angst. Angst, wenn hungrig. Angstzustand besser nach Essen oder durch Gehen im Freien.

Schwermut, Depression. Hypochondrie. Manie.

Neigung zum Selbstmord durch Sturz aus dem Fenster.

Wunsch, jemanden zu töten. Unwiderstehlicher Impuls, zu töten.

Hartnäckige Gedanken. Schreckliche, entsetzliche Gedanken.

Überempfindlichkeit. Besonders empfindlich gegen Geräusche oder jegliche äußere Eindrücke. Sehr betroffen durch schreckliche Dinge. Große Aufregung, Erregung.

Schnell beleidigt. Kann keinen Spaß vertragen und nimmt alles von der schlechten Seite.

Weinerliche Stimmung. Weinen, wenn freundlich angesprochen.

Wechselnde Stimmung. Launenhaftigkeit.

Mürrisch, schlecht gelaunt. Große Reizbarkeit. Zorn bringt ihn dazu, Gewalttaten auszuführen. Sehr heftiges Verhalten. Kinder sind sehr reizbar.

Gegenwart anderer verschlechtert. Abneigung gegen Anwesenheit Fremder oder der besten Freunde. Abneigung gegen die Annäherung anderer. Vermeidet den Anblick von Menschen. Verträgt es nicht, angesehen zu werden. Abneigung, angesprochen zu werden. Wünscht, allein gelassen zu werden.

ALLGEMEINES:

Rheumatische Gelenkschmerzen. Gichtschmerzen.

Innerliches wie äußerliches Zittern. Innerliches Jucken, Kitzeln. Allgemein Zucken und Sehnenhüpfen.

Große Schwäche, besonders beim Treppensteigen, durch Schweiß oder durch Hitze im Sommer. Schwäche durch Hunger. Essen bessert Schwächegefühl.

Starkes Verlangen, im Freien zu sein. Im Freien besser.

Starkes Hitzegefühl. Wird sehr schnell erhitzt.

Vermehrte Schleimabsonderungen. Wundmachende Absonderungen. Schweiß riecht sauer.

Innerliche Entzündungen. Atrophie der Drüsen.

Verhärtungen, besonders der Drüsen. Verhärtung der Lymphknoten. Schmerzhafte harte, geschwollene Drüsen. Struma. Allgemeine Hypertrophie von Schilddrüse, Herz, Leber oder Nieren. Aber Brust verkleinert.

Schwellung, Aufgedunsenheit. Ödeme, besonders äußere.

Beschwerden durch Hunger oder vor dem Essen. Besser durch Sattessen. Nach dem Essen geht es ihm besser. Schlechter durch den Genuß von schweren Speisen oder unverdaulichen Dingen.

Abmagerung, besonders bei alten Leuten oder bei Kindern, Marasmus. Heißhunger mit Abmagerung oder Marasmus. Wird leicht ohnmächtig.

Beschwerden durch: Nervenschock. Sexuelle Exzesse.

MODALITÄTEN:

< durch Wärme, warme Luft.

< durch Warmwerden im Freien.

< durch Einhüllen.

< im warmen Raum.

< durch heißes Baden.

< durch Trinken.

< durch Fasten.

< durch Druck.

< durch Liegen im Bett.

< durch Liegen auf der schmerzhaften Seite.

< durch Ausstrecken befallener Teile.

< durch physische Anstrengung.

< bei feuchtem Wetter.

< bei feucht-warmem Wetter.

< nachts von 21-5 Uhr.

> im Freien.

> durch Kälte, kalte Luft.

> durch Kaltwerden, Abkühlen.

> durch Abdecken, Entblößen.

> durch Bewegung.

> nach dem Essen.

KALIUM CARBONICUM

Da Frau Kalium kinderlos geblieben war, verpachtete sie den Malereibetrieb nach dem Tode ihres Mannes an entfernte Verwandte. Der bescheidene Pachtbetrag wurde von Frau Kalium als Köder eingesetzt, um die Beute zu fangen. Fremde Leute hätten zuviel Distanz bewahrt, deshalb war es für sie von großem Vorteil, Verwandte in der Nähe zu haben. Frau Kalium war nämlich ein Mensch, der sowohl an seelischer als auch an körperlicher Schwäche litt und deshalb Angst vor dem Alleinsein hatte. Sie fühlte sich unfähig, etwas alleine zu tun, sich für ihre Ziele einzusetzen und ihre Vorstellungen zu verwirklichen. Sie glaubte sich von anderen abhängig und war aufgrund ihrer Unzulänglichkeit unzufrieden und wütend auf sich selbst. Ihre Minderwertigkeitsgefühle gab sie aber nie offen zu, sondern sie äußerte diese in Form von Jähzorn, Ungeduld und schlechter Laune gegenüber den ihr nahestehenden Personen. Durch ihr abscheuliches und widerwärtiges Benehmen lehnte sie sich gegen ihre eigene Schwäche auf, durch die sie sich stets gehindert fühlte, sich aus ihrer Abhängigkeit zu befreien.

Im Erdgeschoß des Hauses befand sich der Malereibetrieb, im oberen Stockwerk wohnte Frau Kalium. Um Kontakt herzustellen, bereitete sie desöfteren Kaffee für ihre Verwandten zu. Dabei verstand sie es meisterhaft, die anderen von ihrer Gebrechlichkeit zu überzeugen. So war es selbstverständlich, daß die Verwandten ihr im Sommer den Rasen mähten, im Winter Schnee schaufelten, Einkäufe erledigten und sie an den Wochenenden nach Hause einluden. Zuerst jammerte sie nur, daß sie aufgrund ihrer körperlichen Schwäche ihre anfallenden Arbeiten nicht durchführen konnte. Aber nach und nach konnte sie sich immer weniger unter Kontrolle halten. Sie schrie wegen Kleinigkeiten und benahm sich gereizt und abstoßend, worauf sich der Kontakt zu ihren Verwandten immer mehr auf die geschäftliche Ebene reduzierte. Dieser Rückzug führte bei Frau Kalium zu einem Gefühl der Verlassenheit, das sie immer aggressiver werden ließ.

Sie war ihren Ängsten mehr und mehr ausgeliefert. Abends wenn der Betrieb schloß, krochen an ihr die Beklemmungen hoch. Sie fürchtete sich vor der Dunkelheit und hatte Angst vor Dämonen, Gespenstern und Einbrechern, sobald sie im Bett lag. Meistens war sie nach Mitternacht hellwach und konnte erst einschlafen, wenn morgens die ihr vertrauten Geräusche aus der Werkstatt an ihr Ohr drangen. Manchmal glaubte sie aufgrund ihrer Schreckhaftigkeit nachts etwas aus dem Erdgeschoß gehört zu haben, dann rief sie - egal zu welcher Stunde - bei ihren Verwandten an, damit sie herkämen. Am Anfang hatte sie damit noch Glück, als sie diese Schikanen aber mehrmals anwandte und immer lästiger wurde, ging bei ihren nächtlichen Anrufen niemand mehr ans Telefon. Da sie erst in den Morgenstunden schlafen konnte, erschien sie oft, um sich über den Lärm zu beschweren, der ihr in den Vormittagsstunden zugemutet wurde.

Besonders an den Wochenenden wurde Frau Kalium ihre Hilflosigkeit schmerzlich bewußt. Deshalb kam sie jeden Freitag, um sich böswillig über irgendwelche Vorkommnisse zu äußern. Wenn sie den Raum betrat, verbreitete sie eine furchtbare Schwingung. Bereits beim Eintreten schimpfte sie los und steigerte sich dann in eine immense Aufregung, die sie zum Schluß erzittern ließ. Regte sie sich nicht über Vergangenes auf, so tat sie ihre Befürchtungen über Zukünftiges kund.
"Euer Firmenwagen steht an jedem Wochenende genau über meinem Unterflur-Hydranten. Wenn es brennt, kann die Feuerwehr ihre Schläuche nicht anschließen. Euch ist das alles egal. Ihr kümmert euch das ganze Wochenende nicht um den Betrieb. Was soll ich denn da machen? So geht das nicht! Der Wagen muß weg!"
"Seit gestern liegt eine Leiter im Freien. Ich konnte die ganze Nacht kein Auge zumachen. Das ist ja das gefundene Fressen für einen Einbrecher. Die Versicherung zahlt mir in einem solchen Fall keinen Pfennig. Ich verlange, daß ihr Ordnung haltet!"
Am schlimmsten war es, wenn die Firma zu Weihnachten Betriebsurlaub hatte. Frau Kalium kam kurz vorher, um mürrisch ihre Befürchtungen mitzuteilen. Sie konnte im Schnee ersticken, die Heizung konnte explodieren, das Wasser in den Rohren einfrieren und somit die Rohre platzen, Einbrecherbanden rieben sich bereits jetzt die Hände ... Die Liste war lang.

Nach den Feiertagen erschien sie sofort wieder, um deprimiert die Ereignisse der vergangenen Tage aufzurollen. Sie berichtete, daß sie sterbenskrank gewesen sei. Ihr Herz habe mehrmals ausgesetzt, worauf sie in Todesangst den Notarzt angerufen habe. Dreimal in zehn Tagen habe sie die Dienste des Notarztes in Anspruch genommen. Als die Verwandten dies hörten, fühlten sie sich schuldig und mitverantwortlich. Sie bereuten es sehr, sich nicht mehr um Frau Kalium gekümmert zu haben, und boten ihr deshalb wieder ihre Hilfe an.

Es dauerte allerdings nur kurze Zeit, bis sich die alten Launen in noch schlimmerer Form wieder bemerkbar machten. Ihre Aggressionen richteten sich nie konkret gegen eine Person, sondern waren immer nur Ausdruck ihrer inneren Unzufriedenheit. Durch Zorn, Wut, Ärger, Verzweiflung, Furcht und quälende Gedanken schadete sie sich selbst am meisten. Ihr tiefes Minderwertigkeitsgefühl entfachte in ihr eine immer stärkere Erregung und steigerte die Furcht vor dem Alleinsein und dem Tod. Solange sie sich selbst verabscheute, konnte ihr niemand Zuneigung entgegenbringen; und solange sie schwach war, hatte sie keine Achtung vor ihr selbst. Somit war sie in einem Teufelskreis gefangen. Als der Pachtvertrag abgelaufen war, zogen die Verwandten aus und überließen sie ihrem Schicksal. Daraufhin verfiel sie immer mehr ihren Wahnideen. Wenn der Abend nahte, war ihre Wohnung voll von Dämonen. Aber selbst diese hatten Schwierigkeiten, mit ihr auszukommen.

WESEN:

Der Kalium-carbonicum-Patient duldet keine Halbheiten. Er hat die Devise "ganz oder gar nicht", von der er in seiner Sturheit nicht abweicht. Er macht aus allem ein Dogma und lebt nach seinen Leitbildern, egal was es ihn materiell oder ideell kosten mag. Im Rahmen seiner Richtlinien, die stets zweck- und vernunftorientiert sind, handelt er korrekt und ordentlich. Er versucht, sich strikt zu kontrollieren. Alles, was nicht vom Verstand beherrscht werden kann, findet in seinem Leben keinen Platz. So dominiert sein Verstand die Gefühle und den Körper.

Aufgrund der starken Gefühlskontrolle wirkt der Patient ziemlich nüchtern und gefühlskalt. Trotz mangelnden Gefühlsausdrucks scheint er dennoch zu Empfindungen fähig zu sein, die er aber erst dann preisgibt, wenn er durch die gefühlsmäßige Anspannung in einen Zustand körperlichen Verfalls geraten ist. Durch die starke Verstandeskontrolle werden die Gefühle dermaßen eingepanzert, daß der dadurch entstehende Überdruck sich mit aller Gewalt im Körper manifestiert, wo er sehr heftig auf die Strukturen einwirkt.

Die Schlaflosigkeit des Patienten ist die Folge seiner übermäßigen Verstandeskontrolle. Schlaf ist nur möglich, wenn man bereit ist, sich hinzugeben, von allen Geschehnissen loszulassen und jeglichen Kontrollmechanismus auszuschalten. Der Kalium-carbonicum-Patient kann diesen Zustand nicht zulassen und muß deshalb lange Phasen von Schlaflosigkeit ertragen, wodurch er immer reizbarer wird.

Der Kalium-carbonicum-Patient fühlt sich im allgemeinen sehr schwach. Seine Schwäche macht ihn unfähig, sich von Menschen zu trennen, von denen er sich abhängig glaubt. Die daraus erwachsende Unzufriedenheit äußert sich in schlechter Laune, Ärger, Wut, Jähzorn und Aggressionen. Sein abscheuliches Benehmen ist Ausdruck eines inneren Kampfes, sich gegen seine Schwäche aufzulehnen, die ihn davon abhält, seinen eigenen Zielen und Vorstellungen nachzugehen. Er empfindet sich minderwertig und hilflos, will sich aus seiner Abhängigkeit befreien, aber schafft es nicht.

Diese Zwiespältigkeit führt zu erheblichen Stimmungsschwankungen. Seine Aggressionen richten sich im Wesentlichen nie konkret gegen eine Person, sondern sind nur ein Ablaßventil für seine Unzufriedenheit. Geht jemand auf ihn ein, benimmt er sich dieser Person gegenüber ziemlich abstoßend und widerwärtig.

Wenn sich das Krankheitsgeschehen steigert, entwickelt der Patient eine große Furcht vor allem, was sein Verstand nicht kontrollieren kann. Dazu zählen die Furcht vor Geistern, Krankheit und Tod. Er hat große Angst vor dem Alleinsein. Besonders abends im Bett oder nachts wird er von hartnäckigen und quälenden Gedanken oder Wahnideen über Krankheit und Tod geplagt. Er erschrickt beim geringsten Geräusch sowie bei Berührung und verzweifelt an seiner Genesung. Da er seinem Verstand eine solche Wichtigkeit beimißt, ängstigt er sich besonders, den Verstand und damit die Kontrolle über sich zu verlieren.

Im Positiven zeigt er keine Aggressionen, sondern sieht alles klar, lernt aus jeder Situation und gewinnt somit genügend Erfahrung, um sich unabhängig zu machen.

GEMÜT:

Der Patient hat eine unbeständige, wechselnde Stimmung, zeigt große Launenhaftigkeit. Hysterie. Steht im Widerstreit mit sich selbst.

Widerspenstiges und streitsüchtiges Verhalten. Eigensinnig. Lästig. Plötzliches Schreien, schon bei Kleinigkeiten. Schlagen.

Große Reizbarkeit und heftiger Zorn, besonders morgens beim Erwachen oder abends. Reizbarkeit nach Essen oder Koitus.

Ängstliche Ruhelosigkeit. Ruhelosigkeit vor Menses. Eile, Hast, besonders im Beruf oder bei geistiger Arbeit.

Überempfindlich gegen Geräusche oder Stimmen. Erschrickt leicht, bereits über Kleinigkeiten oder bei Berührung. Auffallend ist ein leichtes Auffahren, Zusammenfahren, besonders durch Geräusche, Schreck oder bei Berührung. Zusammenfahren im Schlaf.

Stöhnen. Stöhnen nachts um 3 Uhr. Sprechen im Schlaf.

Abneigung gegen Berührung. Ist sehr kitzlig. Schüchternheit. Geistige Trägheit. Verwirrung und schwierige Konzentration.

Schmollen. Weinerliche Stimmung. Weinen bei Ermahnungen, Vorhaltungen. Weinen beim Sprechen über die eigene Krankheit. Weinen bei Kopfschmerzen.

Große Furcht, besonders vor dem Alleinsein, vor drohender Krankheit oder vor dem Tod. Fürchtet sich vor Kleinigkeiten. Furcht abends im Bett.

Angst mit Furcht. Angst im Schlaf, beim Erwachen, während Menses.

Verlangen nach Gesellschaft. Alleinsein verschlechtert. Will Gesellschaft, behandelt aber den anderen abscheulich. Unzufriedenheit.

ALLGEMEINES:

Stechende Schmerzen. In Gelenken und Muskeln stechende oder reißende Schmerzen. In den Muskeln lähmend-reißende Schmerzen. Innerlich schneidende oder ruckartige Schmerzen.

Beim Einschlafen allgemein ein Zucken, Zuckungen der Muskeln oder Gefühllosigkeit in einzelnen Teilen.

Erschlaffung der Muskeln. Schwächegefühl in den Gelenken. Große Schwäche. Gefühl der Leere. Außerordentlich starkes Verlangen, sich hinzulegen. Mangel an Lebenswärme.

Beschwerden während oder nach dem Essen.

Schweiß am Oberkörper. Hitzewallungen, besonders mit Herzklopfen. Wird leicht überhitzt. Äußerliches Pulsieren und Zittern.

Luftzug, kalte Luft, Aufenthalt im Freien verschlechtern. Abneigung, im Freien zu sein. Erkältungsneigung.

Folgen von Schwangerschaft. Konvulsionen im Kindbett.

Entzündliche Schwellungen. Schwellung der Drüsen.

Beschwerden bei alten Leuten. Ödeme, Fettleibigkeit im Alter.

Symptome treten einseitig auf.

Anämie mit großer Schwäche.

Beschwerden durch: Hunger. Erkältung. Überanstrengung. Geistige Arbeit. Unterdrückten Schweiß.

MODALITÄTEN:

< durch Kälte.

< durch kalte Luft.

< durch Kaltwerden, Abkühlen.

< durch Abdecken, Entblößen.

< durch Luftzug.

< im Freien.

< durch aufrechtes Sitzen.

< durch Liegen.

< durch Liegen auf der Seite.

< durch Berührung oder Druck.

< beim Einschlafen.

< durch Samenergüsse.

< nach Koitus.

< bei Beginn oder während der Menses.

< bei kaltem, trockenem Wetter.

< bei Wetterwechsel.

< im Winter.

< nachts von 21-5 Uhr.

< nach Mitternacht, von 2-4 Uhr.

> durch Wärme.

> durch warme Luft.

> im warmen Bett.

> durch gebeugtes Sitzen.

KREOSOTUM

Der Familienvater war plötzlich bewußtlos geworden und gestürzt. Dabei hatte er sich an den Möbeln verletzt und blutete seitdem sehr stark aus einigen Wunden. Als der Arzt endlich kam und die weinerliche, erregte Stimme von Frau Kreosotum hörte, entschuldigte er sein spätes Erscheinen mit einem Verkehrsstau auf der Bundesstraße. Er ging mit der Hausfrau die Treppe hoch und wartete darauf, zu dem Verletzten geführt zu werden. Jedoch Frau Kreosotum blieb plötzlich wie angewurzelt im Flur stehen und sah benommen um sich. Der Arzt nahm dies verwundert zur Kenntnis und wollte sie bitten weiterzugehen, als sie schließlich von selbst den Faden wieder fand und den Mediziner ins Schlafzimmer führte. Obwohl Herrn Kreosotums Verletzungen gering zu nennen waren, blutete er erheblich. Während der Arzt mit seinem äußerst erregten und mürrischen Patienten beschäftigt war, hörte er ein Kind schreien, das auf einem Spieß zu stecken schien.

Nachdem sich der Arzt für längere Zeit Herrn Kreosotum gewidmet hatte, ging er dem durchdringenden Schreien nach. Ein kleines Kind lag im Bett, brüllte aus Leibeskräften, während Frau Kreosotum verzweifelt, mit hitzigem Kopf und schwitzend daneben stand. Als sie den Arzt erblickte, stutzte sie, so als müsse sie sich erst wieder erinnern, was eigentlich vorgefallen war. Das Kind zeigte beim Schreien ein paar schwärzliche Zahnstummel.
"Das Kind scheint zu zahnen. Es dürfte sich hier um einen eindeutigen Fall handeln. Nehmen sie das Kind, tragen Sie es herum und streicheln Sie es. Das hilft. Ich werde ihm ein paar Tropfen geben." sagte der Arzt, nachdem er das Baby kurz untersucht hatte. Frau Kreosotum folgte seinem Rat, aber man sah ihr an, daß sie selbst sehr nervös und irgendwie leidend war. Nach kurzer Zeit beruhigte sich das Kind, schloß die Augen und schlief ein. Gerade als der Arzt zu sprechen beginnen wollte, zuckte das Kind im Schlaf zusammen. Frau Kreosotum erschrak dermaßen, daß sie zu weinen begann. Sie hörte aber schnell wieder auf, als sie bemerkte, daß das Zusammenfah-

ren im Schlaf sich mehrmals wiederholte und nichts Schlimmes dabei passierte. Im Gegenteil - das Kind fing an, vergnügt im Schlaf zu lachen, wobei es seine verkohlten Beißerchen zur Schau stellte.

"Ich habe jetzt vor Aufregung schreckliche Kopfschmerzen, ein Hämmern und Pulsieren in meiner Stirn. Es ist genauso wie sonst immer vor der Periode, wenn ich dieses Pochen im ganzen Körper bis in die Fingerspitzen spüre. Ich könnte dabei verrückt werden. Ab und zu wird mir so heiß, als ob das Blut in mir kochte." sagte Frau Kreosotum, nahe daran, wieder in Tränen auszubrechen.
Der Arzt empfahl ihr, sich erst einmal hinzusetzen, damit er ihren Puls messen könne. Als sie beim Hinsetzen ihre mageren Beine übereinanderschlug, sah er ihre Krampfadern und nickte. Beim Pulsmessen räusperte er sich schließlich etwas verlegen, denn dieser Puls war abnormal, klein, schwach und somit unfühlbar. Dennoch schien der Arzt einen bestimmten Verdacht zu haben, denn er empfahl ihr mit großer Sicherheit in der Stimme, gegen ihre Kopfschmerzen ein Gläschen Likör zu trinken.

In der Zwischenzeit hörte man Herrn Kreosotum aus dem Schlafzimmer rufen. Er wollte einige Scheiben Räucherfleisch haben. Frau Kreosotum kam etwas schwerfällig diesem Wunsch nach, um danach ihr Gespräch mit dem Arzt fortsetzen zu können.
"Mein Mann macht mich so nervös. Dauernd will er etwas haben, was ihn dann aber gar nicht interessiert, sobald ich es ihm gebracht habe. Er will nur, daß ich mich mit ihm beschäftige, auch wenn die Sache selbst total idiotisch ist. Übrigens - könnten Sie ihm nicht ein Dämpfungsmittel geben, damit er mich nachts in Ruhe läßt? Mir ist sein Herumfummeln ziemlich zuwider."
"Angst?" fragte der Arzt.
Frau Kreosotum nickte unter Tränen.
"Ihrem Mann kann ich diesbezüglich nichts geben, aber für Sie gibt es ein hervorragendes Mittel." meinte der Arzt und kramte in seiner Tasche. Frau Kreosotum war über so viel Verständnis sehr gerührt und bekam gläserne Augen. Um sich erkenntlich zu zeigen, wollte sie dem Arzt etwas anbieten.
"Sie sind so weit gefahren. Sicherlich haben Sie Hunger. Darf ich Ihnen etwas anbieten? Viel habe ich nicht im Hause, nur geräucherten Schinken und Schillerlocken. Dazu vielleicht ein Rauchbier aus Franken..."

"Nein, vielen Dank." unterbrach sie der Arzt und schmunzelte. "Ich muß noch einige Hausbesuche erledigen. Aber Sie könnten mir einen Gefallen tun, stellen Sie mal das Radio an. Vielleicht senden sie eine Verkehrsdurchsage, ob die Bundesstraße inzwischen wieder frei ist."
Frau Kreosotum ging auf das Radio zu, blieb kurz vorher wieder stehen, sah sich verwirrt im Raum um, um dann endlich ihre Bewegung wieder aufzunehmen und das Radio einzuschalten. Als eine sentimentale Schnulze erklang, konnte sich Frau Kreosotum nicht mehr beherrschen. Sie brach schluchzend auf dem Sofa zusammen. Der Arzt gab ihr rasch ein paar Tropfen eines Medikamentes und reichte ihr danach ein Rezept.
"Sie können alle drei das gleiche Mittel einnehmen." sagte der Arzt und machte sich zum Gehen bereit.
Frau Kreosotum blickte stumpfsinnig auf das Rezept.
"K R E O S O T U M" murmelte sie langsam und geistesabwesend. "Irgendwo habe ich das schon gehört."

WESEN:

Kreosotum ist Buchenholzteer, der bei der Holzverkohlung gewonnen wird. Das Holz wird unter weitgehendem Luftabschluß einer trockenen Erhitzung ausgesetzt. Eines der dabei gewonnenen Destillate, ein kompliziert zusammengesetztes Ölgemisch organischer Verbindungen, ergibt Kreosotum. Dieser Extrakt ist scharf, rauchartig riechend, keimtötend und konservierend. Im Vergleich dazu sei gleich erwähnt, daß der Kreosotum-Patient ebenso scharfe, ätzende Absonderungen und eine besondere Affinität zu geräucherten, und somit zu konservierten Produkten hat. Kreosotum kann durch seine konservierende Wirkung einen angegriffenen Organismus vor dem Verfall bewahren.

Da das Urprodukt auf eine so unbarmherzige Weise gewonnen wird, ist es aufgrund des Similegesetzes einleuchtend, daß der Patient auf emotionaler Ebene melancholisch, weinerlich, schlecht gelaunt, niedergeschlagen, depressiv und verzweifelt ist. Er ist leicht erregbar und spürt bei jeder Aufregung ein Pulsieren im ganzen Körper bis zu den Fingerspitzen. Alle Gefühlsregungen des Patienten sind von einer weinerlichen Stimme begleitet. Ist er sehr stark aufgewühlt, ist er unfähig, irgendetwas zu tun. Allein das Hören von Musik genügt, um ihn sentimental zu machen und Tränen auszulösen.

Das Kreosotum-Kind ist gereizt, wütend, schreit und will besonders bei Zahnung getragen werden. Es beruhigt sich aber erst, wenn es liebevoll gestreichelt, getätschelt oder geküßt wird. Auch der Erwachsene will gestreichelt und liebkost werden, wenn er krank ist. Nur hat er im Gegensatz zum Kind bereits gelernt, weniger zu fordern. Dennoch ist er schwer zu trösten, launisch, widerspenstig und garstig. Er will gehegt und gepflegt werden. Seine Wünsche sind nicht zu befriedigen. Bekommt er, was er kurz vorher wollte, hat er kein Interesse mehr daran und wirft es fort.

Die mentale Zerrüttung macht sich durch einen dumpfen Kopf bemerkbar. Der Patient leidet an Gedankenschwund und fühlt sich kurzzeitig völlig gedankenlos und leer. In solchen Momenten kann er sich an gar nichts erinnern und weiß nicht, worum es eigentlich geht.

Auf der körperlichen Ebene sind es, wie bereits erwähnt, zuerst die ätzenden Absonderungen aller Art, die dem Patienten zu schaffen machen. Auch blutet er stark aus den kleinsten Wunden, hat verschiedene Entzündungen und eitrige Geschwüre. Der Organismus wird von Mattigkeit, Schwäche, Ohnmachtsanfällen, Taubheit oder Erstarrung heimgesucht und ist dem Verfall geweiht, wenn dies nicht rechtzeitig durch das homöopathische Mittel verhindert wird.

GEMÜT:

Geistige Trägheit, Schwierigkeiten im Denken und Verstehen. Verwirrt, zerstreut oder geistesabwesend.

Ungeduld. Reizbarkeit, besonders bei Kopfschmerzen oder vor Menses. Zorn, Ärger. Wirft Dinge weg.

Große Ruhelosigkeit nachts, von 18 bis 6 Uhr. Ruhelosigkeit vor Menses. Bei Ruhelosigkeit ein Sich-ständig-bewegen.

Sehr empfindlich gegen Musik. Hören von Musik macht melancholisch, schwermütig. Weinen bei geringster Gemütsbewegung oder bei Musik. Weinen bei Kopfschmerzen. Ein Winseln, Wimmern.

Wünscht sich den Tod aus Verzweiflung.

Angst mit Furcht. Die Frau hat Angst und Furcht beim Gedanken an Koitus.

Starke Erregung vor Menses oder durch Hören von Musik.

Zusammenfahren, Auffahren durch Schreck oder im Schlaf. Lachen im Schlaf.

Schreien bei Kindern, besonders beim Stuhlgang oder während der Zahnung.

Beschwerden durch Aufregung, Erregung.

ALLGEMEINES:

Brennende oder stechende Schmerzen. In den Gelenken stechende Schmerzen. Äußerlich wunde, reißende oder drückende Schmerzen. Drückende Schmerzen gehen einwärts und sind wie von einer Last. Beißende oder nagende Schmerzen. Entzündungen in Gelenken.

Mangel an Lebenswärme. Schweregefühl.

Blutwallungen. Hitzewallungen. Pulsieren, das bei Bewegung besser wird.

Abnormer Puls. Der Puls ist klein, zittrig und hart.

Vermehrte Schleimabsonderung. Absonderungen sind gelb, sauer, fötid oder ätzend, wundmachend.

Abszesse. Äußere Teile werden schwarz. Kanzeröse Beschwerden. Epitheliom. Lupus. Kanzeröses Drüsengeschwür. Hirntumor.

Verlangen nach Alkohol, Fleisch und Geräuchertem. Abneigung gegen gekochte Speisen. Kalte Speisen verschlechtern und heiße Speisen bessern.

Körperliche Anstrengung verschlechtert. Müdigkeit. Schwäche durch Schlaflosigkeit.

Ohnmachtsgefühl. Ohnmacht morgens beim Aufstehen.

Abmagerung, besonders bei Kindern. Marasmus.

Kinderkrankheiten. Schwierige Zahnung, mit Durchfall. Vorzeitig Karies bei Kindern. Die Zähne haben dunkle Flecken. Konvulsionen während der Zahnung.

Wunden bluten sehr stark. Blutungen mit schwarzem Blut.

Verbrennungen.

Varizen.

Symptome treten einseitig auf oder linksseitig.

Beschwerden durch unterdrückten Hautausschlag.

MODALITÄTEN:

< im Freien.

< durch Kälte, kalte Luft, Kaltwerden, Abkühlen.

< durch kaltes Baden, Waschen.

< durch Ruhe.

< durch Gähnen.

< vor dem Schlaf.

< durch Seitenlage.

< durch Berührung.

< durch physische Anstrengung.

< vor, während oder nach Menses.

< morgens von 5-9 Uhr.

> im Raum.

> durch Wärme, Warmwerden.

> durch Druck.

> durch Bewegung.

LACHESIS

Bereits als Kind war Lachesis sehr lebhaft, tollte ausgelassen umher und hatte unentwegt närrische Einfälle. In der Schule war Lachesis dafür bekannt, daß er grundsätzlich zu faul zum Lernen war. Da er aber geistig sehr rege war und über ein ausgezeichnetes Gedächtnis verfügte, genügte es ihm, jeglichen Lernstoff ein einziges Mal gehört zu haben, um sich zu gegebener Zeit wieder daran zu erinnern. Fleiß und Tugendhaftigkeit waren ihm fremd, dafür zeigte er sich sehr aufgeweckt und sprudelte vor Ideenreichtum förmlich über. Seine übertriebene Geschwätzigkeit ging Eltern, Lehrer und Schulkameraden gleichermaßen auf die Nerven. Er sprach überaus schnell und antwortete den Lehrern schon, als diese ihre Frage noch gar nicht ganz gestellt hatten. Bei neuen Lektionen unterbrach er meistens seine Lehrer, um voreilig mitzuteilen, wie es weiterginge. Seine vorschnellen Folgerungen waren aber meist ein Produkt seiner Phantasie und entsprachen nur selten der Realität. Jedoch schätzte sich Lachesis immer wieder als so intelligent ein, daß er es auch später nicht bleiben ließ, seine Gesprächspartner zu unterbrechen, um in seiner Ungeduld das vermeintlich zu Äußernde selbst zu artikulieren.

Als er ein Brüderchen bekam, zeigte sich Lachesis sehr eifersüchtig, was seine Eltern zunächst als normal empfanden. Erst als sie ihn beobachteten, wie er seinen Bruder heimtückisch ins Bein beißen wollte, ließen sie Lachesis nicht mehr aus den Augen. Deshalb konnten sie ihn auch rechtzeitig aus dem Weiher hinter dem Haus fischen, wo er sich kurz danach ertränken wollte. Nach diesen Vorkommnissen wirkte Lachesis nicht mehr ganz so munter und ausgelassen wie vorher. Er agierte sich körperlich nicht mehr im gleichen Maße aus wie zuvor, hatte aber anscheinend seine nervöse Erregtheit auf die emotionale Basis verlagert. Die Welt seiner negativen Gefühle schien sprunghaft zu expandieren, und es hatte den Anschein, als sei er zu allem fähig. Auch im Freundeskreis zeigte sich Lachesis unbegründet eifersüchtig. Wer sein Freund war, durfte nicht gleichzeitig andere

Kameraden haben. Für den Fall, daß er jemals einen seiner Gefährten mit einem anderen Busenfreund ertappe, drohte er jedem einzelnen eine grausame Rache an. Er sagte ihnen, daß er mit den Mächten der Finsternis in Verbindung stehe, die ihn über alles unterrichteten und jegliches Vergehen auf tragischste Weise sühnten. Unter seinen Freunden gab es kaum einen, der sich durch solche Repressalien nicht hätte einschüchtern lassen.

In den Jugendjahren erwachte in Lachesis eine enorme Triebhaftigkeit. Es gelang ihm beinahe täglich, ein anderes Mädchen aufgrund seiner Redegewandtheit, Agilität und Heiterkeit zu verführen. Da er seine Triebhaftigkeit nicht unter Kontrolle bekam, bestand sein Bekanntenkreis schließlich aus lauter Lebedamen. So wurde er häufiger und auch gern gesehener Gast in Nachtlokalen, wo er seine Späße zum besten gab und die Atmosphäre aufzuheizen verstand. Durch dieses Laster gelang Lachesis schließlich zu seinem späteren Beruf als Conférencier in einem Kabarett. Er schien für diesen Beruf wie geboren zu sein, denn er wurde des Redens nicht müde. Er sprach schnell, witzig, gebrauchte allerlei Fremdwörter und formulierte seine Sätze so eigenartig, daß er regelrechte Lachsalven erntete. Noch dazu war ihm dabei die Gelegenheit gegeben, allerlei seiner lächerlichen Ideen und Phantasien mit einzuflechten. Auch bot ihm diese Tätigkeit hinreichend Gelegenheit, in den künstlerischen Darstellungen seinen Spott als Satire einfließen zu lassen. Er verstand es sozusagen, verbal zuzubeißen. Dabei sparte er auch nicht mit erotischen oder lüsternen Andeutungen, was ihm jeweils persönlich zugute kam, denn die Frauen waren allesamt ziemlich wild auf ihn. Zum Teil lag dies vielleicht auch an seiner anzüglichen, lockeren Kleidung, denn er trug sein Hemd stets bis zum Nabel geöffnet, weil er es nicht ausstehen konnte, wenn ihn irgendetwas am Körper einengte. Seine Brust schmückte er mit einem großen, edelsteinbesetzten Kreuz, um seine religiöse Gebundenheit anzudeuten, was ihn irgendwie zweifelhaft erschienen ließ. Wenn man Lachesis so ansah, fiel einem nämlich die Assoziation mit schwarzer Magie, Teufelsaustreibung und Hexenkult nicht allzu schwer.

Trotz aller verlockenden Angebote gelang es Lachesis schließlich, sich nur für ein einziges Exemplar der Damenwelt zu entscheiden und den Bund der Ehe einzugehen. Hatte er sich bis zu diesem Zeitpunkt größtenteils mit seinem erheblichen Weinkonsum in den Varietés vergiftet, so begann er nun, sich eindeutig emotional zu vergiften. Er quälte sich mit eifersüchtigen, argwöhnischen Gedanken und Befürchtungen. Seine Phantomwelt gaukelte ihm Bilder vor, die seiner negativen Gefühlspalette von Haß, Wut, Ärger, Neid und Mißtrauen entsprangen. In seiner Erregung inszenierte er oft unglaubliche Eifersuchtsszenen, wenn Streit- und Trunksucht ihn wieder zu sehr aufgeheizt hatten. Eines Tages präsentierte ihm seine Frau Tonbandaufnahmen, die sie während einiger Nächte aufgezeichnet hatte. Daraus war eindeutig zu entnehmen, daß Lachesis zahlreiche Seitensprünge gewagt hatte und somit seine Eigenschaften nur auf seine Frau projizierte. Die Tonbandaufnahmen konnten festgehalten werden, weil Lachesis selbst noch im Schlaf wie ein Wasserfall redete.

Nach diesem Vorfall gab sich Lachesis immer mehr der Einbildung hin, daß seine Frau ihn vergiften wollte, obwohl das keinesfalls den Tatsachen entsprach. Aufgrund seiner Wahnvorstellungen fiel es Lachesis immer schwerer, seinen Beruf weiterhin auszuführen. Wenn er sich geistig anstrengen mußte, fühlte er sich unwohl, wobei die Konzentration mehr und mehr nachließ. Er ging deshalb dazu über, seine Satiren in geschriebenen Worten zu verbreiten. Zwar fehlte ihm sowohl die Lust als auch die Ausdauer, jemals eines seiner Bücher fertigzuschreiben, aber dennoch wurden alle herausgegeben und mit großem Erfolg in kürzester Zeit abverkauft. Die Öffentlichkeit hielt diese Art Bücher für einen einfallsreichen Gag und wertete sie als Besonderheit in der modernen Literatur. Trotz dieses unerwarteten Erfolges änderte sich Lachesis' Zustand kaum.

Da er seine Frau weiterhin mit Argwohn verfolgte, reichte sie schließlich die Scheidung ein. Lachesis' Beschwerden wurden durch diesen Kummer noch viel schlimmer. Seine geistige Brillanz wich immer mehr einer Geistesabwesenheit und zeitweiliger Geistesschwäche. Er fühlte sich manchmal wie in einem Trancezustand und litt unter Benommenheit. Zeitweise war er wie gelähmt, sah im Delirium Dämonen und Gespenster und bildete sich ein, tot zu sein. Ein anderes Mal meinte er, himmlische Sphärenmusik zu hören und in der Luft zu schweben. Es kam auch vor, daß er glaubte, er sei Kaiser Nero, Napoleon oder der Heilige Geist.

Lachesis fürchtete sich immer mehr, sich dem Schlaf hinzugeben. Der Zustand des Unbewußten machte ihm Angst. Es konnte so vieles geschehen, während er schlief. Räuber konnten ihn überfallen, ja selbst der Tod könnte es auf ihn abgesehen haben, während er so hilflos dahindämmerte. Tatsächlich fühlte er sich auch beim Erwachen ziemlich benommen, so als hätte sich im Schlaf alles Böse seiner bemächtigt. Deshalb war das Erwachen am Morgen immer mit einer besonders großen Angst verbunden, und nicht selten verfiel er in eine schlimme Depression. Obwohl Lachesis desöfteren alkoholisiert war, sprach er selbst im nüchternen Zustand wie im Rausch. Seine Sprache wurde unzusammenhängend, langsam und klang total albern. Als er nur noch halbe Sätze sprach und auch beim Schreiben seiner Bücher immer mehr Fehler machte, ging er in die politische Szene über, weil er dort am wenigsten auffiel.

WESEN:

Lachesis wird aus dem Schlangengift der Buschmeister zubereitet, die als gefährlichste Grubenotter gilt und in Süd- und Mittelamerika beheimatet ist. Deshalb wird das Wesen eines Lachesis-Typen am besten verständlich, wenn man sich einen Menschen vorstellt, der nach dem Schlangenbiß dieses Gift in sich trägt. Beim Eindringen des Schlangengiftes in die Blutbahn gerät der gesamte menschliche Organismus in totale Aufruhr. Die Vergiftung hat zunächst eine extreme Überreizung mit anschließender Erschöpfung und Lähmung zur Folge. Wird bewußt gegen die einsetzende Ermüdung angekämpft, hat der Vergiftete eine Chance, den ansonsten tödlichen Biß zu überleben. Angst, Ruhe und Schlaf beschleunigen den Prozeß, da sich im Schlaf das Blut schneller zersetzt. Ein Giftschlangenopfer, das sich der Ermüdung hingibt, kann sich aus diesem Zustand nicht mehr retten und dämmert mit Sicherheit dem Tod entgegen. Deshalb ist bei der Konfrontation mit allen Schlangengiften die Bewahrung des Bewußtseins erforderlich.

Der Lachesis-Patient hat die größten Schwierigkeiten, zwischen den beiden Bewußtseinsebenen, Überbewußtsein und Unterbewußtsein, hin- und herzupendeln. Immer wenn er zwischen diesen beiden Bewußtseinszuständen wechselt, gibt es für den Patienten Komplikationen. Zuerst kann er nicht einschlafen und nach dem Schlaf hat er Schwierigkeiten, wieder in den Zustand des Tagesbewußtseins zurückzukehren. Der Lachesis-Patient kann nicht loslassen, kann sich nicht dem Schlaf hingeben und in den Zustand der Passivität hinübergleiten. Er hat Angst, daß sich während des Schlafes, der außerhalb seiner Kontrolle liegt, schlimme Dinge ereignen könnten. Nach einer Schlafphase oder einer Ruhepause, wenn das Überbewußtsein ausgeschaltet oder stark gemindert war, fühlt sich der Patient schwach, ängstlich und depressiv.

An dieser Stelle sei das intensive Verlangen des Patienten nach Alkohol erwähnt. Auch Alkohol hat eine Wirkung, die das Bewußtsein beeinträchtigt und verändert. Während eine geringe Dosis davon sehr stimulierend und aufheiternd wirken kann, ist bei einer größeren Menge mit Bewußtseinseintrübungen und verminderter Reaktionsfähigkeit zu rechnen. Jeder

Patient, der zu Drogen greift, - und dazu zählt auch Alkohol, - hat den Wunsch nach Bewußtseinsveränderung. Jedoch ist diese Veränderung durch Suchtverhalten niemals wirklich durchführbar, weil auf diese Weise die Konflikte nur verdrängt, aber niemals gelöst werden können. Der Lachesis-Patient fühlt sich nach Alkoholgenuß allgemein schlechter, weil er nicht mit einer vorübergehenden Bewußtseinseintrübung oder -verminderung zufrieden sein kann, wenn er im Grunde nach Bewußtseinserweiterung sucht.

Der Patient befindet sich in einer Hochspannung, was sich unter anderem in seinem gesteigerten sexuellen Verlangen äußert. Die Überreiztheit in ihm sucht dauernd nach einem Ventil und findet dies oft in Form eines unaufhörlichen Redeflusses. Der Patient fühlt sich besser, wenn der Druck aus ihm entweicht und es zu Abreaktionen kommt, wie dies auf der körperlichen Ebene in Form aller Ausscheidungen der Fall ist. Beengungen aller Art sind für den Lachesis-Patienten unerträglich, weshalb er es weder in einem Menschengedränge, noch auf engem Raum oder in knappen Kleidungsstücken aushält. Er ist besonders gegen Kleiderdruck empfindlich und darf sich niemals bedrängt, eingeschnürt oder eingezwängt fühlen. Es muß genügend Freiraum vorhanden sein, damit sich der Patient jederzeit abreagieren und der Spannungen entledigen kann.

Da bei Lachesis die Gegensätze Übererregtheit - Lähmung sehr stark auftreten, zieht sich diese Polarität auch quer durch das ganze Symptombild. Lachesis zeigt sowohl eine sexuelle Überaktivität, als auch eine völlige Apathie. Auf der emotionalen Ebene sind seine Gefühle ebenfalls sehr extrem. Er ist zu übertriebener Heiterkeit und Fröhlichkeit genauso geneigt wie zu unbegründeter, starker Eifersucht, zu Haß, Neid, Argwohn, Spott, Ärger und Zorn. Munterkeit und Lebhaftigkeit kann einer tiefen Traurigkeit und Depression weichen.

Auf der mentalen Ebene findet man bei ihm sowohl ein brillantes Gedächtnis und Geistesklarheit als auch völlige Gedächtnisschwäche, Stumpfsinn und Imbezillität. Seine Ideen sind sprunghaft, seine Phantasien und Einbildungen nicht alltäglich. Er hat Visionen und Wahnideen, sieht Phantome, Geister, Gespenster und Dämonen. Seine Sprache ist entweder sprudelnd und hastig oder albern, unzusammenhängend, auffallend langsam, lallend und stotternd. Er lebt in einer ziemlichen Selbstüberhebung und Selbstüberschätzung, weshalb er pausenlos nur über sich selbst sprechen kann. Er kann auch religiösen Wahnideen verfallen sein, indem er glaubt, als Racheengel im Dienste Gottes fungieren zu müssen.

GEMÜT:

Außerordentliche Geschwätzigkeit, besonders abends. Wechselt beim Reden schnell von einem Thema zum anderen. Die Sprache ist laut, hastig oder langsam, albern, unnatürlich, gekünstelt, unzusammenhängend. Phantasiert oder redet verwirrt. Zeigt sich geistesabwesend. Brummen. Sprechen im Schlaf.

Lebhaft, munter, lustig und fröhlich. Besonders abends große Fröhlichkeit. Benimmt sich aufgeregt, ist stark erregt.

Gesteigerte, rege, lebhafte Phantasie. Ist voller Heiterkeit oder verhält sich überspannt und exzentrisch. Lächerliche, alberne Gebärden. Hysterie.

Ideenreichtum, besonders abends. Große Gedankenflut. Gutes Gedächtnis, besonders abends. Gedächtnisschwäche, besonders für das, was er gelesen hat. Imbezillität.

Geistige Trägheit, besonders beim Erwachen. Geistige Anstrengung verschlechtert. Geistige Erschöpfung. Psychose durch geistige Anstrengung.

Leichtes Auffassungsvermögen, aber Schwierigkeiten in der Konzentration. Verwirrung, besonders morgens beim Erwachen. Verwirrt bezüglich der Zeit. Zeit vergeht zu langsam. Macht Fehler beim Schreiben.

Trügerisches, hinterlistiges Verhalten. Verräterisch, treulos, falsch und heimtückisch. Bösartige Veranlagung.

Unentschlossenheit.

Verträgt keinen Widerspruch, hat aber selbst die Neigung zu widersprechen. Tadelt andere. Ist sehr kritisch und tadelsüchtig. Mißtrauisch, argwöhnisch.

Jammern über seine Krankheit, seine Schmerzen. Klagt über seine Leiden. Denken an seine Beschwerden verschlechtert. Beschwerden durch Kummer.

Depressionen. Schwermut besonders morgens und beim Erwachen.

Schreien vor dem Urinieren (Urinieren schmerzhaft). Stöhnen im Schlaf.

Große Angst morgens beim Erwachen. Angst um die Zukunft und seine Seligkeit. Furcht vor dem Tod. Zweifelt am Seelenheil. Religiöse Verzweiflung.

Auffallender religiöser Erregungszustand, besonders bei Kindern, oder der Patient zeigt sich gottlos, hat Mangel an religiösem Gefühl.

Wahnideen, Halluzinationen. Einbildungen, Phantasien. Sieht Bilder und Phantome.

Delirium, besonders nachts. Im Delirium geschwätzig, wechselt schnell das Thema. Delirium tremens.

Befindet sich wie in einem Trancezustand. Bewußtlosigkeit nach Emotionen, Gefühlsbewegungen oder während der Menses.

Wahnsinnige Eifersucht. Gibt seinem Ehepartner oder Kind keine Geschenke. Ist lüstern, wollüstig und obszön.

Faulheit, Abneigung gegen Arbeit, besonders gegen geistige.

Vor der Periode ist die Frau sehr fleißig. Beschwerden im Klimakterium. Nymphomanie.

Ein Sonderling.

Beschwerden durch: Kummer. Zorn, Ärger. Schreck. Eifersucht. Enttäuschte Liebe.

ALLGEMEINES:

Innerlich stechende, drückende oder geschwürige Schmerzen. Die Schmerzrichtung ist aufwärts gehend. Schmerz an kleinen Stellen. In den Knochen reißende Schmerzen.

Gefühl von Zusammenschnüren der Körperöffnungen.

Große Empfindlichkeit. Sehr empfindlich gegen Schmerzen.

Während des Essens geht es ihm gut. Nach dem Essen Beschwerden.

Verlangen nach Alkohol, Bier, Wein, Whisky oder Austern. Fühlt sich aber durch Alkoholgenuß schlechter. Kalte wie auch warme Speisen verschlechtern. Im Klimakterium verträgt sie keinen Kaffee mehr.

Abneigung gegen Bewegung. Müdigkeit, besonders morgens. Mattigkeit.

Schwäche, besonders morgens beim Aufstehen, durch die leichteste Anstrengung, geistige Anstrengung oder Gehen. Zittrige Schwäche. Äußerliches Zittern. Äußerliches Pulsieren.

Der Puls ist abnormal, unregelmäßig, weich und schwach.

Ohnmachtsgefühl, besonders bei Anstrengung, Übelkeit, Herzschmerzen oder während Herzklopfens. Ohnmacht während Menses oder im Klimakterium.

Apoplexie.

Infolge Eifersucht tritt Katalepsie auf. Konvulsionen. Epilepsie. Tetanische Steifheit. Linksseitige Lähmung.

Schock durch Verletzungen. Wunden bluten sehr stark und heilen zu langsam. Sepsis.

Abszesse. Drüsenabszesse. Abszeß mit Absorption von Eiter. Gangränöse Wunden. Bösartige Tumore. Krampfadergeschwüre. Phlebitis.

Innerliche und äußerliche Entzündungen. Gangränöse Entzündungen.

Ödeme entstehen durch Herz-, Leber-, Milzerkrankung oder nach Scharlach.

Verhärtungen. Gefühl von inneren Knoten. Schwellungsgefühl.

Kleidung ist unerträglich. Das Lockern der Kleidung bessert.

Blutwallungen. Hitzewallungen mit Schweiß, auch ohne Schweiß. Hitzewallungen im Klimakterium.

Schweiß färbt die Wäsche gelb, rot oder blutig.

Vermehrte Schleimabsonderungen, übelriechend. Vermehrte Schleimabsonderung wie auch jegliche Art von Ausscheidungen (z. B. Schnupfen, Menses, Schwitzen) bessern.

Periodizität der Beschwerden, alle 14 Tage.

Beschwerden treten einseitig auf, besonders links, aber auch erst links und dann rechts.

Zyanose. Zyanose bei kleinen Kindern.

Beschwerden bei Mädchen in der Pubertät. Beschwerden bei alten Leuten.

Beschwerden durch: Onanie. Sonne, Sonnenstich. Luftzug. Alkohol. Quecksilbermißbrauch.

MODALITÄTEN:

< durch Berührung, geringste Berührung.

< durch Berührung an der Kehle.

< durch Druck.

< durch Kleiderdruck.

< durch Liegen im Bett.

< durch Liegen auf der schmerzhaften Seite.

< durch Erschütterung, Auftreten.

< morgens beim Erwachen.

< nach Schlaf, besonders nach langem Schlaf.

< nach Mittagsschlaf.

< beim Erwachen.

< beim Fasten.

< durch heißes Waschen, Baden.

< durch unterdrückten Schnupfen.

< vor oder nach Menses.

< durch Narkotika.

< durch Wärme.

< in warmer Luft.

< bei feucht-warmem Wetter.

< bei Wetterwechsel von kalt zu warm.

< im Frühling, Sommer oder Herbst.

< bei Sommersonnenwende.

< morgens von 5-9 Uhr.

< abends von 18-21 Uhr.

< nachts von 21-5 Uhr.

> durch Lockern, Öffnen der Kleidung.

> durch Ausscheidungen.

> während der Menses.

LYCOPODIUM

Die Rechtsanwaltskanzlei Lycop & Lycop war die bekannteste in der ganzen Stadt. Bei der Besetzung dieses Büros handelte es sich um Vater und Sohn mit einem großen Mitarbeiterstab. Zu Unterscheidungszwecken wurde der Sohn Lycopodium genannt, was bedeuten sollte, daß er der Sproß, Ableger oder Samen des Lycop war. War der Vater schlechter Laune, so definierte dieser die Namensendung mit dem Begriff "Lapp" oder "Waschlappen", womit er ausdrücken wollte, daß sein Sohn ein ziemlicher Feigling war. In der Tat war Lycopodium kein Held und auch kein Arbeitstier, sondern eher ein Lebemann, der sich seine Tage mit dem Geld seines Vaters verschönte. So verdankte er den erfolgreichen Abschluß seines Hochschulstudiums nicht seinem eigenen Können und seiner unermüdlichen Pflichterfüllung und harten Arbeit, sondern vielmehr seiner Intelligenz und den einflußreichen Beziehungen seines Vaters.

Lycopodium wußte sehr gut, daß er unbedingt einer Unterstützung bedurfte, wenn er weiterhin seinem pompösen Lebensstil frönen wollte. Das gab er natürlich nie offen zu, denn schließlich wollte er nicht den Respekt in der Öffentlichkeit verlieren. Er mied Verantwortung, wo er nur konnte, und verließ sich in allen großen Angelegenheiten auf das Können der anderen. Morgens kam er grundsätzlich erst ins Büro, wenn er ausgeschlafen und hinreichend gefrühstückt hatte. Während des Tages war es ihm die angenehmste Pflicht, mit einem seiner Klienten speisen zu gehen. Wenn es ihm am frühen Nachmittag in der Kanzlei zu hektisch herging, erinnerte sich Lycopodium meistens an seine reichliche Auswahl an Damenbekanntschaften und arrangierte ein Treffen an Orten, wo sich die Schickeria sehen lassen konnte. Er hatte einfach das Bedürfnis, sich irgendwohin ins Freie zu begeben. Nach einer Kaffee-und-Kuchen-Fahrt ins Grüne im teuersten und größten Sportwagen kehrte er niemals wieder am gleichen Tage ins Büro zurück. Es beliebte ihm, sich mit seiner jeweiligen Angebeteten in seiner luxuriösen 15-Zimmer-Villa am Stadtrand zu verschanzen. Dort hatte er genügend Platz, um sich in Gegenwart anderer nicht so bedrängt und eingeengt zu fühlen.

Es war selten, daß er die selbe Dame mehrmals nach Hause brachte, da er fürchtete, mit Anforderungen und Verpflichtungen bombardiert zu werden. Manchmal wurde er durch sein beleidigtes Benehmen die Frauen schneller wieder los, als er es eigentlich beabsichtigt hatte. Außerdem benahm er sich beim morgendlichen Erwachen neben seiner jeweiligen Gespielin dermaßen mürrisch und reizbar, daß sich weitere Worte völlig erübrigten. Lycopodium wollte sich auf gar nichts einlassen, weder auf Arbeit, noch auf Beziehungen. Während er von anderen erwartete, daß sie für ihn zur Stelle waren, wenn er sie brauchte, hielt er gar nichts davon, seine Nächstenliebe auf diese Weise kundzutun. Er spielte lieber den großen Gönner, der andere zu einem Essen einlud. Essen war für ihn ein wichtiges Thema, denn er konnte große Mengen verschlingen, sobald er erst einmal zu essen begonnen hatte. Außer einem Sexabenteuer war ein opulentes Büffet das Beste, was sich Lycopodium vorstellen konnte. Noch dazu barg ein Büffet die Möglichkeit, immer wieder eine Portion nachzuholen, ohne daß es anstößig wirkte.

In der Öffentlichkeit wollte Lycopodium stets ohne Mangel und Makel sein, da sein Bedürfnis nach Anerkennung enorm im Vordergrund stand. Es war sein Sehnsuchtstraum, zu offiziellen Ehren zu gelangen. So gab er sich nach außen stets als tüchtiger Jurist, der mutig im Leben stand. Niemand hätte vermutet, daß er durch sein Auftreten nur seinen Mangel an Selbstvertrauen kompensierte. Wenn andere ihm respektvoll gegenübertraten, stärkte das seinen Respekt vor ihm selbst. Wenn die anderen ihn für so großartig hielten, war es naheliegend, daß er tatsächlich eine Größe war. Die Leute konnten sich doch nicht alle irren. Um dieses Image aufrechtzuerhalten, war es nötig, in Beziehungen so wenig Nähe wie möglich zuzulassen. Nur wer ihn sehr gut kannte, konnte seine innere Schwäche entdecken, und zu diesem Personenkreis zählten nur seine Eltern und seine engsten Mitarbeiter.

Gab es in der Kanzlei einen heiklen Fall, so war es selbstverständlich, daß Lycopodium sich davor drückte, weil er sich selbst die Bewältigung schwieriger Aufgaben nicht zutraute. Für schwierige Angelegenheiten hatte er ja seine zuverlässigen Mitarbeiter, die er insgeheim um deren Fähigkeiten beneidete, sie aber lieber tadelte als lobte. Galt es jedoch, irgendwo die

Lorbeeren für einen erfolgreich durchgekämpften Rechtsfall einzuheimsen, war Lycopodium eiligst zur Stelle. Ab und zu kam er auch nicht um die Situation herum, einen Fall selbst zu übernehmen, was ihm mit den Erfahrungen seines Vaters im Rückhalt ganz ausgezeichnet gelang. Vor Gericht zeigte er sich als kompetente, fähige und wortgewandte Persönlichkeit. Wer Lycopodium als Verteidiger hatte, wußte, daß der Rechtsfall selbst in den Hintergrund abgedrängt wurde und nur noch der Verteidiger selbst in seiner Herrlichkeit oder Überheblichkeit im Vordergrund stand. Was ihn bei der Ausübung dieses Berufes störte, war die Tatsache, daß er noch so brillieren konnte, aber das Gericht zuletzt das Machtwort sprach.

Macht war etwas, was Lycopodium unbedingt brauchte, um seine Unzulänglichkeit und Minderwertigkeitskomplexe zu überdecken. Er übte bereits seit langem Machtspiele im Büro oder mit seiner Hausangestellten. In diesem Personenkreis hielt Lycopodium es nicht für nötig, eine liebenswürdige Person zu spielen. Das waren genau die Leute, die sein Verhalten durchschauen und ihm zu keinerlei Ehren verhelfen konnten, und genau das nahm er ihnen übel. Seine pervertierten Minderwertigkeitsgefühle äußerten sich dann in einem hochmütigen, arroganten, diktatorischen und tyrannischen Verhalten. Zu einem seiner Angestellten sagte er eines Tages: "Mir ist zu Ohren gekommen, daß ich angeblich immer 'Pflaumen' sage, wenn ich Birnen meine. Ich weiß zwar nicht, woher dieser Schwachsinn kommt, aber in diesem Fall gebe ich Ihnen den Befehl, über meinem Schreibtisch endlich die defekte 'Glühpflaume' auszutauschen. Es werde Licht!"

Als der Vater starb, brach für Lycopodium eine Welt zusammen. Der Grund dafür war nicht etwa die Liebe zu seinem Vater, sondern vielmehr sein Unvermögen, die Kanzlei ohne ihn weiterzuführen. Wie sollte er nun den Verpflichtungen im täglichen Leben nachkommen können? Jeder würde nun merken, wie unzureichend seine Kenntnisse waren. Seine ganze Fassade würde abbröckeln und jeder könnte hinter seine Maske schauen. Wie sollte er diese große Verantwortung tragen können, Arbeitgeber für eine Menge Angestellter zu sein? Die finanzielle und moralische Verpflichtung war doch untragbar! Um diese Bürde nicht tragen zu müssen und dem Beruf entfliehen zu können, wurde Lycopodium krank. Wie sank sein aufgeblähtes Ego in sich zusammen, als die Hausangestellte genau in diesem Moment kündigte, weil sie sein mürrisches Verhalten nicht mehr erdulden wollte.

Zum ersten Mal war er alleine in seinem großen Haus. Er fühlte sich einsam, verlassen, hilflos und hatte Angst. Wenn es dunkel wurde, war ihm das leere Haus unheimlich. Zuvor hatte er nie gemerkt, wie beruhigend es für ihn gewesen war, noch jemanden im Hause zu haben.

Lycopodium war intelligent genug, um zu wissen, daß er zwei Möglichkeiten hatte. Er konnte im Hause für Abhilfe sorgen, indem er schnellstens eine andere Hausangestellte fand oder indem er eine Nummer aus seinem Notizbuch wählte, um eine seiner Damenbekanntschaften um Gesellschaft zu bitten. Er konnte aber auch versuchen, seine Situation ganz und gar zu ändern und ein neues Leben zu beginnen. Er konnte versuchen, die Angst zu überwinden, um sich danach nicht mehr als Schwächling zu fühlen. Schließlich entschied er sich für die letzte Möglichkeit. Lycopodium gab die Kanzlei und die Villa auf, um als Einsiedler irgendwo in einer kargen Umgebung zu leben. Er fastete und forschte nach dem Sinn des Lebens, wobei er zu einem Reichtum an Selbsterkenntnis gelangte. Die Einsichten, die er erlangte, spornten ihn an, zum Prediger zu werden. Für eine Weile hatte er mit dem Gedanken geliebäugelt, Theologie zu studieren, um Priester werden zu können, womit ihm das Ansehen seiner Mitmenschen sicher gewesen wäre. Dann aber entsann er sich der vielen Mühe und der Hierarchie, die er in jenen Reihen antreffen würde. Unerbittlich würde er der Macht der Bischöfe, Kardinäle und des Papstes ausgeliefert sein. Als freier Prediger jedoch hatte er nur noch den Einen über sich.

WESEN:

Der Lycopodium-Patient fühlt sich schwach und unzureichend. Seinen Mangel an Selbstvertrauen versucht er nach außen zu kaschieren und zu kompensieren. Er zeigt sich tüchtig, fähig, zielstrebig und tapfer, obwohl er sich nicht in der Lage sieht, eine angemessene Verantwortung im Alltag zu übernehmen. Er hat sowohl eine Abneigung gegen Gesellschaft, als auch Angst vor der Einsamkeit. Er will nicht alleine gelassen werden, weigert sich aber auch, Verpflichtungen zu übernehmen, die in engen Beziehungen gefordert werden. Für ihn ist es wichtig zu wissen, daß jemand da ist, wenn er Hilfe benötigt. Jedoch mag er es umgekehrt gar nicht, wenn ein anderer ihn braucht. Sein starkes sexuelles Verlangen lebt er am liebsten in Abenteuern aus, ohne Verpflichtungen eingehen zu müssen. Außerdem läuft er in unverbindlichen Beziehungen nicht Gefahr, durchschaut zu werden.

Falls er sich dazu aufraffen kann, läßt Bewegung ihn körperlich, seelisch und geistig besser fühlen. Sein starkes Bedürfnis nach Anerkennung erfüllt er sich meist durch Angeben, Übertreiben oder im Extremfall durch Vorspiegelung falscher Tatsachen oder Lügen, seltener durch Verantwortung, Pflichten und Arbeit. Sein Selbstvertrauen steigt und fällt mit dem gesellschaftlichen Ansehen seiner Persönlichkeit. Es ist das Schlimmste für ihn, keine Beachtung zu finden. Um sein Ego aufzublähen, begibt er sich in machtvolle Positionen.

Aber der Lycopodium-Patient hat nicht nur ein aufgeplustertes Ego, sondern auch einen aufgeblähten Bauch. Seine mehrfache Aufgeblasenheit bestätigt einmal mehr den volkstümlichen Spruch von "Viel Wind um nichts". Er stellt sich gerne in den Mittelpunkt und will immer recht haben. Kritik und Widerspruch sind zwecklos, denn er läßt sich nicht überzeugen. Menschen, die seinem Einflußbereich unterliegen und von ihm abhängig sind, behandelt er despotisch, willkürlich und schikanös, während er sich einem höhergestellten oder neutralen Personenkreis gegenüber sehr freundlich und schmeichelnd verhält.

Ist der Lycopodium-Typ auf der Suche nach Erkenntnis, strebt er auf geistigem Gebiet die Macht an. Er kann auf seiner geistigen Suche auch ein Dasein als Einsiedler führen, was ihn zu einer höheren Bewußtseinsstufe führt. Der Lycopodier ist der Zentaur, halb Pferd, halb Mensch, dessen Leib noch im Triebhaften steckt, während sein Pfeil schon nach hohen Idealen zielt.

GEMÜT:

Der Patient benimmt sich hochmütig, arrogant, überheblich oder unverschämt. Diktatorisches, herrisches, dogmatisches Verhalten. Ist verächtlich, kritisch, tadelsüchtig, tadelt gern andere. Neigung zu widersprechen. Verträgt selbst keinen Widerspruch. Argwöhnisch, mißtrauisch. Überaus neidisch.

Beschwerden durch Demütigung, Enttäuschung, Grobheit anderer oder nach Kränkung. Verweilt bei vergangenen, unangenehmen Ereignissen.

Phantasierende Sprache, springt von einem Gedanken zum anderen. Ideenreichtum.

Ein Schmeichler, gibt sich verliebt und voller Sinnlichkeit. Bei Männer auch ein Fehlen der Sinnlichkeit. Abneigung gegen Frauen.

Starkes Verlangen nach, aber auch Abneigung gegen Gesellschaft.

Unentschlossenheit in seinen Handlungen oder Kleinigkeiten. Ist sehr vorsichtig, ängstlich. Neigung zum Stirnrunzeln.

Gewissenhaft in Kleinigkeiten. Tadelt sich selbst.

Gefühl der Hilflosigkeit. Feigheit. Zaghaftigkeit, Schüchternheit.

Angst, besonders im Haus oder beim Gehen im Freien. Qualvolle Angst, Todesangst. Große Furcht, besonders vor dem Alleinsein. Furcht in einem engen Raum, in einer Menschenmenge oder vor Männern. Furcht vor Menschen, besonders bei Kindern. Angst beim Erwachen durch schreckliche Träume.

Fühlt sich glücklich, ist guten Mutes bei Blitz und Donner.

Gedächtnisschwäche. Mangel an Ideen. Imbezillität. Langweiligkeit.

Vergeßlichkeit. Verwirrung im warmen Zimmer, besser beim Gehen im Freien. Konzentration schwierig. Schwierigkeiten im Denken und Verstehen, geistige Trägheit, besser im Freien oder beim Gehen im Freien. Geistige Erschöpfung. Geistige Anstrengung verschlechtert.

Fehler beim Schreiben, läßt Buchstaben oder Worte aus, stellt Buchstaben um oder verwechselt Buchstaben. Benutzt beim Sprechen falsche Worte, die Worte in falscher Reihenfolge oder wendet Silben falsch an. Auffallend ist, daß er Pflaumen sagt, wenn er Birnen meint. Antwortet überstürzt.

Ruhelosigkeit, besonders nachts. Ängstliche Ruhelosigkeit. Er ist ruhelos im Zimmer oder beim Sitzen. Ruhelosigkeit besser beim Gehen im Freien. Ruhelosigkeit vor Menses.

Innere Ruhelosigkeit, Nervosität.

Sehr empfindlich. Leicht beleidigt. Besonders beim Erwachen schlecht gelaunt, mürrisch. Morgens Abscheu vor dem Leben. Erschrickt leicht, besonders beim Erwachen durch einen Traum. Auffahren, Zusammenfahren, besonders beim Einschlafen.

Lachen, Kichern. Auffallend ist das Lachen im Schlaf.

Schreien. Schreien im Schlaf. Schreien vor dem Urinieren (schmerzhaftes Urinieren).

Große Reizbarkeit, besonders morgens beim Erwachen oder im Fieberfrost. Reizbarkeit vor Menses.

Widerspenstiges Verhalten. Wird leicht zornig. Zorn, besonders abends oder durch Widerspruch. Unterdrückter Zorn. Zorn mit stillem Kummer.

Grobheit. Raserei. Manie mit Wutanfall. Rasendes Delirium. Verlangen, jemanden mit dem Messer zu töten. Geisteskrankheit, Psychosen.

Unbeständige, labile oder wechselnde Stimmung. Hysterie.

Melancholie, Schwermut, Depression. Verzweiflung.

Jammern und Klagen. Stöhnen in Schlaf. Weinerliche Stimmung, besonders nachmittags von 16-20 Uhr. Weinen bei Fieber, Schweiß oder vor Menses. Weinen vor dem Urinieren. Lautes, schluchzendes Weinen. Grundloses Weinen. Kinder weinen beim geringsten Verdruß. Weint, wenn ihm gedankt wird.

Beschwerden durch: Erwartungsangst. Demütigung, Kränkung. Enttäuschung. Schrecken. Zorn, Ärger. Unterdrückten Zorn, Zorn mit stillem Kummer. Verdruß.

ALLGEMEINES:

Innerlich schneidende, reißende, kneifende oder drückende Schmerzen. Äußerlich stechende oder reißende Schmerzen. Abwärts reißende Schmerzen. In Muskeln reißende oder krampfende Schmerzen. Muskelkrämpfe.

Sehr empfindlich gegen Schmerzen.

Schmerzlose Lähmung. Taubheit, Gefühllosigkeit äußerlich oder in einzelnen Teilen. Analgesie.

Gefühl von innerer Spannung. Spannung in den Gelenken.

Verlangen nach warmen, heißen Speisen, die auch bessern. Verlangen nach Süßigkeiten. Kalte Speisen oder rohe Speisen verschlechtern. Verträgt keine blähenden Speisen. Besonders Kohl und Zwiebeln verschlechtern. Durst auf kleine Mengen.

Heißhunger. Beim Essen kommt der Heißhunger. Abneigung gegen Speisen, bis er gekostet hat und dann heißhungrig wird.

Beschwerden nach dem Essen. Beschwerden durch Sattessen oder auch durch Essen nur kleiner Mengen. Nach dem Essen ist der Puls beschleunigt, erhöht.

Kleidung ist unerträglich. Kleiderdruck verschlechtert. Lockern der Kleider bessert.

Zimmer voll mit Menschen verschlechtert. Ohnmacht im überfüllten Zimmer.

Plethora. Blutandrang. Blutwallungen. Hitzewallungen. Hitzegefühl.

Mangel an Lebenswärme, wird durch Wärme verschlechtert.

Gefühl der Leere. Erschlaffung. Müdigkeit. Morgens Schwäche. Schwäche nach Samenerguß oder bei Aszites. Große Schwäche in Gelenken.

Abmagerung, Marasmus, besonders durch Verlust von Körpersäften. Abmagerung breitet sich abwärts aus. Abmagerung bei zu schnell gewachsenen, schlanken Kindern oder bei alten Leuten. Zwergwuchs.

Reichlicher Schweiß. Der Schweiß ist klebrig, kalt und riecht sauer, übel.

Vermehrte Schleimabsonderungen.

Ödeme, besonders infolge Herzkrankheit oder Leberkrankheit.

Oberflächliche, flache Hautgeschwüre. Hautgeschwüre mit Fisteln. Krampfadergeschwüre.

Schmerzen in Drüsen. Schwellung der Drüsen. Entzündung der serösen Häute. Hepatitis, besonders nach Kränkung.

Kanzeröse Beschwerden. Kanzeröse Drüsengeschwüre. Epitheliom. Knochenkaries. Knochenerweichung.

Kinderkrankheiten. Beschwerden bei alten Leuten.

Erkältungsneigung. Verlangen nach frischer Luft, aber kalte Luft und Luftzug verschlechtern.

Beschwerden treten einseitig auf, auf der rechten Seite oder rechts und dann links.

Beschwerden durch: Wind. Onanie. Sexuelle Ausschweifungen.

MODALITÄTEN:

< durch Kälte allgemein.

< durch Kaltwerden, Abkühlen.

< durch Luftzug.

< durch Abdecken.

< in Ruhe.

< im Sitzen.

< beim oder nach Liegen.

< beim Liegen im Bett.

< durch Liegen auf der Seite.

< durch Aufstehen.

< bei Beginn der Bewegung.

< bei Beginn des Gehens.

< durch Warmwerden im Freien.

< durch Zimmerwärme.

< durch Einhüllen.

< durch Berührung.

< durch Druck.

< durch Kleiderdruck.

< durch Sattessen.

< bei künstlichem Licht.

< vor Menses.

< bei Vollmond.

< im Frühling.

< im Winter.

< nachmittags von 16-20 Uhr.

< um 16 Uhr.

< abends von 18-21 Uhr.

< nachts vor Mitternacht.

> durch Gehen im Freien.

> durch Bewegung.

> im Freien.

> durch Bettwärme.

> durch Lockern der Kleider.

> durch Aufdecken.

> durch Abkühlen, Kaltwerden.

> nach dem Urinieren.

> vormittags von 9-12 Uhr.

> nachts nach Mitternacht.

MAGNESIUM CARBONICUM

Die Sprechstundenhilfe stürmte ins Behandlungszimmer des Arztes und flehte ihn an: "Herr Doktor, Sie müssen etwas unternehmen. Im Wartezimmer befindet sich seit einer halben Stunde eine Patientin mit einem kleinen Kind. Die beiden machen alle wartenden Patienten verrückt. Die Frau ist ziemlich mürrisch und läuft permanent in dem kleinen Wartezimmer auf und ab, obwohl sie zum Stehen nicht einmal genügend Kraft hat. Und das Kind riecht so eigenartig und widerlich, daß ich bei dieser Kälte andauernd das Fenster aufreißen muß. Wie Sie sich denken können, ist die Stimmung unter den Patienten trotz frostiger Temperaturen ziemlich aufgeheizt. Wir müssen die beiden vorziehen und sofort behandeln, sonst explodiert eine Bombe!"

"Handelt es sich hierbei vielleicht um die Frau Magcarb?" fragte der Arzt, worauf seine Angestellte zustimmend nickte.
"Diese Frau habe ich deshalb in Erinnerung, weil bei ihr die Genesung nicht fortschreitet. Bisher hat nichts geholfen, was ich ihr verschrieben habe, aber irgendwie müßte sich doch einmal eine Wende abzeichnen. Außerdem ist es schwierig, aus dieser Frau Informationen herauszuholen, weil sie nichts sagt. Wissen Sie vielleicht, was mit dieser Frau los ist?" wandte sich nun der Arzt an seine Sprechstundenhilfe.
"Ich weiß nur, daß sie nicht viel zu lachen hat. Ihr Mann ist ein Saufbold, der das ganze Geld in die Kneipe trägt, anstatt für seine Frau und die drei kleinen Kinder zu sorgen. Vor einigen Monaten sind auch noch die Eltern von Frau Magcarb tödlich verunglückt, die der Familie immer Unterstützung gewährten. Jetzt steht sie ziemlich verlassen da."
"Das erklärt natürlich einiges. Bringen Sie doch die beiden gleich herein, damit wir die Explosion im Wartezimmer rechtzeitig verhindern."

Frau Magcarb kam mit dem etwa einjährigen Kind auf dem Arm ins Sprechzimmer. Sie sah krank aus und war offensichtlich einem Zusammenbruch nahe. Ihr Gesicht war bleich, fahl und welk. Vor Schwäche zitternd sank sie im Sessel zusammen und ergriff entgegen ihrer sonstigen Gewohnheit heute gleich das Wort. "Ihr Wartezimmer war heute so eine Art Klein-Sibirien. Bei solchen Temperaturen muß man doch nicht lüften, oder?" meinte sie etwas mürrisch und streitsüchtig. Danach ergänzte sie einlenkend und eher etwas jammernd: "Ich bin doch so empfindlich gegen Kälte, und die kleine Maggie erst recht. In Ihrem überfüllten Wartezimmer ging es mir sowieso gleich viel schlechter, und Maggie fing auch gleich zu schreien an."

Nach einer Weile begann Frau Magcarb, unruhig und nervös auf ihrem Sitz hin- und herzurutschen, was dem Mediziner nicht entging.
"Wie geht es denn der Kleinen?" erkundigte sich der Arzt.
"Ich habe das Gefühl, daß sie immer schwächer und dünner wird. Sie will nicht wachsen."
Der Arzt wollte wissen, welche Ernährung das Kind bekommt.
"Nach Milch bekommt sie Durchfall. Karotten mag sie nicht und Spinat spuckt sie in hohem Bogen hinaus."
"Wovon lebt sie dann?" bohrte der Arzt weiter.
"Ab und zu eine geriebene Frucht oder zerkleinertes Fleisch. Fleisch mag sie gerne und auch Fleischbrühe."
"Heißt sie deshalb Maggi?" versuchte der Arzt zu scherzen, aber danach war Frau Magcarb nicht zumute.
"Sie heißt M A G G I E, das ist nur eine Abkürzung für..."
"Ich weiß schon." winkte der Arzt schnell ab.
"Seit einer Woche zahnt das Kind wieder. Sie hat ein ganz saures Erbrechen und einen grünlichen Durchfall."
"Interessant. Wie sieht der Stuhl genau aus?"
"Er ist etwas wässrig mit einigen Klumpen und grünem Schaum."
"Wie Froschlaich?" wagte der Arzt zu äußern, worauf Frau Magcarbs Laune noch um einiges verdrießlicher wurde. Nachdem der Arzt das jammernde und winselnde Kind mit heimlich gerümpfter Nase untersuchte, begann es aus Leibeskräften zu schreien. Offenbar empfand es große Angst und auch Schmerzen bei der geringsten Berührung.

"Und was fehlt Ihnen?" wandte sich der Arzt an die Patientin.
Frau Magcarb war nicht darauf gefaßt gewesen und zuckte schreckhaft

zusammen, während sie mit letzter Kraft, weinerlich und nur sehr widerwillig über ihr Leiden erzählte.
"Ich bin nervös, gereizt und furchtbar unruhig. Bei jeder Kleinigkeit könnte ich gleich aus der Haut fahren. Ich habe schreckliche Angst, daß irgendetwas passieren könnte. Außerdem fühle ich mich matt, kaputt, fix und fertig. Tagsüber bin ich so müde und möchte am liebsten meine Ruhe haben. Ich will mich nicht unterhalten und gehe allen Unannehmlichkeiten am liebsten aus dem Wege. Es gibt soviel Arbeit im Haus, die ich erledigen will, aber ich kann vor Abgespanntheit kaum etwas schaffen. Nach Mitternacht bin ich schlaflos und mache mir Sorgen. Einigermaßen wohl fühle ich mich nur, wenn ich an der frischen Luft herumlaufen kann. Aber bei diesen kalten Temperaturen ist das ja auch nicht möglich. Obwohl ich zu nichts mehr genügend Kraft habe, brauche unbedingt Bewegung im Freien. Seit Monaten leide ich an dieser Gesichtsneuralgie, bei der mir oft Blitze durchs Gesicht zucken. Bei jeder Periode hatte ich bisher eine Erkältung. Aber das ist vorläufig vorbei, denn jetzt bin ich wieder schwanger."
Nach dem letzten Satz wurde Frau Magcarb noch weinerlicher als vorher. Außerdem hatte sie das viele Reden so angestrengt, daß sie einen noch schwächeren Eindruck machte als vorher.

Nach der Untersuchung schrieb der Arzt ein Rezept und erklärte: "Ich habe hier ein homöopathisches Mittel aufgeschrieben, das Ihnen beiden rasch helfen wird. Ihre Maggie bekommt jetzt ein Mittel, das man laienhaft abgekürzt als Magi bezeichnen könnte. Ähnliches werde durch Ähnliches geheilt! Worte voller Magie!" schmunzelte er ein wenig hinterhältig und kräuselte danach leicht die Nase, weil ein überaus saurer Geruch im Raume hing. Frau Magcarb selbst war jetzt noch saurer als vorher, nahm mürrisch das Rezept und wollte gar nichts mehr sagen. Als sie die Türe hinter sich geschlossen hatte, murmelte der Arzt: "Arme, leidgeprüfte Frau! Ich habe mich schon immer gewundert, warum es über Magnesium carbonicum nur so dürftige Beschreibungen gibt. Aber jetzt weiß ich, warum dieses Mittel nicht eingehender geprüft wird. Wer will sich schon gerne freiwillig zu solch einem Sauerampfer machen!"

WESEN:

Magnesium ist ein Erdkalimetall, das aus verschiedenen Mineralien gewonnen wird. Bei Magnesium carbonicum handelt es sich um Magnesiumsalz, dem erwähnten Element in pulverähnlicher Form. Bislang wurde Magnesium zur Herstellung von Blitzlicht und Feuerwerkskörpern verwendet. Es ist auch im Blattgrün oder im Saatgut enthalten, wo es mit seiner Ausdehnungskraft zur Entfaltung des pflanzlichen Lebens beiträgt. Aber auch im menschlichen Organismus ist Magnesium vorhanden, wo es als Gegenpol zu Calcium dringend erforderlich ist. Während Calcium für den Aufbau fester Strukturen sorgt, ist Magnesium für die dynamische Ausdehnung, Beweglichkeit und Fortentwicklung des Organismus zuständig.

Nehmen die dynamischen, treibenden, kreativen und durchsetzenden Kräfte des Magnesium-carbonicum-Patienten überhand, so können sich diese lebensspendenden Energien explosiv und vernichtend auswirken. Auch im Magnesium-carbonicum-Patienten kann sich aufgrund seiner Nervenanspannung allerlei Zündstoff verbergen. Seine Nerven sind meistens durch verborgenes Leiden oder ein anhaltendes Verlassenheitsgefühl in Zeiten der Not überbeansprucht und zum Zerreißen gespannt. Deshalb ist der Patient trotz aller Erschöpfung sehr unruhig, reizbar und fürchtet, daß etwas Furchtbares passieren könnte. Diese Befürchtung betrifft unbewußt seinen eigenen Zustand, weil der Patient spürt, daß er der Zerreißprobe nicht mehr lange standhalten kann. So kann der Patient aufgrund seiner angegriffenen Nerven durchaus schnell ärgerlich und zornig werden, was es erforderlich macht, ihn wie hochexplosiven Sprengstoff zu behandeln.

Die Nervenüberreizung des Magnesium-carbonicum-Patienten muß aber nicht in der eben beschriebenen Reizbarkeit zutage treten. Der Patient kann völlig zurückhaltend, still und ängstlich sein und sich jeder Äußerung enthalten. Er will weder reden, noch mit Lärm oder Streit konfrontiert werden, sondern wünscht sich nur noch Ruhe und Zurückgezogenheit. Aufgrund seines zerrütteten Nervensystems ist er sehr schreckhaft und zuckt bei der geringsten Berührung zusammen.

Der Magnesium-carbonicum-Patient macht einen ausgelaugten, abgespannten, schlappen Eindruck und droht jeden Moment vor Schwäche zusammenzubrechen. Sein Gesicht ist bleich, fahl, wächsern, seine Haut sieht welk und trocken aus, und seine Muskeln sind erschlafft. Durch seine Nervosität ist der Patient zur Bewegung gezwungen, obwohl er durchaus nicht die nötige körperliche Konstitution für seine Agilität mitbringt. Sein Organismus, aber besonders die Muskeln sind zu schwach, um diesen Anforderungen standzuhalten. Deshalb verursacht dieses Dilemma in Zusammenhang mit der Überempfindlichkeit des Patienten eine gewisse Verdrießlichkeit, Übellaunigkeit oder Weinerlichkeit. Es gibt kaum etwas, was den Patienten in seiner Genesung voranbringen könnte, lediglich das Gehen im Freien kann seinen Zustand vorübergehend bessern.

Nach Mitternacht leidet der Patient oft an Schlaflosigkeit, während er tagsüber schläfrig, matt und erschöpft ist. Obwohl er normalerweise fleißig arbeitet, gelingt es ihm in diesem Zustand nicht mehr, sein Arbeitspensum zu erledigen oder etwas Vernünftiges zu schaffen. Durch die permanente Überstrapazierung der Nerven wird die Energie des Patienten zu schnell aufgezehrt, was durch die täglich wiederkehrenden Erschöpfungszustände deutlich wird. Der Patient gerät schnell in Schweiß, ermüdet bei der geringsten Anstrengung und zittert vor Schwäche.

Das Magnesium-carbonicum-Kind gedeiht und wächst nicht. Es ist dünn, schwach und muß seinen Leidensdruck durch Weinen und Schreien abreagieren. Meistens verträgt es keine Milch und bekommt Durchfall davon. Sein Stuhl ist von eigenartiger Beschaffenheit und sieht aus wie Kitt, Lehm oder Plastilin. Während der Zahnung hat das Kind häufig saures Erbrechen oder einen wässerigen Stuhl mit hellen Klumpen und grünlichem Schaum.

Zum besseren Verständnis der Magnesium-carbonicum-Symptomatik hilft das Schlagwort "sauer". Sämtliche Ausscheidungen des Patienten, wie z. B. Schweiß, Stuhl, Auswurf und Atem sind sauer. Er hat ein Verlangen nach sauren Speisen und Getränken, und zeigt sich auch stimmungsmäßig ziemlich sauer.

Der Magnesium-carbonicum-Patient kann sich nach körperlichen oder seelischen Belastungen nicht mehr erholen. Meist ist er zu sehr überfordert, um sich aus eigener Kraft wieder beruhigen, entspannen und entkrampfen zu können. Erst nach dem Abbau seiner Spannungen kann der Patient seine Energien wieder regenerieren und diese in Form von Antrieb, Dynamik und Beweglichkeit einsetzen.

GEMÜT:

Angst, besonders abends oder nachts, vor Mitternacht. Der Patient hat Angst nach dem Abendessen, vor dem Schlaf, wenn er im Bett liegt oder während des Fiebers. Entwickelt Angst, wenn er im warmen Bett liegt, und durchs Aufdecken die Glieder kalt werden. In der Angst Hitze im Kopf. Angst mit Furcht. Qualvolle Angst, Todesangst.

Innere Ruhelosigkeit, Nervosität. Ruhelosigkeit vor Menses.

Erschrickt leicht. Furcht, abends, vor Unglück oder vor Unheil. Fürchtet sich, daß sich etwas ereignen wird. Im-Bett-Sein und Bettwärme bessern den Zustand der Furcht.

Gefühl der Verlassenheit. Empfindet, von Eltern, Ehepartner oder Freunden nicht geliebt zu werden.

Ist sehr fleißig. Besonders vor den Menses zeigt sie großen Fleiß.

Geistige Anstrengung verschlechtert.

Verwirrung. Wahnvorstellung, sieht tote Personen.

Geistesabwesenheit. Morgens Benommenheit, Stupor, Bewußtlosigkeit. Aphasie.

Schreien im Schlaf. Erwacht durch sein Schreien. Auffahren im Schlaf, besonders durch einen Traum.

Während der Schwangerschaft zeigt sie eine weinerliche Stimmung. Beim Erwachen weinerliches Verhalten.

Unbeständige Stimmung.

Vormittags mürrisch und schlecht gelaunt. Große Reizbarkeit. Kinder verhalten sich außerordentlich reizbar.

Zorn, Ärger und Beschwerden nach Ärger.

Die geistigen Symptome und seelischen Beschwerden werden besser durch Gehen im Freien.

Beschwerden durch: Zorn, Ärger. Geistige Erschöpfung.

ALLGEMEINES:

Reißende Schmerzen innerlich wie äußerlich, in den Knochen und in den Muskeln. Stechende Schmerzen, besonders innerlich. Wunde Schmerzen, besonders äußerlich. Schmerzen können zwickend-stechend sein. Schmerzhafte Zuckungen.

Gichtschmerzen und rheumatische Schmerzen.

Große Empfindlichkeit gegen Schmerzen.

Gefühl der Erschlaffung. Erschlaffung der Muskeln. Innerlich Gefühl der Schwere. In den Gelenken Gefühl von Spannung.

Mattigkeit, besonders während der Schwangerschaft. Schwäche, besonders morgens oder im Sitzen. Schwäche vor und während Menses. Große Müdigkeit, besonders morgens.

Bei Bewegung allgemein besser. Gehen bessert, besonders schnelles Gehen oder im Freien Gehen.

Ein großes Verlangen, im Freien oder in frischer Luft zu sein, wo es ihm besser geht. Aber Luftzug verschlechtert.

Konvulsionen. Hysterische Krämpfe. Epilepsie.

Zimmer voll mit Menschen verschlechtert.

Der Schweiß ist ölig und hat einen üblen, eitrig stinkenden, fötiden, besonders sauren Geruch. Der Schweiß färbt die Wäsche gelblich und ist schwierig auszuwaschen.

Mangel an Lebenswärme. Hitzegefühl beim Essen warmer Speisen.

Warme Speisen, Gemüse, Kohl, besonders Milch verschlechtern. Abneigung gegen Salat. Abneigung gegen, aber auch Verlangen nach Gemüse, Brot oder Butterbrot. Der Säugling verweigert die Muttermilch.

Verlangen nach Obst, aber eine Abneigung gegen grünes Obst. Verlangen nach sauren Sachen, Fleisch und Pökelfleisch. Kinder haben ein starkes Verlangen nach Fleisch. In der Schwangerschaft entwickelt sie ein Verlangen nach merkwürdigen, sonderbaren Dingen.

Blutungen mit schwarzem Blut.

Vermehrte Schleimabsonderung. Die Absonderungen sind dünn, wässerig, grünlich oder zäh, klebrig, fadenziehend.

Schwellung der Drüsen bei Abmagerung.

Abmagerung bei Kindern. Die Kinder haben einen Heißhunger mit Marasmus.

Säuglingskrankheiten. Schwierige Zahnung. Durchfall während der Zahnung. Beschwerden beim Durchbruch der Weisheitszähne.

Temperaturwechsel verschlechtert. Erkältungsneigung. Bei trockenem Wetter geht es ihm besser.

Bettwärme ist unerträglich, obwohl kalte Extremitäten.

Die Beschwerden treten periodisch auf, z. B. jeden 21. Tag. In der Schwangerschaft treten Beschwerden jeden 3. Tag auf.

Beschwerden durch: Schwangerschaft. Zahnung. Unvernünftige Ernährung. Milch.

MODALITÄTEN:

< durch Kälte allgemein.

< durch kalte Luft; aber auch > durch kalte Luft.

< durch Luftzug.

< durch Aufdecken, Entblößen.

< durch Temperaturwechsel.

< durch Bettwärme.

< im Zimmer.

< durch Liegen im Bett.

< durch Liegen auf der schmerzhaften Seite.

< nach dem Liegen.

< durch Berührung.

< durch Druck.

< beim Hinsetzen.

< durch Ruhe.

< durch Tabak.

< durch Heben, Überanstrengung der Muskeln und Sehnen.

< vor Stuhlgang.

< vor und während Menses.

< morgens von 5-9 Uhr.

< abends von 18-21 Uhr.

< nachts von 21-5 Uhr, nach Mitternacht.

> durch Wärme.

> durch Warmwerden.

> im Freien, in frischer Luft.

> durch Bewegung.

> durch Gehen, schnelles Gehen, im Freien Gehen.

> durch Hängenlassen der Glieder.

> durch feuchte Anwendungen.

MEDORRHINUM

Medorr und Hinum wurden einander bereits im Kindesalter versprochen, um zwei seit Generationen miteinander verfeindete Sippen durch den Akt der Eheschließung zu vereinigen. Der Gedanke an eine Eheschließung schien ihnen beiden unerträglich, aber sie beugten sich dem Willen und der Macht der Sippe und heirateten schließlich, als sie zu Mann und Frau herangereift waren. Da Medorr aus seiner Junggesellenzeit daran gewöhnt war, Herum, seine junge, bereits verwitwete Nachbarin aufzusuchen, ließ er auch nach seiner Ehe nicht von diesem alten Brauch ab. So pendelte er von einem Haus zum anderen, von Hinum zu Herum und umgekehrt.

Medorr machte sich über diesen Zustand nicht viele Gedanken, zumal Hinum ihre aufkeimende Eifersucht unterdrückte und keinerlei Gemütsregungen nach außen zeigte. Da Hinum wenig Interesse an sinnlichen Vergnügungen aufbrachte, blieb Medorr somit keine andere Wahl, als seine Triebhaftigkeit bei der Nachbarin auszuagieren. Lange Zeit konnte Medorr an nichts anderes denken, und er machte den Eindruck eines animalischen Steinzeitmenschens. Obwohl er weder in einer Höhle hauste, noch mit einer Keule bewaffnet brüllend durch das Dickicht zog, interessierten ihn nur zwei Dinge, nämlich sein Leben zu erhalten, indem er seinen Wolfshunger stillte, und seine Triebe zu befriedigen, womit gleichzeitig die Arterhaltung sichergestellt werden sollte.

Hinum hatte ein Alabastergesicht, sah stets blaß und kränklich aus und war überaus schüchtern und zurückhaltend. Zeigte sie schon wenig Interesse an Medorr, so war sie an anderen Kontakten gegenüber noch verschlossener. Sie versorgte den kleinen Haushalt und kümmerte sich um die Schafe, die Hühner, den Hund und die Katze. Außerdem saß sie schon seit ihrer Kindheit am Webstuhl, wo sie herrliche Blumenornamente unter ihren Fingern entstehen ließ. Medorr wirkte durch seine gebeugte Haltung kleiner als er war und machte dadurch einen ziemlich schmächtigen Eindruck. Er hatte aufgrund seiner Einfältigkeit für Hinums Tätigkeiten kein Verständnis. Er war stumpf gegenüber der Natur, der Kunst und der Kultur. Tagsüber, aber besonders am Morgen, war er immer schlecht gelaunt und machte meistens abwertende Bemerkungen über Hinums Naturverbundenheit und Kunstliebe. Den Tieren gegenüber zeigte er eine große Gleichgültigkeit, bis Herum, die Nachbarin, plötzlich schwer erkrankte und starb.

Medorr entledigte sich nun seiner überschüssigen Energie auf eine andere Weise. Er zeigte eine starke Impulsivität, wurde aggressiv und wild. Er konnte wegen Kleinigkeiten derart in Zorn geraten, daß er den Hund verprügelte, mit Steinen nach den Hühnern warf, wahllos auf Vögel schoß und eines Tages sogar die Katze im Brunnen ertränkte. Hinum wagte es nicht, dagegen einzuschreiten, denn sie befürchtete, daß er nicht davor zurückschrecken würde, auch sie zu schlagen. Nachdem sich Medorr auf solche Weise abreagiert hatte, machte er immer den Eindruck, als ob er vor sich selbst auf der Flucht sei. Er kam mit sich selbst nicht zurecht, sah aber keinen Ausweg aus seinem Konflikt. Irgendwie schien er seine Taten zu bereuen, aber nur für kurze Zeit, bis er erneut zuviel Energie angestaut hatte.

Um im Einklang mit seiner Persönlichkeit zu stehen, wäre es wohl am besten für Medorr gewesen, wenn er Hinkelsteine behauen hätte. Da aber bereits sein Vater, sein Großvater und sein Urgroßvater Schreiner gewesen waren, sah er keine Veranlassung, diese Tradition so plötzlich zu ändern. Medorr hatte eine sehr eigentümliche Arbeitsweise, denn seine Arbeitseinteilung vernahm keinen logischen Verlauf. Er war unfähig, Tätigkeiten zu koordinieren. Seine innere Unruhe zwang ihn, permanent zu handeln, ohne ein Konzept dafür zu haben. Da er schneller agierte, als er in seiner eingeschränkten Geistesverfassung denken konnte, rannte er nur orientierungslos herum und erschöpfte sich in seiner pausenlosen Hetze, ohne daß ein konkretes Ergebnis dabei herausgekommen wäre. Bekam er einen neuen Auftrag, so stürzte er sich sofort darüber. Kurze Zeit später vergaß er, was der Kunde bezüglich der Maße und der Form gesagt hatte, und ließ das angefangene Werkstück wieder liegen. Außerdem fehlte ihm die Geduld, an einem einzigen Stück bis zur Fertigstellung weiterzuarbeiten. Seine Nervosität zwang ihn, mal hier und mal da etwas zu tun. Die Werkstätte quoll über von angefangenen und halbfertigen Stücken, was Medorr verständlicherweise immer weniger zur Arbeit motivierte. Setzte ihm ein Kunde gar eine Frist, so schien Medorr durchzudrehen. Terminaufträge und Fristlieferungen konnte er nicht ausstehen. Die innerliche Unruhe, die bei solchen Einschränkungen in ihm entstand, ließ ihn beinahe verrückt werden.

Medorr entschuldigte seine diffuse Arbeitsweise damit, daß er am Tage nicht richtig arbeiten könne, weil er ein Nachtmensch sei. Tatsächlich war er tagsüber immer schlecht gelaunt und ärgerlich und schien sich erst nach Einbruch der Dämmerung wohler zu fühlen. Dann taute er auf wie ein Eisbrocken und wurde immer fröhlicher, um einige Stunden später wieder in seine alte Starre zurückzufallen. Manchmal nützte er diese anregenden Stunden zur Arbeit, aber meistens hielt er es für sinnvoller, diese angenehme Phase bei einigen Bieren in der Dorfkneipe zu verbringen.

Während Medorr sich abends wohler fühlte, bekam Hinum bei Einbruch der Dämmerung Angst. Wenn sie alleine zu Hause war, schrak sie oft auf, weil sie irgendwelche Gestalten hinter sich wähnte. Obwohl sie früh zu Bett ging, konnte sie vor Mitternacht nicht schlafen, weil sie immer wieder durch irgendwelche Geräusche aufgeschreckt wurde. Stets befürchtete sie, daß sich etwas Schreckliches ereignen könnte. Besonders ihrem Mann traute sie allerlei Schandtaten zu. Erst als sie Medorr die Treppe ins Schlafzimmer hinaufstolpern hörte, versank sie in einen unruhigen Schlaf.

Eines Tages kam Hinums Familie aus einem anderen Dorf zu Besuch. Als Hinum nach ihrem Wohlbefinden befragt wurde, begann sie zu weinen. Während sie schließlich unter Tränen zu erzählen begann, sträubten sich den anderen die Haare. Hinum, die sehr abgemagert war, zeigte eine erschreckende Vergeßlichkeit. Es fiel ihr weder der Name ihres Mannes ein, noch wußte sie Begriffe zu benennen. Sie vergaß, was sie gerade gesagt hatte und wußte plötzlich nicht mehr, was sie eigentlich zu tun beabsichtigt hatte. Schließlich begann sie mitten am Nachmittag das Abendessen zu servieren, weil sie kein reales Empfinden für den Zeitablauf mehr hatte. Hinums Familie entschied darauf kurzerhand, die Tochter aus den Klauen dieses Wilden zu befreien und sie mitzunehmen, auf daß sich die Familienfehde endlich wieder neu entfachte. Es war einfach Schwachsinn gewesen zu glauben, daß die Medorr-Sippe sich bessern würde.

Daraufhin schien in Medorr einiges vorzugehen. Die Unruhe in ihm wurde so unerträglich, daß er eine innere Wildheit und Wüstheit zu spüren begann. Besonders nachts plagten ihn schwere Schuldgefühle. Er flehte zu Gott und versprach Reue und Buße, denn er fürchtete sich unbeschreiblich vor der göttlichen Strafe. Seit er alleine war, bemerkte er zum ersten Mal seine tiefe Angst vor dem Tod. Dieser Zustand war für Medorr schlimmer als die grausamste Folter. Um dem Konflikt zwischen Himmel und Hölle zu entgehen, sah er in einer frühen Morgenstunde nur noch den Ausweg, sich zu erschießen.

Als er vor dem Haus stand und sich nochmals nach allen Richtungen umsah, entdeckte er in der Dämmerung ein schwaches Geschöpf, das auf ihn zuschlürfte. Hinum hatte einen gewölbten Bauch und sah ihn etwas ängstlich an.

"Ich bin hierher geeilt, weil ich dachte, du könntest dir etwas antun. Außerdem möchte ich unser Kind hier zur Welt bringen. Ich habe auch schon einen Namen ausgesucht..." Verzweifelt grübelte sie nach, nahm dann endlich einen Zettel aus ihrer Rocktasche und sagte: "Wir werden es Medorrhinum nennen."

WESEN:

Es ist, als ob die Medorrhinum-Seele zur Entwicklung einer einzigen Angelegenheit unendlich lange bräuchte. Sie ist gefangen in einer uralten Tradition und sperrt sich gegen jegliche Veränderung. Sie bleibt bei dem, was sich bewährt hat und sträubt sich aus Unsicherheit gegen Neuerungen, obwohl sie weiß, daß Entwicklung nur durch das Loslassen der alten Strukturen möglich ist. So ist der Entwicklungsprozeß dermaßen verlangsamt, daß es aussieht, als wäre er bereits zum Stillstand gekommen. Er kann erst wieder in Gang gebracht werden, wenn die Seele ihre Blockade erkennt und bereit ist, sich aus ihrer Starre zu lösen.

Der eingeschränkte Intellekt ist der Grund für das mangelnde Selbstvertrauen des Medorrhinum-Patienten. Dieses Manko wiederum erzeugt in ihm eine starke innere Spannung. Die Spannung drängt zur Entladung, jedoch kann der Patient in seiner Unzulänglichkeit nicht durch entsprechende aktive Geschehnisse für den Ausgleich sorgen. So ist er entweder hilflos seiner Impulsivität ausgeliefert, oder er erwartet schlimme Ereignisse, was in beiden Fällen zu einem Zustand von innerer Unruhe und Streß führt.

Die starke Erwartungsspannung des Patienten zeigt, daß er von der Zukunft, die ja Veränderungen bringt, nichts Gutes erwartet. Um seiner inneren Unruhe, Nervosität, Angst und Spannung entgehen zu können, würde er am liebsten die Welt zum Stillstand bringen. So ist seine Beziehung zum Zeitablauf gestört. Die Zeit vergeht ihm zu langsam, weil seiner Ansicht nach viel zu viele Dinge in einer knappen Zeitspanne geschehen konnten.

Der Medorrhinum-Patient hat im allgemeinen Schwierigkeiten mit der Anpassung seiner Subjektivität an seine Umwelt. Er kann sich als Egoist zeigen, der seine Existenz nicht an das Leben der anderen angleichen kann. Er müßte lernen, daß sich bestimmte Wünsche nur dann erfüllen lassen, indem er Abstriche macht und auf andere eingeht. Es genügt nicht, sich nur als eigenständiges Individuum zu entwickeln, ohne seine Umwelt mit einzubeziehen.

Im Wesen von Medorrhinum machen sich Gegensätze stark bemerkbar. Diese Extreme können nacheinander in ein und derselben Person auftreten. Extrovertiertheit kann in eine Introvertiertheit übergehen, d. h., Impulsivität und Zorn mögen sich später zu außerordentlicher Schüchternheit und Zurückhaltung wandeln. Das Verlangen nach bestimmten Dingen kann in eine Abneigung der gleichen Sache überwechseln. Auch die Schwarzweiß-Thematik macht sich bei ihm sehr stark bemerkbar, denn gewisse Dinge haben für ihn entweder einen sehr hohen Wert oder sie bedeuten ihm überhaupt nichts.

Wenn ein extrovertierter Medorrhinum-Typ, wie in der vorangestellten Geschichte übertrieben dargestellt, noch zu sehr im Triebhaften steckt, muß er seine Sexualität ausleben, um sich Erleichterung zu verschaffen. Tut er das nicht, so entwickelt er eine starke Impulsivität, Aggressivität sowie Wut und Zorn. Beim Durchbruch seiner Leidenschaft wäre er sogar fähig, jemanden zu ermorden. Besonders Tieren gegenüber kann er sich sehr grausam verhalten. Wenn er sich ausagiert, egal ob durch Sexualität oder Zornesausbrüche, treibt er es bis zum Exzeß. Angetrieben durch eine große Unruhe, ist er unfähig, seine Energie einzuteilen. Seine innere Nervosität stachelt ihn dermaßen auf, daß er sich übernimmt, verausgabt und zusammenbricht.

Der introvertierte Medorrhinum-Patient richtet seine starke Aggressivität gegen sich selbst. Er unterdrückt seine Triebhaftigkeit und wirkt schüchtern und zurückhaltend. Die mit Vehemenz nach innen gerichtete Kraft schädigt den Patienten auf der körperlichen, seelischen und mentalen Ebene. Ohnedies schon mager, kränklich und blaß, wird er körperlich immer schwächer, träger und anfälliger. Psychisch wird er überempfindlich, reizbar und weinerlich, während seine Zurückhaltung immer auffälliger wird. Nach und nach entwickelt er eine Furcht vor eingebildeten Gestalten, die er hinter sich wähnt. Auf mentaler Ebene macht sich eine zunehmende Vergeßlichkeit, Verwirrtheit und Stumpfsinnigkeit bemerkbar. Der Verfall auf der Verstandesebene kann so schlimm werden, daß der Patient nicht nur Namen und abstrakte Begriffe vergißt, sondern seinen eigenen Namen nicht mehr weiß. Seine Gedächtnisschwäche bezieht sich stets nur auf abstrakte Dinge, weshalb er leicht vergißt, wovon er kurz zuvor gesprochen hat oder worüber er gerade sprach. Er weiß nicht mehr, woran er gerade gedacht hat und was er eben tun wollte. Während des Redens entfallen ihm die Worte, und bei Müdigkeit kann er weder sprechen noch zuhören. Da er sich selbst aufgrund von Minderwertigkeitsgefühlen intellektuell nicht viel zutraut, macht er sich stets Notizen über die einfachsten Dinge.

Besonders am Morgen fühlt sich der Patient sehr schlecht. Tagsüber ist er launisch und ärgerlich, was bei Einbruch der Dämmerung langsam verschwindet. Dann wird er fröhlich und mobil. Es kann aber auch sein, daß er mit zunehmender Dämmerung immer ängstlicher wird, je nachdem, ob er seine Energie nach innen oder nach außen richtet. Bei unterdrückter Energie projiziert der Patient seine eigenen Aggressionen nach außen, wobei er sich stets von seltsamen Gestalten, Toten oder Ratten verfolgt fühlt.

In seiner Orientierungslosigkeit verliert der Medorrhinum-Patient schnell den Überblick, weshalb er völlig blockiert ist, wenn ihm in seiner Arbeit Fristen gesetzt werden. Termine sind ein rotes Tuch für ihn, denn Eile erzeugt eine unzumutbare Spannung in ihm. Da er eine große Unruhe und Nervosität in sich spürt, ist er zu ungeduldig, um beharrlich bei seiner Arbeit bleiben zu können. Seine Sprunghaftigkeit läßt es kaum zu, daß er irgendetwas beendet. Orientierungslos hetzt er umher, denn seine Ruhelosigkeit treibt ihn, schneller zu handeln, als er in seiner geistigen Schwäche zu denken fähig ist. Er verliert den Faden bei seiner Arbeit genauso wie beim Sprechen. Er kann Arbeiten genausowenig aufeinander abstimmen, wie er sich selbst mit seinen Mitmenschen koordinieren kann.

Durch seine innere Unruhe befindet sich der Patient stets in einem Zustand der Hast. Durch diese Hast verliert der Patient nach und nach sein Zeitgefühl, wie auch seine sämtlichen inneren Empfindungen nicht mehr mit der Realität übereinstimmen. Die Zeit vergeht ihm zu langsam, und alles um ihn herum erscheint ihm unwirklich. Im fortgeschrittenen Stadium empfindet er eine innerliche Wildheit oder Wüstheit. Dann kann er stets zu Tränen geneigt sein oder aber auch in eine religiöse Manie verfallen. Er hegt Schuldgefühle und bereut aus Angst vor der Strafe Gottes seine ganzen Missetaten, um seine Seele vor der ewigen Verdammnis zu retten. Sieht er keinen Ausweg aus seinem Dilemma, läßt er das religiöse Thema fallen und sucht die Erlösung im Selbstmord durch Erschießen.

GEMÜT:

Das Gemüt des Patienten befindet sich in Tiefen, bedrückt durch anhaltenden Schwermut und Trübsinn. Gefühl, als ob das ganze Leben nicht wirklich sei, wie ein Traum. Wildes und verzweifeltes Gefühl, so als ob dem Wahnsinn nahe. Ist sich sicher, bald zu sterben. Nachts, besonders beim Zu-Bett-Gehen, entwickelt er Selbstmordgedanken. Selbstmordabsichten.

Furchtsam, besorgt.

Denken an seine Beschwerden verschlechtert.

Weinerliche Stimmung. Weinen, sobald er angesprochen wird. Weinen beim Sprechen oder beim Erzählen über seine Krankheit. Weinen bessert die Symptome.

Überempfindlich, besonders gegen Geräusche und gegen Rügen, Maßregelungen.

Erschrickt sehr leicht beim Aufwachen. Zusammenfahren. Auffahren aus dem Schlaf oder durch Geräusche. Abneigung gegen Berührung.

Furcht vor dem Dunkeln und beim Aufwachen. Furcht, etwas Falsches zu sagen, besonders bei Kopfschmerzen. Große Furcht, daß sich ein Unglück ereignet.

Gewissensangst. Glaubt, eine unverzeihliche Sünde begangen zu haben und dafür büßen zu müssen. Aus diesem Grund Angst um seine ewige Seligkeit. Zeigt Reue. Hat Gewissensqual.

Angst aufgrund Erwartungsspannung vor einer Verabredung.

Tagsüber schlecht gelaunt, mißmutig und mürrisch. Reizbarkeit. Besonders gereizt über Kleinigkeiten. Sehr ungeduldig.

Heiterkeit. Besonders nachts verspielt, munter und ausgelassen.

Große Gedächtnisschwäche. Kann sich nicht merken, was er gehört, gelesen, gesagt oder gedacht hat.

Spürt ein Gewicht auf dem Scheitel, beeinträchtigt seinen Geist. Kann wegen Kopfschmerz nicht lesen oder denken.

Geistige Trägheit, Schwachsinn, Blödheit. Vergißt Namen, Anfangsbuchstaben und Wortenden. Verliert den Faden im Gespräch. Es scheint, daß er Falsches sagt, weil er beim Reden den Faden verliert. Beginnt alles richtig, aber weiß nicht, wie er es beenden soll.

Schwierigkeit im Konzentrieren, besonders auf abstrakte Themen. Wildheit und Verwirrung im Kopf. Abneigung gegen geistige Arbeit. Geistige Arbeit erscheint unmöglich.

Zeit vergeht zu langsam. Ein Empfinden, als ob Dinge, die heute passieren, sich eine Woche vorher ereignet hätten. Fühlt sich wie betäubt. Alles erscheint unwirklich.

Möchte alles auf den nächsten Tag verschieben. Bekommt Angst, sobald ein Termin festgelegt wird. Abneigung gegen Verantwortung.

In großer Eile, wenn er etwas tut. Ist in solcher Hast, daß er erschöpft, ohnmächtig wird. Große Ungeduld.

Ruhelosigkeit, besonders nachts.

Glaubt, daß jemand hinter ihm ist. Hört Flüstern und Wispern. Sieht Gesichter, die ihn hinter dem Bett und hinter den Möbeln hervorschauend anstarren. Wahnideen, sieht nachts im Raum Personen und große Ratten, Mäuse, Insekten usw. herumrennen. Spürt eine zarte Hand, die seinen Kopf von vorne nach hinten streichelt. Alles erscheint unwirklich.

Er ist immer voraussehend. Er weiß die Ereignisse, bevor sie eintreten, erahnt sie. Hat Todesahnung.

Starkes Verlangen, sich immer die Hände zu waschen. Glaubt, noch schmutzig zu sein, der Dreck sei nicht weg.

Der Gedanke an eine Heirat erscheint unerträglich.

Große Selbstsucht.

Eifersucht.

Beschwerden durch: Vorahnung. Schlechte Neuigkeiten. Erwartungsangst.

ALLGEMEINES:

Außerordentlich physische Überempfindlichkeit, Reizbarkeit. Sehr empfindlich auf Schmerzen.

Schmerzen erscheinen plötzlich und verschwinden langsam. Wandernde Schmerzen.

Äußerliches Ameisenlaufen. Äußerliches Zittern.

Schwäche, Entkräftung, besonders beim Gehen oder nach Stuhlgang. Ohnmächtige Schwäche, besonders bei Sonnenhitze. Der Patient muß angefächelt werden.

Plötzlicher Schwindel, der vom Scheitel ausgeht und besonders beim Bücken auftritt. Der Patient fühlt sich wie betrunken und kann nur noch im Zickzack gehen.

Ohnmachtsanfall während des Urinierens.

Kollaps.

Epilepsie. Epileptische Krämpfe mit Schaum am Mund. Risus sardonicus. Opisthotonus.

Wacht müde auf und fühlt sich nicht gut. Haßt es, irgendetwas zu tun. Untertags keine Lust zur Arbeit.

Abends, ca. 18 bis 22 Uhr, wird der Patient munter. Jedoch keine Möglichkeit zu geistiger Arbeit, kann keine Gedanken entwickeln. Will die ganze Nacht vergnügt sein und feiern. Das Kind beginnt erst abends richtig zu spielen.

Fühlt sich bei feuchtem Wetter allgemein besser, jedoch können lokale Symptome durch Feuchtigkeit schlechter werden.

Bewegung bessert scheinbar, doch danach schlechter.

Rheuma mit Schwellungen, schlechter durch Kälte, Strecken oder Bewegungen. Rheuma ohne Schwellungen besser durch Gehen.

Verlangen nach: Alkohol, besonders Whisky, Brandy und Ale, hellem Bier. Grünem Obst. Eis und Eiscreme. Salzigen Speisen. Saurem. Süßigkeiten. Süßen Schleckereien und Salz. Saurem und Salz. Saurem und Süßigkeiten.

Mattigkeit. Mangel an Lebenswärme.

Große Empfindlichkeit auf Luftzug, erkältet sich leicht. Aber ein starkes Verlangen angefächelt zu werden, frische Luft zu bekommen. Will das Fenster offen haben.

Gehemmte Entwicklung. Schlechtes Wachstum. Schmalbrüstigkeit. Zwergwuchs.

Äußere Ödeme. Polypen. Gangrän. Anämie. Chlorose.

Unterdrückte Gonorrhöe.

Reaktionsmangel.

MODALITÄTEN:

< durch Berührung.

< durch Ausstrecken.

< durch Hochziehen der Beine.

< durch Neigen des Kopfes nach vorne.

< durch Luftzug.

< durch oder nach Kaltwerden, Abkühlen.

< durch Ausgesetztsein der Sonne.

< durch Bettwärme und Zimmerwärme.

< bei trockenem Wetter.

< bei kaltem, nassem Wetter

< beim Nahen und während eines Sturmes, Gewitters.

< bei zunehmendem Mond.

< nach Mitternacht.

< am frühen Morgen nach 4 Uhr.

< in den frühen Morgenstunden.

< untertags, von Sonnenaufgang bis Sonnenuntergang.

> durch kalte, frische Luft.

> im Freien.

> am Meer.

> durch Baden im Meer.

> durch Weinen.

> bei Bewegung.

> durch Liegen auf dem Gesicht, Bauchlage, Knie-Ellenbogen-Lage.

> nach dem Schlaf.

> bei Regen.

> bei feuchtem, nassem Wetter.

> abends von 18-21 Uhr, besonders um 21 Uhr.

MERCURIUS SOLUBILIS

Der Produktionschef eines privaten Fernsehsenders ließ Herrn Mercurius rufen, der gleichzeitig als Korrespondent für den Kulturbereich und als Regisseur für Dokumentarfilme eingesetzt war. Herr Mercurius erfreute sich seit Jahren der Hochachtung seiner Vorgesetzten als auch großer Beliebtheit beim Publikum. Er war bekannt für seine Beweglichkeit und Intelligenz. Keiner konnte so geschickt und in so kurzer Zeit soviel Wissen zusammentragen wie er. Außerdem besaß er eine hervorragende Kombinationsfähigkeit und konnte sich mit allen Bevölkerungsschichten gleichermaßen gut verständigen. Herr Mercurius hatte vorher jahrelang die Tätigkeit eines Diplomaten ausgeübt, wobei er durch seine Offenheit und Objektivität außerordentliche Erfolge errungen hatte.

Nun saß Herr Mercurius etwas interesselos und mit Unbehagen dem Produktionschef gegenüber, der gleich zur Sache kam: "Herr Mercurius, da sie es immer sehr schätzten, völlig neue Eindrücke zu gewinnen, haben wir dieses Mal eine besondere Spezialität für Sie. Wir haben beschlossen, eine fünfteilige Sendung über die Ureinwohner der Erde zu produzieren. Da kämen zum Beispiel die Innuit in Nordamerika in Frage, dann die Tuareg in Afrika, die Aboriginals in Australien ..."
"Wen interessiert denn so ein Zeug?" unterbrach Herr Mercurius.
Der Produktionschef war durch den boshaften Ton ziemlich irritiert. "Nun, vor allem das Fernsehpublikum. Aber es sollte natürlich auch die Personen interessieren, die die Serie herstellen, zum Beispiel Sie, Herr Mercurius. Sie klingen allerdings wenig begeistert."
Herr Mercurius murmelte etwas vor sich hin, dann stöhnte er laut und meinte zaghaft: "Ich kann es schon machen. Aber das viele Hin und Her, das dauernde Reisen, die wechselnden Eindrücke, die verschiedenen Kulturen, Sitten und Sprachen gehen mir einfach auf die Nerven."
"Das ist aber eigenartig. Früher war es doch gerade das, was Sie faszinierte!" staunte der Vorgesetzte.

Es dauerte ziemlich lange, bis er endlich eine Antwort erhielt. "Ich werde eben langsam älter." lächelte Herr Mercurius albern.

Als Herr Mercurius mit einem seiner Kameraleute sprach, äußerte er sich ziemlich erregt: "Stell dir mal vor, zuerst werden wir bei 60 Grad oder mehr in der Wüste geröstet, dann lungern wir bei Eiseskälte in den Iglos herum und ernähren uns von gefrorenem Fisch. Das ist doch kein Leben!"

"Nanu, Quecksi, was ist denn mit dir los?" fragte ihn der Kameramann. Der Spitzname für Herrn Mercurius war die Abkürzung für Quecksilber, denn in seiner guten alten Zeit war er überaus lebendig und agil gewesen. "Ich ertrage das alles nicht mehr. Der Temperaturwechsel macht mir schon hier zu schaffen. Schon ab Mai ist es mir zu warm auf meinem Balkon, aber ich soll neue Eindrücke in der Wüste suchen. Außerdem ist es mir im Sommer selbst auf dem Wendelstein zu kalt. Was soll ich dann in Alaska oder Kanada, oder weiß der Teufel, wo diese Eismenschen herumrennen!" rief Herr Mercurius überaus erregt.

Wenn Herr Mercurius früher in Eile war, schaffte er dabei ein großes Arbeitspensum. Jetzt aber befand er sich in einer noch größeren Hektik, brauchte aber mindestens doppelt so lange für einen Arbeitsablauf wie früher. Er wirkte immer chaotischer und sprach ziemlich hastig und unbesonnen, wobei er dauernd Fehler machte. Seine Toleranz grenzte sich immer mehr ein, was besonders bei den Dreharbeiten im Ausland zum Problem wurde. Zuerst bemängelte er das Klima, dann die Verpflegung, das Drehbuch, die Darsteller, das Team, die Zuschauer, einfach alles. Sein Team hatte immer noch nicht bemerkt, daß Herr Mercurius sich dermaßen verändert hatte und erwartete in vielen Situationen dessen gewohntes Verhalten, wobei sie einige Überraschungen erwarteten.

Herr Mercurius murmelte: "Die folgende Szene drehen wir morgen mittag." Der Kameramann sah ihn verdutzt an: "Aber mittags wolltest du doch noch nie solche Aufnahmen machen, weil das Licht..."
"Was ich früher wollte, interessiert mich nicht!" unterbrach ihn der Regisseur streitsüchtig.
"Aber Quecksi, du mußt doch zugeben, daß um diese Tageszeit..."
"Ruhe! Wer ist hier der Regisseur?" brüllte er hysterisch. "Es wird so

gemacht, wie ich es will! Verstanden?"
"Ja, Herr Diktator."
Daraufhin war Herr Mercurius so wütend, daß er seinen Kameramann erstochen hätte, wenn er zur rechten Zeit ein Messer zur Hand gehabt hätte.

Als Herr Mercurius eines nachts erschreckt im Schlaf hochfuhr, weil er das Gefühl gehabt hatte, daß Räuber um seinen Iglu schlichen, stand er erregt auf und blickte argwöhnisch nach draußen. Es war Vollmond, deshalb konnte er alles gut überblicken. Nichts rührte sich. Er war unzufrieden und hielt sich nur mit größtem Widerwillen in dieser Wildnis auf. Seufzend dachte er an zu Hause und spürte ein starkes Heimweh in ihm aufsteigen. Dann nahm er seinen Pelzmantel und ging hinaus. Als er eine Weile dagestanden hatte, ohne sich zu bewegen, hörte er gedämpfte, aber dennoch sehr deutliche Stimmen aus einem der anderen Iglus.
"Meinst du, daß der Mercurius noch alle Tassen im Schrank hat?"
"Bestimmt nicht."
"Der benimmt sich völlig chaotisch. Zuerst ist er wütend wie eine wilde Sau, dann lacht er drauf los wie nach einem komischen Witz. Das ist doch mehr als albern."
"Ich glaube, der spinnt nur so, weil er ganz genau merkt, daß er langsam seinen Verstand verliert."
"Wie meinst du denn das?"
"Na ja, erstens verspricht er sich andauernd. Dann ist er manchmal so total unentschlossen und verwirrt, so als ob er alles vergessen hätte. Wenn man ihm eine Frage stellt, guckt er wie ein Schaf und gibt ewig keine Antwort. Und obwohl wir schon drei Wochen hier sind, findet er immer noch nicht seinen Iglu. Er rennt immer in den falschen."
"Weißt du, was mich an ihm am meisten stört?"
"Hm?"
"Wenn er den Mund aufmacht! Erstens: weil er nur noch Blödsinn redet, zweitens: weil man einen Regenschirm braucht, um seine feuchte Aussprache abzufangen, drittens: weil er einen ganz abscheulichen Mundgeruch hat."
"Ha, ha, ha. Seine Schweißabsonderungen sind aber auch nicht ohne!"

Der Regisseur taumelte benommen in seinen Iglu zurück. So meinte er wenigstens, denn einige Frauen schrieen entsetzt auf. Er murmelte eine

Entschuldigung und fand schließlich doch noch seine eigene Behausung. Er war völlig verzweifelt und wollte sich umbringen. Zuerst dachte er an Selbstmord wegen dieser unerhörten Beleidigung, dann wollte er nicht mehr weiterleben, weil er Angst hatte, verrückt zu werden. Zuletzt aber machte er gar nichts, weil er sich im Freien schrecklich erkältet hatte.

Als er am nächsten Morgen geweckt wurde, redete er im Delirium. Man brachte ihn so schnell es ging in die nächste Stadt. Dort wurde Herr Mercurius gründlich untersucht. Er war zwar schwer, aber nicht lebensgefährlich krank, und so hielt man es für besser, ihn mit dem nächsten Flugzeug nach Hause zu schicken. Herr Mercurius brachte die Stewardessen zur Verzweiflung. Bald verlangte er nach Decken, weil er fror, bald warf er sie in hohem Bogen von sich, weil er unerträglich schwitzte. Da Herr Mercurius Junggeselle war, hatte sein Arbeitgeber veranlaßt, ihn gleich vom Flughafen zur weiteren Versorgung ins Krankenhaus zu bringen.

Dort mühte sich eine Krankenschwester vergeblich mit ihm ab. Bedingt durch seine Krankheit verbreitete er einen haarsträubenden Geruch, so daß niemand auf die Idee kam, ihm freiwillig zu nahe zu kommen. Dennoch beschimpfte er das gesamte Pflegepersonal einschließlich der Ärzte als Feinde und machte in seinem Delirium einen ziemlichen Terror, wenn sich nähere Kontakte nicht vermeiden ließen. Die Krankenschwester sprach mit ihm wie mit einem kleinen Kind: "Da ist jemand, der zu Ihnen will, Herr Mercurius."
"Nein, nein! Feinde raus!"
"Wo denken Sie denn hin! Es ist ein Freund."
"Nein, das kann nicht sein! Ich habe keine Freunde. Aber ich habe viele, viele Feinde. Ich will niemanden sehen!"
"Eigentlich ist es gar kein Freund. Es ist jemand aus ihrer Familie."
"Wer ist es? Was will er?"
"Er will wissen, wie es Ihnen geht, und er möchte Ihnen ganz nahe sein."
Da er die Krankenschwester nicht näher treten ließ, legte sie ihm schelmisch lächelnd einen Gegenstand auf die Bettdecke. Herr Mercurius nahm ihn vor Schwäche zitternd zu sich und beäugte ihn argwöhnisch von allen Seiten. Dann murmelte er: "Wie kommt ein Quecksilber-Fieberthermometer in unsere Familie?"

WESEN:

Im Positiven zeichnet sich der Mercurius-Typ durch große Beweglichkeit und Dynamik aus. Er hat die Fähigkeit zu einer raschen Unterscheidung der Dinge, trifft Zuordnungen mit viel Sicherheit und verfügt über eine gute Kombinationsgabe. Er ist flink, wendig, wißbegierig und intelligent. Aufgrund dieser Qualitäten versteht er es, sich gegenüber etwaigen schädigenden Fremdeinflüssen zu behaupten. Seine Spontaneität und schnelle Auffassungsgabe, gepaart mit einer Offenheit für alles Neue, machen ihn überaus lernfähig. Unbekannten Dingen tritt er mit Verwunderung, Staunen und Ehrfurcht entgegen. Seine bemerkenswerte Beweglichkeit verhilft ihm dazu, sich auf verschiedenen Ebenen mit gleicher Sicherheit zu bewegen, ohne daß er sich selbst auf eine dieser Ebenen festlegen würde. Diese Fähigkeit prädestiniert den Mercurius-Menschen, objektiv zwischen den diversen Ebenen als Vermittler tätig zu sein. Er bringt persönliche und emotionale Belange auf einen objektiven Nenner, um sich mit anderen austauschen zu können.

Wer einmal den gesunden Mercurius-Menschen verstanden hat, weiß auch, wie sich der kranke verhält. Die genannten Eigenschaften können sehr überzogen sein, wenn der Patient z. B. durch eine permanente Eile angetrieben, in Ruhelosigkeit und Nervosität hin- und herhetzt. Die übertriebene Hast zeigt sich auch in seiner Sprache. Da er überaus schnell redet, neigt er dazu, sich oft zu versprechen. Wie Quecksilber schnell auf Reize reagiert, so ist auch der Patient überempfindlich, leicht erregbar und schreckhaft. Es kann aber auch sein, daß der Patient apathisch, desinteressiert und geistig träge, vergeßlich und verwirrt ist. Sein Verhalten ist sehr variabel und mag durchaus an ein Thermometer erinnern, denn auch Weinen kann plötzlich mit Lachen wechseln.

Die Krankheit des Mercurius-Patienten tritt langsam und unmerklich auf. Der Patient kann sich allmählich nicht mehr gegen Fremdeinflüsse wehren, weil seine Abwehrkräfte aufgezehrt sind. Er kann neue Eindrücke nicht mehr verarbeiten und bekommt Angst, überflutet zu werden. So zeigt er ein abweisendes Verhalten und wird unzufrieden. Nur mit Widerwillen läßt er sich auf etwas Neues ein, weshalb er widerspenstig und streitsüchtig wird. In seiner großen Empfindlichkeit benimmt er sich oft ziemlich albern, mürrisch und argwöhnisch.

Da der Patient wie ein Thermometer auf den kleinsten Reiz reagiert, was ihn nach und nach immer chaotischer werden läßt, bleibt ihm zuletzt nur die Möglichkeit der totalen Eingrenzung. Von dem ehemals großen Teppich, auf dem er sich so leichtfüßig bewegte, bleibt ihm zum Schluß nur noch ein Strang, auf dem er verzweifelt herumbalanciert. Um sich zu schützen, hat er seine ehemalige Offenheit gegen ein ängstliches Leben, von einem engen Zaun umgrenzt, ausgetauscht. Der Patient kann keine Toleranz gegenüber störenden Einflüssen zeigen, weil er zu empfindlich geworden ist. Aus diesem Grunde zeigt er sich diktatorisch und beharrt auf seinem Willen, ohne Widerspruch zu erdulden. Seine Impulse, bei Widerspruch einen anderen zu töten, entstehen nur als Selbstschutz.

Die zunehmende Furcht des Mercurius-Patienten ist verständlich, wenn man seinen gezwungenen Rückzug betrachtet. Im gesunden Zustand hat er eine erstaunliche Offenheit und Objektivität für alles Unbekannte entwickelt, wobei er den Zaun dessen, was er integrieren konnte, immer mehr erweitert und nach außen verlagert hat. Durch seine geschwächte Reaktionskraft zieht er jedoch den Zaun immer enger, wobei alles außerhalb Liegende ihm Angst bereitet. Das ist auch der Grund, weshalb er sich zuletzt nur noch von Feinden umgeben fühlt.

Der Patient fürchtet sich vor Räubern, aber auch vor Geisteskrankheit. Da er aufgrund seiner zunehmenden Schwermut eine Neigung zu Selbstmord entwickelt, fürchtet er, eines Tages Selbstmord zu begehen. Wenn er ein offenes Fenster oder ein Messer sieht, entstehen sofort Impulse, sich auf diese Weise zu töten. Nachdem der Verstand des Patienten immer langsamer geworden ist, stellen sich nach und nach eine Gedächtnisschwäche, Benommenheit, Vergeßlichkeit, Verwirrung und Stumpfsinnigkeit ein.

GEMÜT:

Ruhelosigkeit. Der Patient wechselt immer von einem Platz zum anderen. Eine ängstliche Ruhelosigkeit. Ruhelosigkeit kommt abends, besonders um 20 Uhr und nachts. Im Bett wirft er sich hin und her. Ruhelosigkeit bei Kindern.

Mürrisch, schmollend. Abneigung zu sprechen. Mißtrauisch und argwöhnisch. Tadelt andere. Ist immer unzufrieden mit allem. Streitsüchtige Laune.

Erregung, Aufregung und große Reizbarkeit. Erschrickt leicht. Ist sehr sensibel, überempfindlich.

Furcht, besonders nachts. Fürchtet sich, verrückt zu werden. Furcht vor Geisteskrankheit, drohendem Tod oder vor Selbstmord.

Angst, besonders abends, nachts oder vor dem Stuhlgang. Angst mit Furcht. Gewissensangst, Schuldgefühle. Tadelt sich selbst.

Depression, Traurigkeit, Schwermut. Gleichgültigkeit gegenüber allem. Schüchternheit.

Besorgnis. Heimweh.

Widerwillen und Abscheu vor dem Leben. Todesahnung.

Jammern, Klagen, Stöhnen und Seufzen. Weinerliche Stimmung, Wimmern und Winseln. Weinen abwechselnd mit Lachen.

Hastige, eilige und schnelle Sprache, oft unverständlich. Stotternde, stammelnde Sprache. Macht Fehler beim Sprechen. Es kann zum Verlust der Sprache kommen. Antwortet auf Fragen sehr langsam. Schwierigkeiten beim Verstehen. Allgemein schwierige Konzentration.

Verwirrung des Geistes. Vergeßlichkeit.

Gedächtnisschwäche. Verlust der Willenskraft. Imbezillität.

Unbeständigkeit der Gedanken, mit ständigem Abschweifen. Ist völlig ungeeignet zum Meditieren.

Geisteskrankheit. Psychosen, besonders bei Trinkern. Raserei. Delirium, hauptsächlich nachts. Rasendes Delirium oder im Delirium leises Gemurmel, Brummen. Manische Anfälle. Delirium tremens.

Beschwerden durch: Erschrecken. Kränkung, Enttäuschung.

ALLGEMEINES:

Innerlich und äußerlich brennende Schmerzen. Nagende Schmerzen. Stechende Schmerzen äußerlich und innerlich, die auswärts gehen. Innerlich schneidende oder reißende Schmerzen.

Knochenschmerzen, besonders nachts; bohrende, stechende oder reißende Schmerzen. In Gelenken stechende Schmerzen. In Muskeln krampfende, reißende oder stechende Schmerzen. Muskelkrämpfe.

Stechende, reißende oder drückende Drüsenschmerzen.

Gefühl der Verrenkung oder arthritische Schmerzen in den Gelenken. Rheumatische Entzündungen. Rheumatische Schmerzen mit reichlicher Schweißbildung, die keine Erleichterung bringt.

Die Beschwerden sind allgemein schlechter abends, nachts, im Freien. Im-Bett-Liegen verschlechtert. Kann nicht auf der rechten Seite liegen.

Ruhelosigkeit des Körpers. Äußerliches Zittern und Zucken. Starke Bewegung in den Gliedern, mit Schmerzen in den Gelenken, hauptsächlich am Abend.

Reichliche Schweißbildung, besonders nachts. Schweiß erleichert nicht. Der Schweiß ist kalt, klebrig und ölig. Der Geruch ist sauer, stinkend, übel. Kalter Schweiß besonders während des Essens. Schweißentwicklung besonders an leidenden Teilen. Der Schweiß färbt die Wäsche gelb.

Gefühllosigkeit, Taubheit, besonders in einzelnen Teilen, Gliedern.

Lähmung der verschiedensten Glieder. Tetanische Steifheit und tonische Krämpfe.

Äußerliches Zusammenschnüren, besonders der Körperöffnungen.

Außerordentlich physische Reizbarkeit. Empfindlichkeit aller Organe. Sehr berührungsempfindlich, besonders an Nase und an Augen.

Sehr sensibel, reagiert auf den kleinsten Wechsel. Verträgt weder Wärme noch Kälte und leidet unter Temperaturschwankungen. Benötigt ein beständiges Klima. Zieht sich ständig an und wieder aus, im Bett deckt er sich auf und zu. Verträgt keinen Luftzug. Erkältungsneigung.

Starkes Zittern der Hände, Arme, des Oberkörpers und Kopfes, bedingt durch Schwäche und Erschöpfung. Allgemein Zittern und Erschöpfung nach Stuhlgang.

Allgemeine Müdigkeit. Schwäche, besonders in den Gelenken. Die Schwäche tritt sehr stark nach dem Stuhlgang oder durch Schwitzen auf.

Schneller Kräfteverlust. Abmagerung des ganzen Körpers.

Blaß-gelbliches Gesicht. Blässe, weiße Farbe an sonst geröteten Körperteilen.

Ödematöse Schwellungen.

Bei Entzündung Schwellungen und Geschwüre, die grau, aschig, fettig aussehen. Es kommt schnell zu Eiterungen mit reichlichem, grün-gelbem Eiter. Abszeß, blutig und mit grünlichem Eiter.

Nach Entzündungen Stenosen, Strikturen und Zusammenziehungen.

Drüsenschwellung. Drüseneiterung. Drüsenabszeß. Ein Pulsieren in den Drüsen.

Schlecht heilende, eiternde Wunden. Hämorrhagien. Innere Blutungen.

Der Puls kann beschleunigt, erhöht und intermittierend sein.

Vermehrter Speichelfluß, aus dem Mund laufend. Allgemein erhöhte Drüsensekretion. Scharfes, wundmachendes Sekret.

Neigung, Kieselsteine in den Mund zu stecken oder Exkremente aufzuessen.

Knochenkaries. Knochenerweichung. Knochennekrose. Rachitis. Ostitis. Anämie.

Halsschmerzen sind abends, besonders gegen 21 Uhr, schlechter.

Nachts allgemein schlechter (gilt für alle Symptome). Schmerzen treiben ihn aus dem Bett (Schmerzen, besonders in Knochen, wie z. B. Schienbein und Finger).

Beschwerden durch: Unterdrückte Gonorrhöe. Unterdrückten Fußschweiß.

MODALITÄTEN:

< durch Hitze.

< durch warme Luft.

< durch Bettwärme.

< durch Warmwerden.

< durch Wetterwechsel von warm zu kalt.

< durch Kälte.

< an frischer Luft.

< durch Einatmen von kalter Luft.

< durch Luftzug.

< durch Abkühlen, Kaltwerden.

< während eines Katarrhs.

< durch Schneuzen.

< durch künstliches Licht.

< durch die leichteste Berührung.

< durch Druck.

< durch Liegen im Bett.

< durch Liegen auf der rechten Seite.

< durch Bewegung, Gehen, geringste Anstrengung.

< während des Schwitzens.

< vor und während Stuhlgang.

< nach dem Urinieren.

< nach dem Essen.

< nach dem Trinken.

< vor dem Einschlafen.

< vor und im Schlaf.

< abends von 18-21 Uhr.

< nachts von 21-5 Uhr.

> durch Ruhe.

> durch Koitus.

> durch Weinen.

NATRIUM MURIATICUM

Muriat war das zweite Kind der Familie Natrium, die in einer Bergstadt im Mittleren Osten beheimatet war. Muriats Schwester war ein zartes, zerbrechliches und hilfloses Wesen, weshalb sie besonders auf die Fürsorge ihrer Eltern angewiesen war. Obwohl zwei Jahre jünger, zeigte sich Muriat schon im Kleinkindalter stark, sehr verantwortungsbewußt und relativ selbständig. Er lernte spät zu sprechen, sagte dafür aber gleich ganze Sätze. Weil er seinem Alter entsprechend ein hohes Bewußtsein zeigte und fähig war, ohne Hilfe auszukommen, wurde er von seiner Familie nicht mit besonderer Aufmerksamkeit bedacht. Muriat lernte sehr früh, sich wie ein Erwachsener zu verhalten und sich um all das zu kümmern, was er in seinem Alter bereits selbständig erledigen konnte. Er beschützte nicht nur seine Schwester, wenn es unter Spielkameraden hoch herging, sondern ging zum Einkaufen, bereitete das Frühstück und schürte während der Abwesenheit seiner Eltern schon als Fünfjähriger das Herdfeuer.

Geriet Muriat mit seiner Schwester in Streit, brauchte sie nur hysterisch loszuheulen, und schon bekam er einige Schläge verpaßt. Aus welchem Grund auch immer, Muriat war immer der Schuldige und wurde bestraft. Da er streng erzogen wurde, war er für sein Alter viel zu ernst und von etwas schwermütigem Wesen. Anfangs bemühte er sich immer noch vergeblich, sich zu rechtfertigen und seine verletzten Gefühle zu zeigen. Aber langsam lernte Muriat, nichts mehr zu sagen und sich immer mehr zu verschließen, da ihn sowieso keiner verstand. Dadurch entwickelte er immer mehr Haß in sich und wurde zu einem stillen Eigenbrötler. Wo immer er sich aufhielt, vermied er es resigniert, irgendetwas zu verlangen, da er Kränkungen und Demütigungen fürchtete.

Machte die Familie einen Verwandtenbesuch, blieb Muriat zu Hause, sofern ihm das gestattet wurde. Er zog es vor, alleine zu sein, anstatt sich notgedrungen in Gesellschaft aufzuhalten. Meist verbrachte er diese Zeit damit, in melancholischer Stimmung Familienfotos anzusehen und mit quälenden Gedanken an vergangenes Leid kummervoll vor sich hinzuschluchzen. Während Muriat unmittelbar nach einer Kränkung so verstockt war, daß er gar nicht weinen konnte, wurde er oft ohne Anlaß unwillkürlich in eine weinerliche Stimmung versetzt. Schenkte man Muriat Trost, so steigerte er sich in eine furchtbare Reizbarkeit.

Manchmal spürte er so etwas wie Eifersucht, wenn seine Schwester stets bevorzugt wurde. Aber im Grunde genommen verstand er, daß sie in ihrer Hilflosigkeit und Unselbständigkeit mehr Beistand brauchte als er. Dagegen waren die Enttäuschungen, Beleidigungen und Demütigungen, die er durch die Eltern erlitt, für ihn viel schlimmer als alles andere. Die hartnäckigen Gedanken an die erlittene Schmach konnten ihn sowohl bösartig, zornig und gehässig als auch lebensüberdrüssig machen. Obwohl er so verschlossen wirkte, war er sehr sensibel, und gerade diese Feinfühligkeit veranlaßte ihn, keinen anderen Menschen zu verletzen. Muriat besaß auch Freunde, hatte jedoch in allen Freundschaften reichlich Distanz. Er hielt seine Gefühle zu sehr unter Verschluß und war zu kritisch und tadelsüchtig, um eine tiefere Verbundenheit und Vertrautheit zuzulassen und sich vorbehaltlos Freundschaften zu öffnen.

Muriat wurde zum Offizier ausgebildet, und solange er sich im Hochland zwischen 2000 und 3000 m über dem Meeresspiegel aufhalten konnte, wo es nie zu warm wurde, fühlte er sich relativ wohl. Die Sommer waren für ihn gerade noch erträglich und die Winter waren ihm angenehm. Während der frostigen Jahreszeit konnte es sogar vorkommen, daß Muriat sich ins Freie setzte, um die Sonnenstrahlen zu genießen, vor denen er im Sommer floh. Nach und nach entwickelte er eine zunehmende Unverträglichkeit gegen Hitze, was ihm zur Qual wurde, als er mit 25 Jahren schließlich in eine Wüstenstadt versetzt wurde. Wenn das Thermometer über die 20-Grad-Marke stieg, verschaffte sich Muriat oft Erleichterung, indem er sich vor den offenen Eisschrank postierte, um sich abzukühlen. Bei Temperaturen über 30 Grad stellte sich Muriat samt Kleidung unter die kalte Dusche, um anschließend in den nassen Kleidungsstücken länger frisch zu bleiben.

Hätte Muriat keine sportliche Ausarbeitung gehabt, so wäre er vermutlich zu einem stattlichen Koloß geworden, denn er hatte stets einen Bärenhunger.

Er vertilgte Unmengen an Suppen, aber auch an Nudeln und Brot, obwohl er letzteres immer schlechter vertrug. Das Brot spülte er mit einigen Litern Mineralwasser hinunter, denn die prickelnde Kohlensäure schien ihm im Gegensatz zum Brot sehr gut zu tun. Noch lieber war es ihm natürlich, wenn er Sekt trinken konnte, aber dazu hatte er leider nicht genug Geld und Gelegenheit. Muriats spezielles Essensverhalten war unter seinen Kollegen hinreichend bekannt. Da in der Militärkantine jeder sein Essen zugeteilt bekam, nahmen Muriats Kameraden, die keinen großen Hunger hatten, dennoch je eine Suppe, ein Hauptgericht und einen Schokoladenpudding zu sich. Vor- und Nachspeise übergaben sie anschließend Muriat, der bereits danach lechzte. Ehe er sich dann über das Essen stürzte, salzte er alles - mit Ausnahme der Desserts - kräftig nach, ohne es vorher probiert zu haben.

Muriat blieb oft allein und schwermütig zurück, wenn seine Kameraden ausgingen, denn Vergnügungen interessierten ihn nicht. Stattdessen zog er sich in sein Zimmer zurück, hörte sentimentale Musik oder sah sich schnulzige und traurige Filme im Fernsehen an, wobei er häufig so gerührt war, daß er weinte. Auch wenn es nur ein Film war, Muriat konnte alle Emotionen der anderen gut verstehen. Aber nicht nur im Film zeigte er Verständnis für andere Menschen, auch im täglichen Leben hatte er immer Mitgefühl und zeigte ein hohes Maß an Objektivität, solange er selbst nicht verletzt oder beleidigt wurde. Die Zeiten der Einsamkeit und des Rückzugs waren sehr wichtig für Muriat. Er brauchte Gelegenheit, um sich in aller Stille mit den erlittenen Enttäuschungen und seinem Gram zu beschäftigen und sich Gedanken um seine zukünftige Entwicklung zu machen.

Da Muriat aufgrund seiner unerfreulichen Kindheitserlebnisse sehr stark auf Liebesenttäuschung fixiert war, wich er gegengeschlechtlichen Kontakten zunächst erfolgreich aus. Er wußte zwar, daß er Zuneigung brauchte, jedoch suchte er eine Beziehung, die ihn nicht so intensiv verletzen oder enttäuschen konnte. Lange Zeit war er sich nicht darüber klar, wie und wo er eine solche Liebe finden konnte. Er ahnte nur, daß er nicht mehr allzu lange warten durfte, da sich wegen seines starken Haarausfalls Stirn und Schläfen bereits rasch zu lichten begannen. Außerdem entsprach seine körperliche Verfassung nicht mehr seinen Vorstellungen eines zackigen Offiziers auf

Brautsuche, klagte er doch bereits über heftige Rückenschmerzen und fühlte sich morgens beim Aufwachen ziemlich schlecht und kraftlos.

Als er sich eines Tages einer europäischen Touristin bei einer Wagenpanne behilflich erwies, war es Liebe auf den ersten Blick. Sie verstanden sich trotz anfänglicher Sprachschwierigkeiten ausgezeichnet. Weder die kulturellen, noch die religiösen Unterschiede konnten sie daran hindern, ihre Beziehung zu vertiefen. Es war schon eher ein Problem, daß die Dame verheiratet war. Da hieß es zunächst also abwarten, obwohl ihn diese Tatsache sehr unzufrieden stimmte. Nachdem Muriats Freundin wieder nach Europa zurückgekehrt war, schrieben sie sich eine Flut von Liebesbriefen, unterbrochen durch gelegentliche Telefonate.

Muriat hatte unbewußt genau das gefunden, was er brauchte und wonach er sich sein Leben lang gesehnt hatte. Er konnte sich geliebt fühlen und war aufgrund der Entfernung von über 5000 Kilometern nie ernsthaft in Gefahr, emotionale Verletzungen ertragen zu müssen. Selbstverständlich wäre etwas mehr Nähe manchmal sehr wünschenswert gewesen, aber daran mußte Muriat sich gewöhnen. Die große Entfernung sorgte dafür, daß er seine große Liebe nur zwei- oder dreimal jährlich treffen konnte. Den Rest der Zeit verbrachte er teils mit romantischem, teils mit schmerzvollem Sehnen. Bei so vielen Hindernissen mußte Muriat nicht allzu schnell mit einer endgültigen Lösung rechnen. Und sollten alle Stricke reißen, gab es in seinem Lande schließlich noch ein Gesetz, das die Ehe zwischen Offizieren und Ausländerinnen unter Androhung von Gefängnisstrafe verbot.

WESEN:

Der Natrium-muriaticum-Patient muß oft schon in der Kindheit die Zuneigung entbehren, derer er so dringend bedarf. Er wird streng oder mit wenig Fürsorge erzogen und muß seine kindhafte Seite unterdrücken, da die Eltern zuviel Gewicht auf Pflicht und Verantwortung legen. Schon früh zu Gehorsam und Disziplin angehalten, wird er um seine Kindheit gebracht. Das Kind hat nicht gelernt, sich in Beziehungen wohl und sicher zu fühlen, deshalb wird es ernst und verschlossen und legt die Betonung auf praktische Werte. Da es schon früh zu selbständigem Handeln fähig ist, wird es weniger umsorgt und umhegt, als dies erforderlich wäre. So entwickelt es sich eigenständig und verantwortungsvoll, zeigt viel Verständnis und innere Stärke.

Die emotionale Verletzlichkeit des Natrium-muriaticum-Patienten ist enorm. Sobald er spürt, daß seine Erwartungen bezüglich der notwendigen und gewünschten Zuneigung nicht erfüllt werden, zieht er sich beleidigt und enttäuscht immer mehr zurück und wagt es nicht mehr, seine Bedürfnisse aus Angst vor weiterer Zurückweisung zu äußern. Da er sich unverstanden fühlt, behält er lieber alles in stillem Kummer bei sich, als sich anderen anzuvertrauen. Außerdem ist ihm mit Trost nicht gedient, da dieser seinen Zustand nur noch verschlimmert. Nach Enttäuschungen kann er der Welt nicht mehr vorbehaltlos und unbekümmert begegnen. Er kann Zurückweisungen und Demütigungen nicht vergessen, weshalb sich innerlich Gefühle wie Haß, Trauer, Zorn und Ärger anstauen.

Gerade weil er selbst so verletzbar ist, ist es dem Natrium-muriaticum-Patienten ein großes Anliegen, seine Mitmenschen vor Verletzungen und Demütigungen zu bewahren. Er ist sehr empfindlich, kann sich gut in andere einfühlen und zeigt viel Verständnis und Respekt vor deren Gefühle. Aber er hütet sich aus Angst vor Zurückweisung und weiterem Kummer vor zuviel gefühlsmäßigem Engagement, obwohl er sich sehr nach Zuneigung sehnt. Seine unerfreulichen Erinnerungen veranlassen ihn zum Rückzug, um nicht weiteren emotionalen Verletzungen ausgesetzt sein zu müssen. Die Enttäuschung kann so tief in ihm wurzeln, daß er sich erst wieder öffnet, wenn sich jemand sehr intensiv um ihn bemüht. In diesem positiven Falle kommen seine angestauten Gefühle zum Durchbruch und der Patient kann sich endlich seiner tiefsitzenden Ängste und Frustrationen entledigen.

Aber meistens wird er aus Angst vor Verletzlichkeit Beziehungen suchen, die er aus irgendwelchen Gründen nicht ganz einzugehen braucht. So verliebt er sich entweder in nicht greifbare Personen oder er wechselt die Objekte seiner Zuneigung in rascher Folge ohne besonderes emotionales Engagement. Es kann auch sein, daß er seine Gefühle jahrelang auf eine Person richtet, die davon nicht die geringste Ahnung hat, weil er seine Liebe aus Angst vor Zurückweisung geheim hält. Häufig sehnt er sich auch nach einer verlorenen Liebe zurück, womit seiner Suche nach der unmöglichen Liebe die Krone aufgesetzt wird.

Um sich vor anderen verschließen zu können, entwickelt er den Wunsch nach Einsamkeit. Unfähig, unangenehme vergangene Erlebnisse zu verarbeiten, verweilt er beim Alleinsein in Gedanken an früheres Leid. Förmlich auf Liebesenttäuschungen fixiert, leidet er still und verzweifelt vor sich hin. Zur Untermalung seines Kummers läßt er traurige Musik oder sentimentale Filme auf ihn rieseln. Es kann aber auch sein, daß er sich mehr mit vernünftigen und praktischen Themen beschäftigt und den Gefühlsbereich völlig unterdrückt.

Durch die Unterdrückung seiner Gefühle kann eine Spannung in ihm entstehen, die ihn zu anhaltender Reizbarkeit führt. Die Emotionen bringen sich somit unkontrolliert und unerwünscht in sein Leben ein. Der Patient wird dann überempfindlich und ist nicht mehr fähig, einen kleinen Scherz oder Spaß zu ertragen. Er ist sehr leicht zu verärgern und zeigt Launen, die von "himmelhochjauchzend" bis "zu Tode betrübt" reichen. Ist letzteres der Fall, so können seine körperlichen Symptome in den Hintergrund treten, d. h. sein enormes Verlangen nach Salz oder seine Unverträglichkeit gegen Hitze verschwinden zu Lasten der emotionalen Ebene.

Konzentriert sich der Patient zu sehr auf seine Vergangenheit, indem er auch den Kontakt mit Menschen immer mehr meidet, führt das Gefühl der Einsamkeit allmählich zu Depressionen und Lebensüberdruß. Es kann auch sein, daß sich der Patient zum Hypochonder entwickelt, wobei er in seiner

Angst vor Krankheit meist einem Reinlichkeitsfimmel verfällt. Verliert er die Kontrolle über sich, brechen oft auf unverschämte Weise jene Emotionen hervor, die der Patient so lange zwanghaft in sich verbarg und unterdrückte.

GEMÜT:

Der Patient fühlt sich aufgrund Kränkung, Enttäuschung, Demütigung, enttäuschter Liebe oder alten, zurückliegenden Enttäuschungen schlecht. Beschwerden durch Schreck, Gram und Kummer.

Verweilt bei vergangenen unangenehmen Ereignissen. Leidet unter quälenden oder hartnäckigen Gedanken und wird verfolgt von unerfreulichen Gedanken. Denken an seine Beschwerden verschlechtert.

Ist in Gedanken versunken, was aus ihm werden soll.

Starke Erregung. Aufregung, besonders abends im Bett, nach schlechten Nachrichten und durch Gefühlsbewegungen.

Sehr sensibel. Überempfindlich auf Geräusche und Musik. Erschrickt leicht und fährt durch Geräusche zusammen. Leichtes Auffahren, wie durch Schreck.

Innere Ruhelosigkeit, Nervosität.

Das Verhalten ist geprägt von stillem Kummer. Jeglicher Trost verschlechtert den Zustand. Untröstlich. Kummer über die Zukunft. Kann nicht weinen bei Kummer.

Weinerliche Stimmung, durch Trost verschlechtert. Weinen, wenn er glaubt, bedauert zu werden. Unwillkürliches Weinen. Stöhnen im Schlaf.

Schüchternheit. Milde.

In großer Eile, macht alles hastig.

Abneigung zu arbeiten.

Abneigung zu sprechen. Schweigsam. Ein Gespräch, eine Unterhaltung verschlechtert. Durch Sprechen kommt es zu geistiger Erschöpfung.

Das Kind lernt nur langsam zu sprechen und zu gehen.

Schwierigkeiten im Denken, geistige Trägheit. Macht Fehler beim Sprechen wie auch beim Schreiben. Benutzt Worte in der falschen Reihenfolge oder sucht aus Vergeßlichkeit beim Sprechen nach Worten.

Verwirrung. Durch geistige Anstrengung entsteht Verwirrung.

Geistige Anstrengung verschlechtert. Bei geistiger Arbeit entwickelt sich eine große Gedächtnisschwäche.

Teilnahmslosigkeit, Gleichgültigkeit. Freudlos und gleichgültig gegenüber Vergnügungen.

Möchte alles alleine machen. Fühlt sich besser, wenn allein. Äußerst große Abneigung gegen Gesellschaft. Unmöglich, in Anwesenheit anderer zu urinieren.

Schlafwandeln. Schlafwandelt, um aus Rache einen anderen Schlafenden zu schlagen.

Erstarrung. Bewußtlosigkeit, die schnell vorübergehen kann. Bewußtlos bei Fieber oder im Fieberfrost. Stupor.

Schwermütig, melancholisch, hypochondrisch. Traurigkeit, hervorgerufen durch ständige Rückkehr unangenehmer Erinnerungen. Die Patientin hat Depressionen besonders vor Menses und auch während Menses. Schwermut bei Fieberfrost oder bei Fieberhitze. Kann nicht weinen während der Melancholie.

Abscheu vor dem Leben, ist lebensmüde.

Hypochondrische Angst. Angst um die Zukunft. Angst, sich etwas zuschulden kommen zu lassen, Gewissensangst. Furcht vor Räubern. Angst beim Erwachen durch schreckliche Träume.

Hysterie. In der Hysterie Ohnmacht.

Unzufriedenheit. Alles paßt ihm nicht, ist kritisch. Tadelt andere und tadelt sich selbst. Bildet sich ein, schlecht auszusehen (beim Schauen in den Spiegel).

Trägt großen Haß in sich. Haß besonders gegenüber Personen, die ihn beleidigten.

Boshaftigkeit. Bösartige Veranlagung.

Sehr reizbar. Trost verschlechtert die Reizbarkeit. Reizbarkeit vor Menses.

Zorn, Ärger. Wenn zornig, bekommt er ein blasses Gesicht.

Beschwerden durch: Ärger mit stillem Kummer. Enttäuschte Liebe. Enttäuschung, Kränkung. Alte, vergangene Enttäuschungen. Demütigung. Gram, Kummer. Schreck.

ALLGEMEINES:

Äußerlich brennende oder wunde, ruckartige oder reißende Schmerzen. Innerlich schneidende oder drückende Schmerzen. Ein Rucken wie bei Konvulsionen.

Äußerliches Pulsieren, das durch Bewegung besser wird.

Innerlich ein Zusammenschnüren, besonders in Gelenken oder an Körperöffnungen. Gefühl der Spannung in Gelenken und Muskeln.

Gefühl, als ob Muskeln und Sehnen verkürzt wären.

Neigung zu Verzerrungen oder Überanstrengung des Rückens. Alte Verrenkungen. Lähmungen.

Große Empfindlichkeit.

Müdigkeit. Innerlich ein Gefühl der Schwere.

Schwäche, die abends am stärksten ist. Schwäche in den Muskeln. Die Patientin empfindet große Schwäche bei Leukorrhöe.

Ohnmacht beim Aufstehen aus dem Bett. Ohnmacht im überfüllten Zimmer. Ein Zimmer voll mit Menschen verschlechtert.

Vermehrte Schleimhautabsonderungen, die durchsichtig, wässerig, eiweißartig, weiß oder schaumig sind.

Neigung zu Blutungen.

Plethora. Blutandrang in Kopf, Brust und Magen, mit kalten Füßen. Blutwallungen, bei geringster Bewegung, verbunden mit Pulsieren am gesamten Körper spürbar. Hitzegefühl.

Anämie. Chlorose.

Erhöhter, schneller Puls, durch Bewegung verschlechtert. Unregelmäßiger, intermittierender Puls.

Durst auf große Mengen. Unstillbarer Durst. Extrem starker Durst während Fieberfrost und Fieberhitze.

Abneigung gegen sowie Verlangen nach Brot. Essen von stärkehaltigen Speisen, Teigwaren verschlechtert. Verlangen nach Salz, jedoch verschlechtert Salzgenuß. Verlangen nach sauren und salzigen Speisen.

Beim Fasten fühlt er sich besser. Beschwerden treten nach dem Essen auf.

Enormer Appetit, Heißhunger mit Abmagerung. Marasmus. Kinder, die abmagern, obwohl sie enorm viel essen. Abmagerung, die sich von oben nach unten ausbreitet.

Das Kind lernt spät zu gehen und zu sprechen.

Lähmung nach Wechselfieber. Folgen von Chinin-Mißbrauch.

Beschwerden an der Meeresküste.

Großes Verlangen nach frischer Luft und sich mit kaltem Wasser zu waschen. Erkältungsneigung.

Fühlt sich schlecht, wenn er der Sonne ausgesetzt ist, wenn er heiß gebadet hat oder nach sexuellen Ausschweifungen.

Besonders vor Menses, aber auch während Menses geht es ihr schlecht.

Widersprüchliche und wechselnde Zustände. Beschwerden treten periodisch auf.

Beschwerden nach unterdrückten Hämorrhoiden.

MODALITÄTEN:

< durch Wärme.

< im Sommer, an der Sonne.

< durch Wetterwechsel von kalt zu warm.

< durch feucht-warmes Wetter.

< durch Berührung, Druck.

< durch physische Anstrengung, körperliche Arbeit.

< durch Bewegung.

< beim Gehen.

< durch Koitus.

< nach Mittagsschlaf.

< durch Sprechen.

< durch Salzgenuß.

< vor Menses (besonders geistige Symptome).

< durch geistige Anstrengung.

< morgens von 5-9 Uhr.

< vormittags von 9-12 Uhr.

< besonders um 10 oder um 11 Uhr.

> durch Abkühlen, Kaltwerden.

> durch Wetterwechsel von warm zu kalt.

> durch Fasten.

> durch Liegen.

> durch Liegen auf der linken Seite.

> beim und nach Schwitzen.

NATRIUM SULFURICUM

An einem sonnigen Sommertag ging Natsulf gleich nach dem Frühstück mit einem Liegestuhl in den Garten, um sich hinzulegen und ein wenig zu lesen. Er hatte sich einige Wochen Urlaub genommen, weil er sich in letzter Zeit ziemlich schlapp fühlte. Besonders am Morgen empfand er eine allgemeine Schwäche, und auch das Frühstücken schien ihm in letzter Zeit nicht gut zu bekommen. Lediglich die frische Luft verhalf ihm zu Wohlbefinden. Kaum hatte er einige Zeilen gelesen, da fielen ihm die Augen zu, und das Buch kippte ihm ins Gesicht. Erschreckt fuhr er hoch und zitterte noch eine ganze Weile, ehe er wieder in den Schlaf versank. Kurze Zeit später quietschte irgendwo ein Gartentor, was Natsulf dermaßen aus den Schlaf schreckte, daß er beinahe gemeinsam mit dem Liegestuhl umgefallen wäre. Natsulf blieb nun schlaflos und betrachtete prüfend seine Wiese. Beim Anblick des feuchten Rasens konnte ihm schlecht werden, weshalb er ernsthaft erwägte, diese ärgerliche feuchte Fläche zu betonieren, sobald er sich wieder wohler fühlte.

"Natsulf, alter Haudegen! Was hängst du so grübelnd herum?" rief eine Stimme hinter ihm. Natsulf schreckte natürlich wieder empor und schaute argwöhnisch in die Richtung des Sprechers.
"Ich bin's, Lachesis, dein alter Freund. Kennst du mich denn nicht mehr?" alberte dieser und ließ gleich einen seiner gefürchteten Lacher hören. Natsulf war es weder zum Lachen noch zum Sprechen zumute, deshalb sagte er gar nichts.
"Wir haben uns ewig nicht mehr gesehen. Ich war gerade in der Nähe, deshalb wollte ich dir gleich einen Besuch abstatten."
Als der Freund lange Zeit ununterbrochen geredet hatte, rief er plötzlich belustigt: "Natsulf, gehst du heute abend auf einen Chinesenball?"
Natsulf war für solche Späße nicht aufgelegt, und man sah ihm an, daß er sich ärgerte. Der Freund bemerkte schließlich den veränderten Zustand Natsulfs und meinte achselzuckend: "Du bist so gelb im Gesicht und

scheinst jede Sekunde noch galliger zu werden. Spaß verträgst du auch keinen. Sei doch nicht so empfindlich! Du kennst mich doch schon seit Jahren und warst nie wegen eines Scherzes beleidigt. Was ist denn los?"

Natsulf erklärte nur kurz angebunden, daß er in letzter Zeit viel Unannehmlichkeiten gehabt habe und neuerdings mit Gelbsucht auf Ärger reagiere.

Da Natsulfs Freund auch gerade Urlaub hatte, bestand er darauf, zusammen für eine Woche ins Gebirge zu fahren, um Natsulf aus seiner Melancholie zu reißen. Natsulf lehnte momentan jegliche Geselligkeit ab, dennoch reagierte er auf diesen Vorschlag mit mehr Gleichgültigkeit als mit Widerstand. Lachesis deutete dies bereits als Zustimmung und redete noch eine Weile wasserfallartig auf Natsulf ein, bis dieser schließlich im wahrsten Sinne des Wortes überredet war.

Natsulf war zu schwach, um größere Bergtouren zu unternehmen, deshalb waren nur leichte Wanderungen mit Übernachtungen auf Berghütten oder im Zelt geplant. Natsulf hatte frühzeitig zu erkennen gegeben, daß er nicht angesprochen werden wollte und auch selbst keine Lust zu Unterhaltungen hatte. Sein Freund gewann zunehmend den Eindruck, daß er einen Fremden vor sich hatte, da Natsulf sich äußerst seltsam verhielt. Als sie zusammen durch blühende Wiesen einem Bach entlangschritten, machte Natsulf einen schwermütigen Eindruck. Wahrscheinlich wußte er nicht, wie er dieses Feuchtgebiet trockenlegen sollte. Beim Anblick eines kleinen Bergsees war er schließlich völlig entmutigt und suchte verzweifelt das Weite.

Auch auf der Hütte war Natsulfs Benehmen unerklärbar. Das Gehen hatte ihn geschwächt und seine Laune nicht gerade gebessert. In den warmen Räumen konnte er es nicht aushalten, aber er fühlte sich auch im Freien vor der Hütte durch die vielen Wanderer gestört. Am schlimmsten wurde es, als eine Gruppe Musikanten auf die Hütte kam. Kaum hatten sie einige Töne gespielt, da begann Natsulf immer trauriger zu werden, bis er schließlich in Schluchzen ausbrach. Zuletzt weigerte er sich, auf dieser Hütte zu übernachten. So blieb ihnen keine andere Wahl, als auf einer Wiese unterhalb der Hütte das Zelt aufzuschlagen.

Natsulf ging durch seine Überempfindlichkeit dem Freund ziemlich auf die Nerven. Zuerst klagte er im Zelt über Ohrensausen, später über Hitzewallungen und zuletzt schreckte er bei jedem Windhauch aus dem Schlaf auf. Am Morgen hatte er Sodbrennen, dann furchtbaren Durst und nach dem Aufstehen bekam er Angst, in die Hose zu machen. Er rannte so schnell er konnte hinter einen Felsen, um sich dort zu erleichtern. Da dies ziemlich lautstark vor sich ging und bis zum Zelt zu hören war, lachte sich Lachesis dabei halb tot und wunderte sich anschließend über alle Maßen, als er Natsulf pfeifend zurückkommen hörte. Natsulf war unerwarteterweise plötzlich überaus fröhlich und vergnügt.

Im Laufe des Tages ließ der Frohsinn Natsulfs allmählich nach und machte wieder seiner alten Empfindlichkeit und Reizbarkeit Platz. Als der Freund während der Mittagspause auf dem Sprituskocher ein Nudelgericht erhitzte, warf Natsulf abwertende Blicke auf das Essen. "Ich mag nichts Heißes, und Nudeln schon gar nicht." bemerkte er schließlich zum Leidwesen seines Freundes.
"Willst du eine Gurke?" wurde Natsulf gefragt.
"Bäh! Die ist ja grün!" Natsulf schüttelte sich angewidert.
"Wolltest du eine blaue?" fragte sein Freund grinsend, worauf Natsulf vor Ärger wieder gelb wurde.

Gerade als sie in Reichweite einer Jagdhütte waren, zog ein schweres Gewitter auf. Zufällig kam auch der Jäger gerade von einem Rundgang zurück und lud die beiden ein, es sich in der Stube bequem zu machen. Als das Gewitter mit zuckenden Blitzen und knallendem Donner losbrach, konnte sich Natsulf nicht mehr halten. Er warf den Oberkörper auf den Tisch und barg den Kopf zwischen seinen Armen, um lauthals loszuschluchzen, während die anderen sich ratlose Blicke zuwarfen. Nach einer Weile standen die anderen beiden auf, um durch die Türe zu schauen, was sich draußen tat. Als Natsulf sich größtenteils abreagiert hatte, erhob er sich langsam und näherte sich dem Gewehr, das an der Wand hing. Er war so schwermütig, daß er sich am liebsten erschossen hätte. Aber als er nach dem Gewehr griff, begann seine Hand zu zittern. Verzweifelt rief er nach seinem Freund, damit er ihn vor einem Selbstmord bewahre.

Da es ziemlich dunkel in der Hütte wurde, zündete der Jäger einige Kerzen an. Natsulf war völlig verzweifelt. Er konnte weder das schummrige Licht, noch das Rollen des Donners und schon gar nicht den Anblick des Gewehrs ertragen. Als das Gewitter abzog und die Sonne wieder hinter den schweren Wolken hervorblickte, drängte Natsulf zum Gehen. So nahmen sie ihre Rucksäcke wieder auf, verabschiedeten sich und stapften durch quatschnasses Gras.

"Heute nacht müssen wir unser Zelt in dieser Nässe aufschlagen." sagte der Freund ziemlich verärgert und vorwurfsvoll.
"Was?" fuhr Natsulf entsetzt herum. "Diese Feuchtigkeit ist der Tod für mich."
"Was hast du denn schon zu verlieren?" warf der Freund giftig ein. "Dein einziges, zweifelhaftes Vergnügen besteht darin, dich hinter einem Stein zu entleeren und lautstark zu furzen. Das bißchen Scheiße kann doch nicht ein Leben voll Ärger und Depression aufwiegen!"

WESEN:

Im Positiven ist der Natrium-sulfuricum-Typ für das Leben aufgeschlossen und voller Hingabe. Er kann Dinge geschehen lassen, fühlt sich in seine Umwelt integriert und hat Freude am Herstellen von Verbindungen zwischen den Dingen. Für ihn ist alles im Fluß, denn er braucht keine feste Struktur und keine Gewißheit.

Das Negative, Krankmachende von Natrium sulfuricum versteht man am besten, wenn man die Ursubstanz kennenlernt. Diese besteht aus einer Verbindung von Natrium, einem weichen Alkalimetall, und Schwefel, einem nichtmetallischem Element. Natrium ist sehr reaktionsfähig, oxydiert an feuchter Luft und gibt beim Erhitzen Kohlendioxyd frei, das z. B. gegen Sodbrennen verwendet wird. Schwefel kommt in gebundenem Zustand in Mineralien und organischen Verbindungen vor, wirkt konservierend, desinfizierend und wird beispielsweise in Verbindung mit Wasser erfolgreich bei Gallenleiden eingesetzt. Natrium sulfuricum ist Glaubersalz, das bei Verdauungsschwierigkeiten angewendet wird, um den Stuhlgang zu fördern.

Der Natrium-sulfuricum-Patient ist ein auf äußere Einflüsse stark reagierender Mensch, physisch und psychisch überempfindlich und reizbar. Um Bezug zu den vorhergehenden Erklärungen zu gewinnen, sei erwähnt, daß auf der körperlichen Ebene des Patienten unter anderem Sodbrennen als ein wichtiges Symptom auftritt. Da der Patient sehr verbittert ist, zeigt sich dies auch in Form von übermäßiger Gallenabsonderung, die nach Ärger in der Gelbfärbung der Haut sichtbar wird. Da Natrium an feucht-warmer Luft oxydiert, ist es verständlich, warum sich der Patient in feucht-warmer Umgebung besonders schlecht fühlt.

Salzkristalle sind wasserlöslich, womit auch die Salzkristalle von Natrium sulfuricum im Wasser ihre Existenz aufgeben müssen. Genau vor diesem Zustand hat der Natrium-sulfuricum-Patient sehr große Angst, denn die "schwefeligen" Eigenschaften in ihm wollen seinen erbärmlichen Zustand konservieren. Er ist nach einem Schock, einer emotionalen Enttäuschung oder großem Kummer nicht mehr in der Lage sich auszuliefern, sich hinzugeben und sich erneut zu öffnen. Die große Schreckhaftigkeit des Patienten ist Ausdruck seiner Furcht. Er fürchtet, seine bisherige Identität aufgeben zu müssen, und wehrt sich deshalb gegen neue Eindrücke.

Er büßt seine ganze Lebendigkeit ein und sträubt sich letztlich gegen das Leben. Er verträgt keine Bewegung, weder körperlich noch emotional. Alles, was mit Leben gleichgesetzt werden kann, meidet er. So fühlt er sich am Wasser schlechter, kann Menschenansammlungen nicht aushalten, wird überaus melancholisch bei Betrachtung von Buntheit, bei Wahrnehmung von Musik oder Glockenläuten. Bei soviel Widerwillen gegen Lebendigkeit wundert es auch nicht, daß die Sinne des Patienten nicht mehr richtig funktionieren. Er sträubt sich unbewußt gegen Sinneswahrnehmungen, die ihm neue Eindrücke und Erlebnisse vermitteln könnten. So hat er einen schlechten Geschmack im Mund, leidet an Ohrensausen und sieht die Dinge nur noch verschwommen. Seine Sinne nicht mehr gebrauchen zu wollen, zeugt von einer unbeschreiblichen Aversion gegen das Leben. Deshalb entsteht Melancholie, Depression und der Wunsch, sich das Leben zu nehmen.

Der Patient versucht, alles zu meiden, was seine Sinne beleben könnte. Er will sich nicht unterhalten und mag auch nicht angesprochen werden. Wird er mit gewissen belebenden Dingen konfrontiert, wie z. B. mit Musik, Glockenläuten, Gewitter, Kerzenlicht, dann gerät der Patient in Gefahr, sich wie die Salzkristalle erweichen zu lassen und sich emotional aufzulösen. Sein Schutzpanzer droht aufzubrechen, was für ihn ungeheuer schmerzlich ist.

Der Natrium-sulfuricum-Patient müßte lernen, sich von selbst zu öffnen, weil ihm dann äußerliche Reize keine Gewalt mehr antun können. Wie gut es ihm tut, sich wenigstens körperlich zu öffnen, wird an seiner Fröhlichkeit nach dem Stuhlgang deutlich. Schließlich fühlt er sich auch besser, wenn er kaltes Wasser trinkt, wobei er ebenfalls gezwungen ist, seinen Mund zu öffnen, um den Lebensquell aufzunehmen.

GEMÜT:

Schwermut, Traurigkeit, Depression, Melancholie. Die Traurigkeit ist morgens schlimmer. Melancholie durch Hören von Musik. Schwermut mit periodischen Anfällen von Manie oder mit Neigung zum Selbstmord. Depressionen, die nach einer Kopfverletzung entstanden sind.

Weinerliche Stimmung, im Freien besser.

Melancholie und Weinerlichkeit, besonders nach dem Hören von Musik. Reagiert sehr empfindlich gegen Musik.

Sensibel, überempfindlich, besonders gegen Geräusche.

Starkes Zusammenfahren, Auffahren durch Geräusche. Besonders beim Einschlafen und während des Schlafes. Ein Zusammenfahren wie durch Erschrecken.

Furcht, besonders durch Geräusche und nachts. Furcht vor Selbstmord.

Angst beim Erwachen. Angst vor dem Alleinsein, weil er sich etwas antun könnte, sich erschießen könnte. Abscheu vor dem Leben. Lebensmüde.

Starke Neigung zu Selbstmord aufgrund von Traurigkeit und Lebensüberdruß. Ständige Selbstmordgedanken. Muß all seine Selbstkontrolle anwenden, um zu verhindern, daß er sich erschießt. Plötzlicher Impuls, sich zu töten.

Verwirrung nach einer Kopfverletzung, Gehirnerschütterung. Stuhlgang bessert den Zustand der Verwirrung.

Zeigt sich froh und glücklich nach dem Stuhlgang.

Trägheit, geistige Stumpfheit und Schwäche. Schwierigkeiten im Denken und Verstehen. Geistige Anstrengung verschlechtert.

Schweigsam und Abneigung gegen Konversation. Sprechen anderer verschlechtert.

Reizbarkeit. Streitsüchtige Laune. Mürrisch und schlecht gelaunt.

Zorn, Wut. Nach einer Gelbsucht entwickelt der Patient besonders starken Zorn.

Beschwerden durch Ärger, Zorn.

ALLGEMEINES:

Reißende Schmerzen. Stechende Schmerzen. Schneidende Schmerzen im Abdomen. Wunde, drückende Schmerzen in der Leber. Ruckendes Zerren in den Gliedern, besonders nachts.

Zittern im Körper. Schwäche, besonders nach Stuhlgang und Durchfall. Durchfall durch kalte Getränke. Durchfall im Sommer.

Der Patient fühlt sich im Freien besser. Verlangen tief zu atmen.

Er fühlt sich schlechter bei feuchtem Wetter, in der Nähe des Wassers, in feuchten, nassen Kellerwohnungen.

Grüne Absonderungen allgemein.

Hitzegefühl. Hitzewallungen, besonders abends.

Verlangen nach kalten Getränken. Schlechter nach Obst, Gemüse und Teigwaren.

Jeden Frühling Hautausschlag auf der Brust.

Hepatitis, chronische Hepatitis. Leukämie.

Symptome zeigen sich während der Ruhe und sind besser durch Bewegung.

Beschwerden entstehen oder verschlechtern sich durch feuchtes Wetter, Wohnen in feuchten Häusern und auf feuchtem Boden, bei Wetterwechsel von kalt zu warm, durch Naßwerden.

Beschwerden durch: Verletzungen. Gehirnerschütterung. Unterdrückte Gonorrhöe. Quecksilbermißbrauch.

MODALITÄTEN:

< bei nassem, kaltem Wetter.

< bei feuchtem Wetter.

< durch Wetterwechsel von kalt zu warm.

< durch feucht-warmes Wetter.

< durch Naßwerden.

< durch Wärme, Zimmerwärme

< durch warme Luft.

< durch Druck (Kleidung ist unerträglich).

< durch Ruhe, Liegen.

< durch Liegen auf der Seite, besonders der linken.

< durch das Sprechen anderer.

< morgens von 5-9 Uhr.

> im Freien.

> bei Bewegung.

> durch Lagewechsel.

NITRICUM ACIDUM

Als die hübsche, schwarzhaarige Ilonka mit ihren haselnußbraunen Augen in der ungarischen Pußta ihren Sohn Nitac gebar, war sie nicht sehr glücklich über dieses Ereignis. Ihr Mann war vor drei Monaten an Cholera gestorben, weshalb sie nun alleine für sich und das Kind aufkommen mußte. So war sie gezwungen, das Kind kurz nach der Geburt ihren Eltern zu überlassen, um ihrer Arbeit nachgehen zu können. Nitac machte einen etwas schwächlichen Eindruck, erholte sich aber bei der guten Pflege seiner Großmutter überraschend schnell.

Als Nitacs Mutter Wochen später auf das Land kam, um ihren Sohn zu sehen, lehnte er sie verbittert ab. Er war durch nichts in der Welt dazu zu bewegen, sie auch nur ein einziges Mal anzusehen. Nahm sie ihn dennoch auf den Arm, begann er heftig zu weinen und schrie, bis er vor Zorn bebte. Er schien ihr nicht verzeihen zu wollen, daß sie ihn alleine gelassen hatte. Erst als sie später ganz auf das Land zurückkehrte, weil sie erneut Heiratspläne hatte, zeigte sich das Kind allmählich weniger widerspenstig. Nach und nach legte sich seine Abneigung, und Nitac schien sich wie ein ganz normales Kind zu entwickeln.

Gerade als Nitac drei Jahre alt geworden war, heiratete die Mutter schließlich wieder. Nitac dachte sehnsuchtsvoll an die wunderbare Zeit, als er die Mutter ganz für sich alleine hatte. Dieses Glück war nun vorbei, seit der Stiefvater im Hause war, den er Onkel Sándor nannte. Obwohl dieser den Jungen liebevoll behandelte, hegte Nitac einen tiefen Groll gegen die Mutter, weil sie es war, die diese häusliche Veränderung veranlaßt hatte. Da half es auch nichts, wenn die Mutter Nitac auf den Schoß nahm und ihre Entscheidung zu rechtfertigen versuchte. Egal, was sie auch sagte, das Kind ließ keine Entschuldigung gelten. Seine Mutter und Onkel Sándor würden schon noch zu spüren bekommen, was er von dieser Ehe hielt.

Obwohl Nitac gut und liebevoll behandelt wurde, zeigte er nur Mißtrauen, Verbitterung, Unzufriedenheit und schlechte Laune.

Nitac hatte viele Warzen, aber das störte keinen. Dagegen sorgte sich die Mutter sehr, weil er so schwach, blaß und abgemagert aussah. Das Kind war überaus sensibel und machte einen verhärmten und ruhelosen Eindruck. Schließlich konnte Nitac beobachtet werden, als er sich Kalk, Erde und Lehm in den Mund stopfte. Eines Abends hörte Nitac, wie die Mutter zu Onkel Sándor sagte: "Kein Wunder, daß der Junge stinkt wie ein Gaul, wenn er so abscheuliche Sachen ißt."
"Was meinst du mit dem Gaul?" fragte Onkel Sándor.
"Ich dachte immer, daß er deshalb nach Pferdeurin riecht, weil er so oft bei den Hengsten ist, aber dieser strenge Geruch kommt von seinem eigenen Urin."
Nitac war mittlerweile zu abgebrüht, als daß ihn das belauschte Gespräch hätte enttäuschen können. Aber dennoch - er würde sich das alles merken und niemals verzeihen.

In der Schule fiel Nitac nicht gerade durch Auszeichnungen auf. Entweder war er so nervös, daß er sich gar nicht konzentrieren konnte, oder das Gelernte verflüchtigte sich immer in dem Moment, wo er es dringend brauchte. Lesen, Schreiben oder Nachdenken ermüdete ihn und verursachte in ihm ein Unbehagen. Dagegen konnte er stundenlang mit Wohlgefühl an einem Bleistift kauen und ihn bis weit über die Hälfte abknabbern, ohne nur den Anflug von Müdigkeit zu zeigen.

Da Nitac in der Schule außergewöhnlich faul war, versprach ihm Onkel Sándor ein eigenes Pferd, falls er sich beim Lernen mehr Mühe gab. Nitac konnte sich gut vorstellen, in der Weite der ungarischen Steppe alleine herumzureiten, und versuchte deshalb zaghaft, sich bei den Schularbeiten mehr anzustrengen. Aber Nitac kam mit seinem Arbeitswillen nicht weit. Onkel Sándor verunglückte schwer und lag im Sterben. Nitac weigerte sich, am Sterbebett zu erscheinen, weil Onkel Sándor fortging, ohne vorher sein Versprechen eingelöst zu haben.

Die Schulkameraden machten einen weiten Bogen um Nitac, denn er benahm sich ziemlich muffig. Wurde er angesprochen, so reagierte er meistens gereizt, heftig und aggressiv. Er zeigte sich ungestüm, boshaft, widerspenstig und war immer in streitsüchtiger Laune. Seine Unzufriedenheit war für andere unerträglich, weshalb seine Generation ihn "ächt ätzend" fand.

Nitac war für emotionale Kontakte zu verschlossen, zu mißtrauisch und somit völlig ungeeignet, Beziehungen einzugehen. In seiner Jugend wurde er niemals mit einem Mädchen zusammen gesehen. Er entschuldigte diese Kontaktarmut damit, daß er in der Auswahl seiner Partnerinnen sehr kritisch sei und sich nicht mit einer alltäglichen, banalen Beziehung zufriedengeben könne. Wie er es später fertigbrachte, nach langer Suche doch noch eine passende Frau zu finden, ist sehr rätselhaft. Jedenfalls stellte er der Mutter eines Tages seine Braut vor, die hübsch und schwarzhaarig war und mit haselnußbraunen Augen in die Welt blickte. Obwohl sich Nitacs Mutter und seine Braut verblüffend ähnlich sahen, mußte jede Verwandtschaft verneint werden, denn Evita kam aus Argentinien. Und dorthin wollte Nitac für immer mit ihr gehen, nachdem er gehört hatte, daß es auch dort eine einsame, sehnsuchterweckende Steppe gab.

Bereits auf der Hochzeitsreise lernte Evita ihren Nitac so kennen, wie er leider nun mal war. Da sie ein Hotelzimmer am Meer gemietet hatten, hörten sie die Wellen rauschen, was Evita sehr genoß, während es Nitac zur Verzweiflung brachte. Er warf sich die ganze Nacht im Bett hin und her, ohne eine Minute zu schlafen. Morgens erreichte seine Stimmung jeweils den absoluten Tiefpunkt. Die kleinste Störung konnte seine Reizbarkeit zur Raserei steigern. Nach drei Tagen zogen sie in ein anderes Hotel um, das weder Zugang noch Ausblick auf das Meer hatte. Dort waren aber die Straßen belebter, weshalb Nitac wieder nicht schlafen konnte. War er versehentlich doch einmal eingeschlafen, schreckte er beim geringsten Geräusch ängstlich empor. Er zeigte seine Verbitterung und Erregung überaus deutlich. Alles reizte ihn zum Schimpfen und Fluchen. Er stritt mit den Hotelangestellten und war dermaßen gereizt, daß er nicht einmal die Stimme seiner Frau ertragen konnte.

Auch im neuen Heim benahm sich Nitac nicht weniger scheußlich. Seine schlechte Laune war zum Verzweifeln. Obwohl das Essen gut und herzhaft gewürzt war, würzte Nitac immer kräftig nach. Er wollte mehr Öl, mehr

Essig, mehr Schärfe, mehr Geschmack. War das Essen einmal zu feurig, ließ er zusätzlich gepfefferte Kraftausdrücke los. Evita rutschte beim Essen immer weiter von ihm weg, weil sie es nicht mehr hören konnte, wenn beim Kauen seine Kiefer krachten. Außerdem wurde ihr der ganze Kerl allmählich zu scharf, weshalb sie bereits nach kurzer Zeit in einem eigenen Zimmer schlief.

Nitac war durch die Reaktionen seiner Frau zunächst verwirrt und auch verzweifelt. Aber er wußte genau, selbst wenn seine Frau ihre Maßnahmen rückgängig machte, würde er ihr dieses Verhalten niemals verzeihen. So entwickelte er sich zu einem noch größeren Widerling, obwohl eine Steigerung kaum mehr möglich war. Niemand konnte etwas tun, ohne daß Nitac fluchte und schimpfte. Er hegte einen abgrundtiefen Haß und eine intensive Abscheu gegen seine Frau und gegen die ganze Welt. Schließlich nahm er ein Pferd aus der Koppel und ritt in die Pampa.

Diese Steppe war kein Vergleich mit der Pußta, so meinte Nitac, doch sie hatte den Vorteil, daß weit und breit kein Mensch zu sehen war. Er tobte sich in der Einsamkeit so richtig aus. Zuerst weinte er, dann wurde er ärgerlich. Er schrie hysterisch herum und steigerte sich dermaßen in Zorn, bis er vor Wut und Raserei bebte. Als er sich wieder einigermaßen in der Gewalt hatte, machte er sich Gedanken über seinen angeschlagenen Gesundheitszustand. Die Magenkrämpfe gaben ihm zu denken. Er würde doch nicht etwa auch an Cholera sterben wie sein Vater? Er hatte eine solche Angst vor dem Tod, daß ihm die Verzweiflung eiskalt den Körper hochkroch, ehe er von Hitzewallungen überflutet wurde. Nachdem Nitac am Abend ein Lagerfeuer entfacht hatte, öffnete er eine Dose Bohnen, wobei er sich in den Finger schnitt. Das Blut hörte nicht auf, aus der Wunde zu sickern und tropfte unentwegt weiter. Nitac fluchte verzweifelt. Als die Sonne in der endlosen Weite am Horizont unterging und die Hyänen heulten, stimmte Nitac in seiner Verzweiflung in den Chor mit ein. Es sollte eigentlich gar nichts und niemand existieren, so dachte Nitac in seiner Depression. Auch er war überflüssig hier, deshalb wollte er sich umbringen. Er konnte nicht mehr länger leben und holte resigniert die Pistole aus der Satteltasche. Danach stutzte er und fluchte: "Verdammt und verflucht! Jetzt ist mir der Gedanke nicht greifbar, wie man sich am besten umbringt, wenn man Angst hat vor dem Tod."

WESEN:

Nitricum acidum als Urtinktur ist Salpetersäure, die unter anderem als Warzenmittel eingesetzt wird. Sie ist leicht entzündbar und wie jede Säure ätzend, scharf und aggressiv. Auch der Nitricum-acidum-Patient reagiert nach einer Enttäuschung oder einem emotionalen Verlust mit Aggressivität, Groll, Wut und Haß. Es gibt keine Emotion die ätzender wäre als Haß. Fühlt sich der Patient durch jemanden verletzt, läßt er weder Entschuldigungen noch Rechtfertigungen gelten. Noch jahrelang danach beschäftigt er sich mit diesem quälenden Gedanken und verflucht die Person, anstatt alles zu vergessen und zu verzeihen. Immer wieder kommt er auf die unangenehmen Ereignisse zurück, schaukelt die Tragik hoch und stachelt sich dabei auf. Auf diese Weise kommen seine seelischen Wunden genauso wenig zum Versiegen wie seine körperlichen, sie bluten endlos weiter.

Der Nitricum-acidum-Patient kann sich nicht von der Vergangenheit lösen und ist positiven wie negativen Erinnerungen gleichermaßen verhaftet. Während längst vergangene unerfreuliche Erlebnisse seinen Haß schüren, rufen die erinnerten angenehmen Ereignisse ein tiefes Sehnen in ihm hervor. In seiner Melancholie sucht der Nitricum-adicum-Patient stets nach dem Verlorenen, nach verlorener Liebe, nach angenehmen verlorenen Eindrücken und Erlebnissen. Er ist voller Sehnsucht und will wiedererleben, was ihn einst faszinierte oder beeindruckte. Da er dabei aber zu sehr auf die Form fixiert ist, übersieht er den Inhalt. So ist es nicht verwunderlich, wenn er sich z. B. eine Partnerin sucht, die der Mutter ähnelt, oder auf der gleichen Wiese sitzen möchte, wo er irgendwann einmal einen wunderbaren Sonnenuntergang erlebte.

Im Grunde genommen resultieren seine negativen Emotionen darin, daß er sich als minderwertig und nicht liebenswert empfindet. Deshalb sieht er in jeder emotionalen Verletzung seine Befürchtungen bestätigt, worauf er sich verbittert, unzufrieden, schlecht gelaunt, freudlos, mißtrauisch und hoffnungslos zeigt. Da der Nitricum-acidum-Patient überempfindlich ist, vermutet er hinter jeder Kleinigkeit eine absichtliche Bösartigkeit. Das ist aber nur eine Projektion seiner Eigenschaften auf seine Außenwelt, genauso wie die Vermutung, daß die ganze Welt gegen ihn wäre, eine Projektion ist, denn in der Realität ist der Patient gegen die ganze Welt.

Nachdem sich der unzufriedene Patient durch Reizbarkeit, Streitsucht, Argwohn, Boshaftigkeit und Aggressivität selbst in die Isolation getrieben hat, kann er außer seinem Leid nichts mehr anderes wahrnehmen. Er ist überempfindlich gegen sämtliche Sinneseindrücke. Äußere Einflüsse, wie Geräusche oder Stimmen stören ihn ebenso wie geistige Arbeit, von Kontakten mit Menschen ganz zu schweigen. Es gibt nichts mehr um ihn herum, was ihm etwas bedeutet. Er glaubt die ganze Welt gegen sich, was seine außerordentliche Schreckhaftigkeit erklärt.

Besonders am Abend neigt der Patient zu Melancholie, Traurigkeit und Niedergeschlagenheit. Dabei gerät er leicht in eine Verzweiflung. Ver-zweiflung drückt bereits aus, daß er zwischen zwei Polen hin- und hergerissen ist. Einerseits fehlt ihm in diesem Stadium die Sinnhaftigkeit, d. h., der Patient sieht keinen Grund mehr, weshalb er weiterleben sollte und gibt sich Selbstmordgedanken hin. Andererseits deutet sein hypochondrisches Benehmen bereits darauf hin, daß er große Angst vor Krankheit und Tod hat. Er zögert vor dem Selbstmord, denn er hat nur noch sich selbst und empfindet Angst davor, auch noch das letzte auszulöschen.

GEMÜT:

Der Patient zeigt eine große Traurigkeit, die abends besonders stark vorhanden ist. Traurigkeit mit Verzweiflung. Übermäßige Melancholie mit Anfällen von Seelenschmerz, besonders abends.

Neigung zu weinen. Kinder weinen beim geringsten Verdruß. Denken an seine Beschwerden verschlechtert.

Schweigsam und Abneigung, irgendetwas mitzuteilen. Es stört auch, wenn andere sprechen.

Überempfindlich. Außerordentlich sensibel auf Geräusche, besonders auf Wasserplätschern.

Erschrickt leicht, bereits durch Kleinigkeiten. Aufgrund eines Geräusches Zusammenfahren. Starkes Auffahren durch Schreck.

Regt sich sehr stark auf. Wird bereits durch Kleinigkeiten erregt. Beschwerden durch entstandene Emotionen. Innere Ruhelosigkeit.

Haß und Feindseligkeit gegenüber Personen, die ihn beleidigt haben. Bleibt ungerührt von Entschuldigungen. Kann nicht das Verhalten des anderen vergessen.

Benimmt sich ungestüm, hitzig, eigensinnig und widerspenstig. Reizbar, ärgert sich über Kleinigkeiten. Große Reizbarkeit, Ruhelosigkeit. Gerät in heftigen Zorn und hat Wutanfälle. Hysterie. Delirium, rasendes Delirium.

Verzweiflung, mit Fluchen und Verwünschungen. Große Neigung zum Fluchen.

Furcht vor drohender Krankheit, besonders Cholera. Furcht vor dem Tod.

Große Angst, besonders um seine Gesundheit. Angst durch Schlafmangel oder durch ein Gefühl des Zusammenziehens in der Herzgegend.

Faulheit. Abneigung gegen Arbeit.

Konzentration fällt schwer. Allein beim Versuch, sich zu konzentrieren, ein Leeregefühl. Gedächtnisschwäche. Abneigung gegen geistige Arbeit. Schwierigkeiten beim Denken. Starke geistige Erschöpfung.

ALLGEMEINES:

Innerlich ruckende, stechende oder brennende Schmerzen. Stechende Schmerzen in den Drüsen. Reißende Schmerzen in den Muskeln. Spannung in den Muskeln. Innerlich Gefühl von Prickeln.

Äußerlich drückende, reißende oder stechende Schmerzen. Auseinanderreißende Schmerzen. Schmerzen, als ob von Splittern.

Zusammenschnürende Schmerzen, als ob um die befallenen Teile ein Band herum wäre. Gefühl äußerlichen sowie innerlichen Zusammenschnürens. In Knochen und Körperöffnungen ein Zusammenschnüren. Zusammenziehende Schmerzen in Knochen und Gelenken. Knochenschmerzen, besonders nachts.

Sehr empfindlich gegen Schmerzen. Außerordentlich physische Reizbarkeit.

Splitterverletzungen und tiefdringende, penetrierende Wunden. Die Wunden bluten bei der geringsten Berührung. Wunden heilen sehr langsam, bluten sehr lange nach. Schmerzhafte Narben, besonders bei kaltem Wetter.

Das Blut koaguliert nicht. Blutungen, besonders nach Anstrengungen.

Übelriechende, dünne, ätzende und eitrige, gelb-grüne Absonderungen.

Eitrige Abszesse, besonders der Drüsen. Drüsenschwellungen.

Schwäche mit Zittern, besonders morgens und mit dem Wunsch, liegenzubleiben. Schwäche durch Gehen, Durchfall oder nach Stuhlgang. Muskelschwäche.

Kachexie. Übermäßige Abmagerung.

Nervöse Schwäche.

Mangel an Lebenswärme.

Hysterie. Epileptische Anfälle, nach Mitternacht, beginnend als ob eine Maus auf der linken Seite auf- und abläuft, dann Verlust des Bewußtseins.

Verlangen nach Fett, Heringen, Salz, unverdaulichen Dingen wie Kalk, Lehm, Erde, Bleistift usw.

Gefühl von Hitzewallungen.

Schweiß, besonders an Teilen, auf denen er liegt und nachts. Der Geruch des Schweißes ist sauer, stinkend, übel oder wie Urin, Pferdeurin.

Entzündung der Knochen, des Periost oder der Drüsen. Appendizitis. Hepatitis. Tonsillitis.

Rachitis. Chlorose. Anämie. Gelbsucht, mit Verstopfung.

Sykotische Feigwarzen. Keloid, Narbenkeloid. Erektile und zystische Tumore. Karzinom. Syphilis.

Quecksilber-Mißbrauch.

Erkältungsneigung.

Überempfindlichkeit auf hochpotenzierte Arzneimittel.

Beschwerden treten periodisch auf. Die Schmerzen erscheinen und verschwinden plötzlich. Besonders ziehende Schmerzen nehmen rasch zu und ab. Allgemein sind die Beschwerden am Abend und in der Nacht schlimmer.

MODALITÄTEN:

< durch Kälte.

< im Freien.

< durch Wärme.

< durch Einhüllen.

< durch Berührung.

< bei oder nach dem Essen.

< durch Milch und fettes Essen.

< durch schnelles, hastiges Trinken.

< durch oder beim Gehen.

< durch Anstrengung.

< durch Aufheben des Armes.

< durch geistige Anstrengung.

< morgens von 5-9 Uhr.

< abends von 18-21 Uhr.

< nachts von 21-5 Uhr.

> nach dem Liegen.

> durch Lockern der Kleidung.

> beim Fahren im Wagen.

NUX VOMICA

"Fünf Minuten vor vier." stellte Felix Nux fest, als er nachts aufwachte und auf seinen Wecker schaute. Felix war Gastronom und Inhaber einer Kette von Delikatessengeschäften. In der Öffentlichkeit wurde vom Feinkost-Nux gesprochen, während ihn seine Bekannten und hinter seinem Rücken auch die Angestellten nur "Nuxifix" nannten. Diese eigenartige Namensgebung kam deshalb zustande, weil ihm seit jeher die Arbeit flott und fix von der Hand ging, sein Arbeitstempo im Laufe der Zeit immer schneller wurde, und weil er nicht selten einen ähnlich lautenden Fluch ausstieß, wenn etwas nicht richtig klappte.

Es dauerte lange, bis Nux wieder einschlafen konnte, denn sein Kopf war voll von Plänen, Ideen, Problemen, Hoffnungen und Zweifeln. Wie wohl der kommende Tag verlaufen würde? Ob wohl das Personal vollzählig sein würde? Wie sah es mit den erwarteten Lieferungen aus? Ob sein Spion, den er bei der Konkurrenz eingeschleust hatte, endlich günstigere Einkaufsquellen nennen konnte? War das Angebot für das 500-Personen-Büffet schon fertig ausgefüllt? Konnte er die Preise noch höher schrauben, oder würde sich dann ein anderer den Auftrag sichern? Konnte er die Ansprache auswendig, die er um 11 Uhr halten mußte? Vielleicht sollte er sich noch einige Notizen machen?

Gezwungenermaßen war er pünktlich um neun Uhr im Büro und wirkte etwas abgekämpft und erschöpft. Seine Sekretärin servierte ihm wie gewohnt sofort eine ganze Kanne Kaffee, während er gleichzeitig vier seiner sieben Telefone bediente. Zuerst nahm er das Gespräch des Herrn Landrats entgegen, der ihm zur Eröffnung seiner 250. Filiale seine Glückwünsche übermittelte. Zwischendurch erledigte er eine Reklamation, tätigte zwei Neueinstellungen und gewährte einem Journalisten einige Auskünfte.
"Natürlich habe ich zuerst mit einem einzigen Laden angefangen. Ich habe immer gearbeitet und keine Zeit vertrödelt, deshalb habe ich es wohl so

weit gebracht. Außerdem habe ich mein Warensortiment gekonnt ausgewählt. In solchen Dingen bin ich sehr wählerisch, das ist in meinem Beruf erforderlich. Meine Konkurrenten? Ja, die Schäfer-Kette habe ich endgültig überrundet. Sie liegt mit 249 Filialen jetzt hinter Feinkost-Nux, und ich werde dafür sorgen, daß diese Bande dort hinten bleibt. Mit welchen Mitteln? Da ist mir jedes Mittel recht!"

Nux trank einen Schluck aus der Kaffeetasse und wandte sich angewidert an die Sekretärin. "Was ist denn das für eine schlapprige Brühe?"
Die Angestellte wußte nicht recht, was sie antworten sollte, da fuhr sie Nux ärgerlich und boshaft an: "Na wird's bald! Ich kann nicht den ganzen Vormittag auf eine einzige Antwort warten!"
"Es ist der Kaffee aus unserem Hause!"
"Das soll mein Nuxesso sein? Seit wann wird der denn so lasch geröstet? Wer ist dafür zuständig? Verbinden Sie mich sofort!"

Um seine erlesenen Waren von einfachen, handelsüblichen Produkten abzugrenzen, war Nux im Laufe der Jahre dazu übergegangen, sämtliche Eigenfabrikate nach seinem Namen zu benennen, wobei lediglich die Wortendungen Aufschluß gaben, worum es sich eigentlich handelte. Seine Angestellten fanden dieses Geschäftsgebaren übertrieben und lächerlich, während manche Kunden es für exaltiert, manche für originell hielten. Gleichgültig blieb jedenfalls keiner, und so brachte diese Maßnahme einen erstaunlichen Effekt, was auch die schwindelerregenden Verkaufsstatistiken bewiesen. Manchmal verwechselten die Angestellten die ähnlich lautenden Bezeichnungen und gaben falsche Bestellungen auf, oder sie brachten die Artikel bei der Kundenbedienung durcheinander. Wenn Nux davon Kenntnis bekam, war er nicht mehr zu bremsen. Er tadelte jeden, ließ keine Ausrede gelten, nahm keine Rücksicht auf persönliche Belange der Angestellten und forderte nur harte Arbeit.

Er schien an nichts außer an seiner Arbeit interessiert zu sein und war besessen von Ehrgeiz und Arbeitswut. Obwohl er sozusagen an der Quelle saß, nahm er sich tagsüber nicht einmal die Zeit zum Essen. Getrieben von einem krankhaften Arbeitseifer ruinierte er seine Gesundheit, indem er immer mehr Alkohol, Kaffee und Nikotin zu sich nahm. Um der nervlichen Überbelastung standzuhalten brauchte er dringend Drogen, zu denen er auch

Sex zählte. Nux hatte keine Zeit für romantische Plänkeleien, denn es mußte - wie alles bei ihm - schnell gehen. Das war teilweise auch im Sinne seiner Frau Sepia, die davon am liebsten überhaupt nichts wissen wollte. Seine Ehe fand gewissermaßen nur in den späten Abendstunden statt, wenn Nux nach getaner Arbeit zur Entspannung sein Essen mit reichlich Alkohol genießen wollte. Auch an den Wochenenden widmete er die meiste Zeit seiner Arbeit, zuerst zum Leidwesen, später aber zum Segen seiner Familie, denn er wurde mit zunehmender beruflicher Überforderung immer unausstehlicher.

Ehe Nux zur Eröffnungsrede seiner Filiale eilte, schritt er prüfend die Regalreihen seiner Hauptgeschäftsstelle ab. Was war denn das? Das Regal für die Teigwaren war leer!
"Wo sind die Nuxarelle, die Nuxetti, die Nuxioli?" rief er barsch.
Dann lief er in die Fischabteilung. "Ist alles da?" fragte er eine der Verkäuferinnen. "Nuxiar, Nuxtern, Nuxusten und Nuxeln?"
Die Verkäuferin verdrehte die Augen nach oben und rekapitulierte flüsternd: "Kaviar, Austern, Langusten und Muscheln." Danach sagte sie laut und an ihren ungeduldigen Chef gewandt: "Wir haben alles - bis auf die Muscheln, äh, ich meine die Nuxeln."
Nuxifix stieß den seinem Namen ähnlichen Fluch aus. "Warum?" fragte er danach forsch.
"Wir haben ausdrücklich 'Nuxeln' bestellt. Aber der Großhandel hat uns zuerst Nudeln, dann Kutteln geliefert."
Nux schimpfte lauthals über seine Geschäftspartner und stellte diese, während er von zahlreichen Kunden umgeben war, mit Genugtuung bloß.

Als er die knappe, aber eindrucksvolle Eröffnungsrede gehalten hatte, nahm er ungeduldig die Glückwünsche der eingeladenen Stadträte und der prominenten Gäste entgegen. Danach lud er zum Büffet in das integrierte Bistrot ein. Als Begrüßungsschluck wurde Nuxagner gereicht, bei dem der Chef kräftig mithielt. Dann hatten die Gäste die Wahl zwischen verschiedenen Weinen, wobei sich Nuxifix hauptsächlich an den Nuxunder hielt, denn der einfache Nuxling war ihm zu primitiv im Geschmack. Obwohl es ihm schlecht bekam, mittags etwas zu sich zu nehmen und noch dazu zu trinken, blieb ihm aufgrund seiner Repräsentationsaufgabe keine andere Wahl. Er machte die Gäste mit seiner neuen Dessertschöpfung bekannt.

"Creme Nuxolait. Zergeht wie Flaum auf der Zunge. Probieren Sie! Ich selbst habe nächtelang an diesem Rezept gearbeitet, weil meine Köche zu dumm dazu waren."

Zur Verdauung tranken sie Nuxagnac, während sie allesamt kräftig die neue Zigarettenmarke 'Nuxboro' rauchten. Der Chef holte sich nach der zweiten Packung lieber eine kräftige Nuxidoff-Zigarre. Da die Zeit bereits drängte, sah er wohlweislich davon ab, seinen Nuxesso-Kaffee anzubieten. Nach dem Essen fühlte er sich abscheulich, weshalb er schnell einige Nuxetten zu sich nahm, die seine Magenkrämpfe lösen sollten. Seit langem hatte er sich nicht so elend gefühlt. Die Menschen um ihn herum gingen ihm ungeheuerlich auf die Nerven. Er konnte ihr Gerede nicht mehr ertragen, ihre Bewegungen, ihr Hin- und Hergeschlürfe. Dann diese schauderhafte Musik! Als ihm schließlich noch der Geruch diverser Speisen in die Nase stieg, wurde er vor Ekel beinahe ohnmächtig. Er wußte ganz gut, daß er viel zu viel getrunken hatte, aber es war nun mal geschehen.

Keiner konnte ahnen, was sich in Nux abspielte, der plötzlich aufsprang und offensichtlich seine Reizbarkeit nicht mehr unter Kontrolle halten konnte. Er forderte seine Tischnachbarn erregt auf, endlich den Mund zu halten. Da alle an einen Scherz dachten und weitersprachen, wurde Nux ungeduldig und stieß seinen Nebenmann mit dem Ellbogen kräftig in die Seite. Als dieser trotz dieser robusten Anmahnung nicht verstummte, rupfte Nux die Tischblumen aus der Vase und stopfte sie dem strampelnden Gast in den Mund. Am liebsten hätte er alle umgebracht, aber er begnügte sich damit, eine Karaffe mit altem Nuxunder an die Wand zu werfen, worauf endlich die Musik verstummte. Jedem verschlug es die Sprache und keiner wagte mehr, sich zu bewegen. Erst als Nux plötzlich "Raus!" schrie, herrschte wieder großes Gedränge.

Als er am nächsten Morgen erwachte, war es ihm hundeelend. Er hatte Magenschmerzen und wollte sich übergeben, aber seine Spurts zur Toilette verliefen ergebnislos. Schließlich machte er sich deprimiert zur Arbeit auf. Was war gestern eigentlich los gewesen? Nux versuchte sich zu erinnern, aber er konnte sich nicht richtig konzentrieren. Er war ärgerlich, mürrisch und äußerst schlecht gelaunt, als zu allem Übel auch noch sein Autotelefon läutete.

"Was?" schnaubte er hinein.
Die Sekretärin flehte ihn an, sofort in die exotische Abteilung zu kommen. Als er dort eintraf, herrschte ein ziemlicher Andrang. Die Kunden irrten hin und her, sahen sich verlegen um und schienen nach irgendetwas Besonderem Ausschau zu halten. Gerade als auch er sich verwundert umblickte, entdeckte er es. "Erotische Abteilung" stand in großen Lettern am Eingang und an den Fenstern.
"Welcher Trottel hat das fertiggebracht? Es ist eine exotische und keine erotische Abteilung!" schrie er lauthals.
Der Abteilungsleiter rauschte herbei: "Ich habe hier die handschriftliche Aufzeichnung von Ihnen, Herr Nux. Es ist Ihr Entwurf für die Aufschrift."

Nux riß ihm den Zettel aus der Hand. Tatsächlich, das war seine eigene Handschrift! Da hatte er also beim Schreiben gerade wieder einmal an Sex gedacht.
"Macht nichts. Der Gedanke ist durchaus ausbaufähig. Kommen Sie bitte sofort in mein Büro! Wir müssen eiligst neue Waren auf den Markt bringen, die dieser Richtung gerecht werden. Ich denke da gerade an einen Akt aus Marzipan oder auch aus Kräuterkäse. Die Negerküsse brauchen ein neues Flair und sollten Gesellschaft bekommen, beispielsweise in Form von eßbarer Reizwäsche aus Baiser-Masse. Außerdem hätte das Würstchenangebot bereits seit langem attraktiver gestaltet werden müssen. Wie ich sehe, ist die Nachfrage bereits da. An die Arbeit! Mit einer solchen Abteilung sind wir unseren Konkurrenten wieder um eine Nasenlänge voraus."

WESEN:

Während der Nux-Typ im Positiven Selbstvertrauen besitzt, sich tüchtig zeigt und zu selbständiger Arbeit fähig ist, zeigt der Kranke einen übertriebenen Ehrgeiz und eine enorme Arbeitswut. Sein Pflichtbewußtsein ufert aus, und er ist von einem permanenten Arbeitszwang besessen. Da er in Gefühlsangelegenheiten nicht viel anzufangen weiß, kompensiert er diese Unzulänglichkeit mit Leistung, Fleiß und krankhaft übersteigerter Tätigkeit. Aufgrund seines Arbeitsvermögens befindet sich der Nux-Patient häufig entweder in beruflicher Selbständigkeit oder in einer leitenden Position.

Im Nux-Patienten finden wir den unter Streß stehenden Manager, der mit allen Mitteln dem Leistungsdruck standzuhalten versucht. Er will sich selbst und auch den anderen seine außerordentlichen Fähigkeiten beweisen und ist erst zufrieden, wenn er eindeutig tüchtiger ist als alle anderen. Der Drang, sich an die oberste Spitze vorzuarbeiten, ist sehr intensiv und zeugt von einem latenten Minderwertigkeitsgefühl. Daraus entwickelt sich sein Konkurrenzdenken und seine Sucht nach Erfolg. Die Eifersucht spornt ihn zu immer größeren Leistungen an, um die anderen endgültig zu überrunden.

Da es ihm schmeichelt, wenn man ihm aufgrund seiner Qualifikation immer mehr Verantwortung und Arbeit zuteilt, wird er schließlich übermäßig beansprucht. Sein Arbeitspensum kann nur noch unter härtesten Bedingungen bewältigt werden. So überschreitet er seine Grenzen und leistet beinahe Unmenschliches. Um durchhalten zu können, ist es notwendig, seinen Organismus mit Reizmitteln aufzuputschen. Kaffee, Nikotin, Alkohol, Drogen und Sex wendet er im Übermaß an, um nicht abzuschlaffen und seinen Anforderungen gerecht zu werden.

Am Abend versucht sich der Nux-Patient für das zu entschädigen, was er während des Tages in seiner fieberhaften Arbeit an Lebensqualität entbehrt. Da seine Einbußen gewaltig sind, ist auch sein Nachholbedürfnis entsprechend groß. So neigt er dazu, sich abends nach Erledigung seiner Pflichten allen denkbaren und auch zweifelhaften Genüssen hinzugeben. Es kommt zu Ausschweifungen aller Art, die dazu beitragen, daß sich der Patient immer schlechter fühlt. Durch seine Genußsucht wird sein Organismus ja nicht entlastet, sondern noch zusätzlich geschädigt. Diese Lebensweise überreizt seine Nerven, greift seinen Magen an und führt ihn zuletzt zur Erschöpfung.

Die morgendliche Erschöpfung des Patienten ist eine logische Folgerung seines unsoliden Lebenswandels. Für das Zuviel, das der Patient am Abend genossen hat, muß er am nächsten Morgen büßen. Beim Erwachen fühlt er sich müde, matt, wie zerschlagen und leidet an Übelkeit, mit dem Bedürfnis zu erbrechen. Trotz heftiger Übelkeit kommt es nur selten zum Erbrechen, obwohl sich der Patient danach wesentlich besser fühlen würde. Auch mit dem Stuhlgang tut er sich schwer, genauso wie er Probleme hat, Harn zu lassen. Da es nur schwer zu Ausscheidungen kommt, machen diese Symptome auf der körperlichen Ebene besonders deutlich, daß der Patient einfach nicht loslassen kann. Seine Zwanghaftigkeit, Verbissenheit und Verkrampfung drückt sich im Körper in Form von allerlei Krämpfen aus.

Es ist durchaus möglich, daß der Patient an einer typischen Manager-Krankheit, nämlich an Kreislaufversagen mit Ohnmachtsanfällen oder an einem Magengeschwür leidet. Aufgrund seines schlechten Gesundheitszustandes beginnt der Patient eine außerordentliche Reizbarkeit zu zeigen. Er macht einen verärgerten und mürrischen Eindruck, schimpft, ist ungeduldig, hat üble Laune, weigert sich zu antworten und verträgt keinerlei Widerspruch. Die totale Überreizung seines Nervensystems durch Überbeanspruchung und Reizmittel läßt ihn auf die geringsten Einflüsse reagieren. Auf Kleinigkeiten reagiert er unangemessen impulsiv, heftig und cholerisch.

Entwickelt sich die Symptomatik weiter, so neigt der Patient immer mehr zu Streitsucht, Boshaftigkeit, Eigensinn, Rachsucht, Zorn, Grausamkeit und Gewalt. Er verträgt weder Licht, noch Musik, Stimmen oder andere Geräusche. In diesem Stadium wird der Patient faul, er will seine Ruhe haben, möchte am liebsten allem entfliehen und zeigt eine Abneigung gegen Gesellschaft. Richtet der Patient seine Aggressivität nach innen, verfällt er in Depressionen und beschäftigt sich mit Selbstmordgedanken. Verharrt der Patient in seiner Grausamkeit, treten Impulse auf, andere zu töten. Auf der mentalen Ebene macht sich die Erschöpfung des Patienten durch Konzentrationsmangel und zunehmende Verwirrung bemerkbar. Es kommt zu allerlei Wahnideen, und besonders starke Trinker verfallen im letzten Stadium hoffnungslos dem Wahnsinn.

GEMÜT:

Der Patient hat ein heftiges, hitziges, impulsives Verhalten. Mürrisch, schlecht gelaunt oder boshaft. Streitsüchtig, besonders, wenn er gestört wird. Stures, eigenwilliges Verhalten, besonders, wenn er sich den Wünschen anderer widersetzt. Abneigung zu antworten.

Reizbarkeit, besonders wenn er etwas gefragt wird. Kann eine Reizbarkeit mit Angst haben. Reizbarkeit entsteht bei Leberbeschwerden oder Hämorrhoiden. Reizbarkeit vor Menses.

Starker Zorn. Im Zorn heftiges Verhalten, bekommt ein rotes Gesicht. Wird sehr leicht zornig, besonders wenn er zu einer Antwort gezwungen wird, wenn ihm jemand widerspricht oder aufgrund von Eifersucht.

Tadelt andere. Neigung zu widersprechen. Verträgt keinen Widerspruch. Er ist widerspenstig.

Starke Erregung, Aufregung, die abends im Bett am schlimmsten ist.

Aufregung mit Zittern. Ruhelosigkeit vor Menses.

Ungeduld, die sich besonders bei Schnupfen zeigt. Die Zeit vergeht zu langsam.

Großer Ideenreichtum, besonders abends im Bett. Äußerst geschärfte Sinne. Neigung, die Stirn zu runzeln.

Erschrickt leicht und fährt bei Geräuschen zusammen.

Überempfindliches Verhalten. Empfindlich gegen Licht, Musik, Stimmen, Lärm, geringste Geräusche oder Geräusche von Schritten. Besonders nach dem Essen überaus sensibel. Sprechen anderer und Musik verschlechtern. Abneigung gegen Gesellschaft.

Fühlt sich leicht beleidigt und nimmt alles von der schlechten Seite. Ist sehr eifersüchtig. Beschwerden nach Kränkung. Denken an seine Beschwerden verschlechtert.

Wunsch, zu schlagen, was er dann auch wirklich tut. Ist leidenschaftlich und außer sich. Schadenfrohes, mutwilliges Verhalten. Grausamkeit.

Verlangen und plötzlicher Impuls zum Töten, selbst nur wegen einer geringen Beleidigung. Möchte den geliebten Ehepartner töten oder das eigene Kind ins Feuer werfen.

Neigung zum Selbstmord, aber es fehlt der Mut. Redet immer nur vom Selbstmord.

Schwermütige Stimmung nach dem Essen. Depressionen durch Pollution oder Emissionen. Hypochondrie. Vor einem Anfall fühlt er sich gesund.

Redselig, geschwätzig, besonders, wenn es um seine Gesundheit geht. Redet besorgt und ängstlich über sich und seinen Zustand. Furcht vor drohender Krankheit.

Furcht, daß sich etwas ereignen wird oder vor einem Unglück. Furcht aufgrund schrecklicher Träume. Stöhnen im Schlaf.

Angstgefühl besonders nach Mitternacht. Große Angst nach dem Essen. Angst um seine Geschäfte.

Geistige Anstrengung verschlechtert. Abneigung gegen geistige Arbeit. Geistige Erschöpfung. Spürt in sich eine Benommenheit, als ob er betäubt wäre. Psychose durch geistige Anstrengung.

Stimmverlust nach Schlaganfall.

Vergeßlichkeit nach Säfteverlust oder bei Trinkern.

Konzentration fällt ihm schwer. Schwierige Konzentration beim Rechnen oder beim Lesen, Denken, Studieren usw. Kann nicht lesen aufgrund zusammenhangloser Gedanken. Unfähigkeit zum Schreiben.

Benimmt sich sehr verwirrt, ungeschickt, unbeholfen. Verwirrung durch alkoholische Getränke oder nach einem Trinkgelage, einer Zecherei.

Schwachsinn. Hysterie. Manie. Psychosen, besonders bei Trinkern. Wahnsinn, durch geistige Arbeit, Ärger, Verdruß oder Demütigung entstanden. Alkoholiker mit hypochondrischem Verhalten.

Bewußtlosigkeit, besonders morgens. Bewußtlosigkeit durch Gerüche oder während der Entbindung. Stupor.

Delirium tremens, mit Überempfindlichkeit oder Bewußtlosigkeit.

Bildet sich ein, daß Leute mit ihm allerlei Streiche treiben, oder daß ihn Personen mit Fragen zusetzen, die er beantworten muß.

Faulheit, Abneigung gegen Arbeit. Geschäftsleute, die aufgrund ihrer intensiven Tätigkeit eine Abneigung gegen Arbeit entwickelt haben. Neigung zum Sitzen. Sitzende Arbeit.

Beschwerden durch: Geistige Arbeit. Zorn. Zorn mit Angst. Angst. Eifersucht. Verachtung.

ALLGEMEINES:

Brennende, ruckend-stechende, beißende oder kneifende Schmerzen. Auseinanderreißende Schmerzen. Drückende Schmerzen wie von einer Last. Die Schmerzen sind drückend, zusammendrückend oder lähmend.

Innerlich schneidende oder reißende Schmerzen. Äußerlich wunde Schmerzen oder ruckartige Schmerzen.

In den Muskeln brennend-stechende Schmerzen.

Schmerzen empfindet er als so unerträglich, daß er lieber sterben als leiden möchte.

Äußerlich wie innerlich Gefühl der Schwere. Äußerliches Ameisenlaufen. Innerliches Jucken und Kitzeln.

Innerliches Gefühl der Spannung, besonders in den Muskeln. Äußerlich wie auch innerlich ein Zusammenschnüren. Stenosen. Strikturen. Zusammenziehungen nach Entzündungen. Allgemeine Schwellungen.

In den Gelenken trockenes Gefühl. Gelenkschmerzen. Innerliche Entzündungen.

Beschwerden treten nach dem Essen auf. Bereits durch Essen von kleinen Mengen fühlt er sich schlechter.

Verlangen nach Alkohol, wie Bier, Whisky, Brandy, aber auch Abneigung gegen Bier, besonders Ale. Abneigung gegen Kaffee, Wasser und Getränke allgemein. Warme Getränke und heiße Speisen bessern. Abneigung gegen Fleisch.

Schlechter fühlt er sich nach dem Genuß von alkoholischen Getränken, Bier, Wein, Kognak, Whisky sowie nach Kaffee, stark gewürzten oder kalten Speisen.

Er hat immer das Verlangen, mit dem gewohnheitsmäßigen Kaffeetrinken aufzuhören.

Beschwerden durch alkoholische Getränke und Folgen von Rausch. Fühlt sich schlecht nach einer durchzechten Nacht, durch Nachtschwärmen. Beschwerden durch Schlafmangel.

Neigung, sich hinzulegen oder sich zu setzen. Sitzende Beschäftigung, hat einen sitzenden Beruf. Muß sich strecken und gähnt dabei.

Wankender, torkelnder Gang. Mattigkeit. Müdigkeit, die morgens am schlimmsten ist.

Schwäche nach Samenergüssen. Ohnmachtsartige Schwäche.

Nervöse Schwäche. Nervöses Schaudern. Mangel an Lebenswärme.

Physisches Angstgefühl.

Äußerlich große Empfindlichkeit. Empfindlich gegen Schmerzen. Außerordentlich physische Reizbarkeit.

Kleidung ist unerträglich. Druck der Kleidung verschlechtert, wohingegen das Lockern der Kleidung bessert.

Ohnmacht. Ohnmachtsgefühl morgens, aufgrund von Gerüchen oder von unerträglichen Schmerzen, nach Erbrechen oder Durchfall. Ohmachtsanfall während der Arbeit, Übelkeit oder Menses. Ohnmacht beim Stehen, im überfüllten Zimmer oder in der Schwangerschaft.

Gefühllosigkeit, Taubheit innerlich, äußerlich oder in einzelnen Teilen. Lähmungen, die auf der linken Körperseite auftreten.

Konvulsionen. Innerliche Krämpfe. Tetanische Steifheit. Epilepsie, mit einer Aura, die vom Solarplexus ausgeht. Aura epileptica im Magen. Konvulsionen entstehen während Fieberhitze, durch Abkühlen, nach einem tiefen Schlaf oder nach Zorn. Im Krampfzustand verschlechtert Luftzug.

Kälte allgemein und kalte Luft verschlechtern. Frieren beim geringsten Luftzug oder beim Frösteln mit Schweiß. Schüttelfrost, besonders beim Trinken von Kaltem.

Abneigung gegen kalte, frische Luft. Dreht sich im Bett nicht um oder hebt nicht einmal die Hand, da sonst Luft unter die Bettdecke kommt.

Schlechter durch Kaltwerden oder Naßwerden der Füße. Starke Erkältungsneigung.

Vermehrte Schleimabsonderungen. Er hat innere Blutungen. Dunkle Blutungen.

Schweiß bringt keine Erleichterung. Heißer Schweiß. Schweiß tritt nur einseitig auf. Der Geruch ist übel und stinkend.

Der Puls ist flatternd oder beschleunigt und klein.

Allgemeine Abmagerung. Schwierige Zahnung. Skorbut.

Schlechter durch unterdrückten Schnupfen oder nach Ausschweifungen. Beschwerden durch Unterdrückung von Hämorrhoiden oder Hautausschlägen.

Beschwerden durch Medikamentenmißbrauch. Überempfindliche Reaktionen auf Medikamente.

Der Patient hat einen heftigen Krankheitsverlauf.

Beschwerden rechtsseitig. Periodizität, jeden 28. Tag.

Besonders Kaffee, Wein, Rauchen, Meditieren oder windiges Wetter rufen Beschwerden hervor oder verschlechtern sie.

Beschwerden durch: Ausschweifungen. Sexuelle Exzesse. Onanie. Verletzung. Naßwerden der Füße.

MODALITÄTEN:

< durch Kälte allgemein.

< durch kalten Wind.

< durch das Einatmen kalter Luft.

< durch oder nach Kaltwerden, Abkühlen.

< durch Kaltwerden der Füße.

< bei trockenem Wetter.

< bei kaltem, trockenem Wetter.

< im Freien (Abneigung gegen das Freie).

< durch Gehen im Freien oder im Wind.

< durch Gehen.

< durch Bewegung (Abneigung gegen Bewegung).

< durch Berührung, die geringste Berührung.

< durch Tageslicht.

< nach dem Frühstück.

< nach dem Essen.

< nach dem Trinken.

< durch Narkotika.

< durch Tabak (Abneigung gegen Tabak).

< durch Gähnen.

< durch Rückenlage.

< durch Samenergüsse.

< während des Fiebers.

< während oder nach Menses.

< nach dem Ausziehen.

< durch Sichaufdecken.

< durch Aufstehen.

< im Winter.

< bei Neumond.

< morgens beim Erwachen.

< morgens von 5-9 Uhr.

< abends von 18-21 Uhr.

< um 18 Uhr.

< nachts, besonders nach Mitternacht.

< gegen 4 Uhr.

> durch Warmwerden.

> in warmer Luft.

> durch Wärme, Bettwärme oder Ofenwärme.

> im Raum.

> durch Ruhe.

> im Liegen und nach dem Liegen.

> durch Seitenlage.

> durch Liegen im Bett.

> während des Sitzens.

> nach Stuhlgang, aber auch < nach Stuhlgang.

> bei feuchtem Wetter.

PHOSPHORICUM ACIDUM

Kriminalkommissar Phosac hatte nie beabsichtigt, die Beamtenlaufbahn einzuschlagen, aber seine Mutter hatte ihn zu diesem Entschluß gedrängt. Erfolgreich redete sie ihm ein, daß er mit seinem phlegmatischen Temperament keinen passenderen Beruf als den des Beamten finden könnte. Unentwegt in Krimis vertieft hatte sie davon geträumt, ihren Sohn als Helden der Kriminalgeschichte erleben zu dürfen. Phosac selbst hatte sich nie gegen das Ansinnen und die Pläne seiner Mutter aufgelehnt, büßte aber durch das Befolgen ihrer Vorstellungen einen Großteil seiner Fröhlichkeit ein.

Dennoch zeigte Phosac bei seiner Tätigkeit zunächst sehr viel Gespür und löste - wenngleich ohne große Begeisterung - die hartnäckigsten und schwierigsten Fälle. Während er dem Höhepunkt seiner Karriere entgegenschritt, traf er Arsenica, die er in blinder Liebe bereits nach kürzester Zeit heiratete. Die Enttäuschung ließ nicht lange auf sich warten, denn Arsenica entpuppte sich als Nörglerin und Pedantin. Nachdem sie zwei Kinder geboren hatte, wurde sie zunehmend fader, spröder und prüder. Sie legte zuviel Wert auf Ordnung, wobei sie alles, was nicht ihrem Perfektionsideal entsprach, kritisierte und tadelte.

Das Zusammensein mit seiner Frau wurde für Phosac so unerfreulich und demütigend, daß selbst Sexualität, die für ihn immer ein sehr wichtiges Thema gewesen war, zu einem Zwangsritual wurde, was er schließlich mit Impotenz bezahlen mußte. Somit war Phosac in einem Teufelskreis gefangen, denn durch sein sexuelles Unvermögen war er erst recht dem Tadel seiner Frau ausgesetzt. Da Phosac mit chronischem Durchfall geplagt war, machte seine Frau ihm auch deshalb Vorhaltungen, weil sie seine Aufenthalte auf der Toilette als Zeitverschwendung betrachtete. Phosac setzte sich nicht zur Wehr. Er war ein zu ruhiger Mensch, um Szenen zu machen, und er war zu phlegmatisch, um wesentliche Änderungen in seinem Leben vorzunehmen. So nahm er alles geduldig hin, während der Kummer ihn innerlich zernagte.

Nachdem die beiden Töchter erwachsen waren, wollte Phosacs Frau ihre Schwester in Australien besuchen, zu der sie seit ihrer Jugend keinen Kontakt mehr gehabt hatte. Kurz nach ihrer Abreise erhielt Phosac die Nachricht, daß das Flugzeug abgestürzt sei und keine Insassen das Unglück überlebt hätten. Obwohl Phosac durch sein freudloses Leben nahezu apathisch geworden war, kam doch ein Funke der Erleichterung in ihm auf. Endlich würde er seine Ruhe haben!

Es dauerte einige Wochen, bis alle Formalitäten erledigt waren, die mit dem Todesfall zusammenhingen, aber danach hatte Phosac gute Aussichten auf ein Leben in Ruhe und Stille. Zwei Monate nach dem Unglück, genau an dem Wochenende, wo seine Frau zurückgekehrt wäre, läutete es an seiner Wohnungstüre. Als Phosac öffnete, bekam er Hitzewallungen und dann fühlte er sich einer Ohnmacht nahe. Draußen stand seine Frau, die sich zu allem Überfluß auch noch gut erholt zu haben schien.
"Ich nehme an, daß du meinen Brief nicht mehr rechtzeitig bekommen hast, weil du gar so überrascht bist." stellte sie fest, um die peinliche Situation zu retten. Nur mit größtem Widerwillen ließ er sie eintreten, ohne daß er ein einziges Wort an sie gerichtet hätte. Endlich stellte sich heraus, daß es nicht seine Frau, sondern deren Zwillingsschwester Arsenella war, die aus Australien angereist war, um nach dem Todesfall die finanzielle Lage zu peilen.

Das alles war zuviel für Phosac. Zuerst der Schock der Verwechslung, dann das Benehmen seiner Schwägerin, das mit dem seiner verstorbenen Frau ziemlich identisch war. Zu allem Übel wollte sie ein halbes Jahr hierbleiben, damit sich die Kosten des teuren Fluges lohnten. Nach diesem Wochenende ging Phosac seine Arbeit mit übertriebener Gelassenheit an. Es ließ ihn kalt, daß gleich drei Morde auf einmal geschehen waren, und es interessierte ihn auch nicht, daß gleich zwei seiner Kollegen als krank gemeldet waren. Es war ihm auch egal, daß seine Sekretärin sich liebevoll um ihn kümmerte und ihn mit Essen und Trinken versorgte, denn er hatte keinen Appetit.

Sogar als seine Tochter ihn vom Büro abholte, um ihn zu einem Milchmixgetränk einzuladen, zeigte er keinerlei Regung.
"Freut es dich denn nicht, mich zu sehen?" fragte die Tochter, die sich seine mangelnde Reaktion nicht erklären konnte.
Es dauerte ziemlich lange, ehe er ein langsames und beinahe unverständliches "Doch!" hören ließ, das allerdings wenig überzeugend klang.
"Willst du lieber etwas anderes? Vielleicht magst du etwas zu essen. Wie wäre es mit einem schönen, frischen Salat mit Joghurtdressing? Du liebst doch erfrischende Sachen." meinte sie, während sie ihn fragend ansah.
Aber sie erhielt nur ein barsches, einsilbiges "Nein!".

Phosac weigerte sich seit einiger Zeit, etwas zu essen, aber er wollte nicht darüber sprechen. Er spürte überhaupt nichts mehr. Er fühlte sich irgendwie leer, stumpf und ausgelaugt. Alles um ihn herum wirkte so unrealistisch, daß er meinte, sich in einem eigenartigen Traum zu befinden. Er wollte nur noch seine Ruhe haben und schlafen. Als er aber dem Wunsch seiner Tochter folgend seine Erdbeermilch getrunken hatte, fühlte er sich einigermaßen erfrischt. Auf dem Nachhauseweg begleitete ihn kein fragestellender Quälgeist, sondern ein sanfter Wind, der ihm das immer lichter werdende Haar ein wenig zerzauste und seine Brustschwäche besserte. Hätte auch zu Hause anstatt seiner ausgetrockneten Schwägerin etwas Frisches auf ihn gewartet, so wären vielleicht sogar noch seine Triebe zum Leben erweckt worden.

Alles vermochte ihn nur kurzfristig zu erfrischen, weshalb Phosac auch später nach der endgültigen Abreise seiner Schwägerin die auffallende Teilnahmslosigkeit beibehielt. Egal, was auch passierte, es beeinflußte und berührte ihn in keiner Weise. Allmählich fühlte er sich körperlich immer mehr erschöpft. Es war ihm, als trocknete er von innen her aus. Oft war er nach Mitternacht schlaflos und morgens beim Aufstehen überkam ihn eine so große Schwäche, daß er sich hinlegen und weiterschlafen mußte, um später seinen Arbeitstag antreten zu können.

Phosacs Reaktionsmangel und Mattigkeit blieb in seiner Dienststelle nicht verborgen, weshalb ihm dringend zu einer Kur geraten wurde, die seine Kräfte wieder stabilisieren sollte. Phosac war so apathisch, daß er einer solchen Maßnahme zustimmte und ans Meer reiste, um die vorgeschlagenen

Behandlungen über sich ergehen zu lassen. Bald jedoch plagte ihn ein so starkes Heimweh, daß er ohne viel Worte zu machen abreiste und sich lieber wieder ins Büro begab.

Durch seine Einsilbigkeit hatte sich Phosac seiner Töchter und sämtlicher Freunde entledigt, weil sie seiner Wortkargheit hilflos gegenüberstanden. Unterdessen wurde der Gesundheitszustand Phosacs immer bedenklicher. Der Kommissar fühlte sich so ausgezehrt und erschöpft, daß er beinahe durchsichtig aussah. Untertags weigerte er sich manchmal hartnäckig, irgendeine Nahrung zu sich zu nehmen. Dafür konnte er oft nachts nicht mehr weiterschlafen, weil ihn der Hunger quälte. Seine Erschöpfung schritt weiter fort, und immer wieder spürte er ein unangenehmes Schwächegefühl in der Brust, wenn er im Dienst zuviel sprechen mußte, was er ohnedies nur mit Widerwillen tat. Versuchte er, dieses Schwächegefühl loszuwerden, indem er sich dem Wind aussetzte, handelte er sich dafür schnell eine Erkältung oder eine allgemeine körperliche Schwäche ein. Jedoch verschwand diese körperliche Labilität später im gleichen Maße, wie seine Vergeßlichkeit zunahm.

Phosacs Schreibtisch wurde zu einem Chaos. Akten, Schriftstücke und Notizen stapelten sich, weil es ihm immer schwerer fiel, sich bei seiner Arbeit zu konzentrieren und effektiv zu arbeiten. Versuchte er dennoch, seine ganze Aufmerksamkeit auf einen seiner kniffligen Fälle zu lenken, ermüdete er so rasch, daß er während des Lesens von Protokollen einschlief.
"Na, was halten Sie von diesem Fall?" fragte ihn ein Kollege, als Phosac lange Zeit über einer Akte gebrütet hatte und diese eben beiseite legte.
"Ich kenne den Fall nicht." antwortete der Kommissar nach einer peinlich langen Pause.
"Aber sie haben ihn doch gerade durchgelesen."
"Ach so, ja. Ich kann mich jetzt nicht mehr so gut an die Einzelheiten entsinnen." entgegnete Phosac, den das Staunen und Zweifeln des anderen nicht im geringsten störte.

Einmal hörte der Kommissar die Glocken läuten, obwohl es ringsum mäuschenstill war. Sein Assistent überging die Angelegenheit taktvoll und fragte ihn: "Herr Phosac, was soll jetzt mit der Leiche geschehen?"
Nachdem der Kommissar lange Zeit überlegt hatte, antwortete er: "Abfüh-

ren!"
"Aber er ist doch tot! Verstehen Sie, es ist eine tote Leiche!"
"Ach so, dann ... dings. Na, dings. Sie wissen schon." sagte Phosac, dem während des Sprechens die Wörter entfielen.
"Was soll jetzt aus dem Fall werden?" bohrte der Assistent weiter.
"Mir fällt nichts mehr ein." gab Phosac nach langem Zögern zu. "Vielleicht sollten Sie zur...dings fahren, wo der Geschäftsführer wohnt. Wie heißt er doch gleich?"
"Killer." warf der Assistent hilfsbereit ein.
"Ja genau. Fragen Sie ihn nach dem ...na, wie sagt man doch gleich?"
"Alibi."
"Ja. Fragen Sie ihn nach einem Alibi für die Tatzeit."
"Prima!" rief der Assistent erfreut. "Das ist endlich einmal eine klare Anweisung. Leider war ich heute vormittag bereits mit Ihnen bei ihm, um ihn in Untersuchungshaft zu nehmen. Erinnern Sie sich denn nicht mehr?"

Als sich der verblüffte Assistent wieder an seinen Vorgesetzten wandte, war dieser bereits eingenickt und döste am Schreibtisch vor sich hin.

Die Wohnung Phosacs sah ähnlich aus wie sein Schreibtisch. Die Küche quoll über vor schmutzigem Geschirr. Die Pflanzen waren verwelkt und ausgedörrt. Spinnweben hingen in den Ecken, der Teppich war halb zurückgeschlagen, Sofakissen lagen auf dem Fußboden, auf dem Wohnzimmertisch türmten sich Zeitungen, Vogelfutter und Medikamente. Sein Bett war zerwühlt und schmutzig, das Bügeleisen lag in der Spüle und das Toilettenpapier im Kühlschrank. Phosac hatte keinerlei Interesse, Ordnung zu schaffen, denn der Anblick dieses Chaos ließ ihn durchwegs kalt.

Phosacs Schlaf wurde oft durch seine Träume gestört. Eines nachts träumte er wie so oft von seiner verstorbenen Frau. Penibel und pedantisch wie sie war, erschien sie genau um Mitternacht, denn er hörte wieder einmal deutlich die Glocken schlagen. Drohend plusterte sie sich vor ihm auf und sagte: "Wenn du deinen Saustall in der Wohnung nicht aufräumst, komme ich, damit wieder Ordnung und Sauberkeit herrscht!"

Nicht einmal mehr das konnte ihn aus seiner Lethargie reißen. "Mir egal!" antwortete Phosac ruppig. "Aber bedenke das viele ...äh, dings - Fahrgeld und deine Angst vor ... na! ... vor den Spinnen. Außerdem bin ich ...dings, äh, umgezogen, und die neue Adresse fällt mir beim besten Willen nicht ein."

WESEN:

Im Wesen von Phosphoricum acidum finden wir erwartungsgemäß einige Qualitäten von Phosphor, die aber durch die Eigenschaften der Säure verändert werden. Auch der Phosphoricum-acidum-Patient hat wenig Selbstvertrauen und ein schwaches Ego, weshalb eine unglückliche Liebe, anhaltender Kummer, Demütigungen oder ein Schock sehr schädigend auf ihn einwirken können. Das sind auch genau diese Ursachen, die für die Entwicklung des Krankheitsbildes maßgeblich sind. Da aber der Phosphoricum-acidum-Patient ein sehr ruhiger Charakter und introvertiert ist, richtet sich die zersetzende Eigenschaft der Säure nach innen. Die Aggressivität des Patienten wird also nach innen geleitet, wo sie ihn auf allen Ebenen schwächt und schädigt. Der für dieses Mittelbild so charakteristische stille Kummer wirkt wie eine zersetzende Säure auf den Patienten ein.

Wurde der Patient durch einen emotionalen Schock oder einen fortwährenden emotionalen Streß auf der Gefühlsebene stark beeinträchtigt, macht sich als eine der ersten Auswirkungen eine seelische Empfindungslosigkeit und Apathie bemerkbar. Der Patient zeigt eine ziemliche Unbeeindruckbarkeit gegenüber Gefühlsangelegenheiten, die mit Stumpfheit und Leere ausgedrückt werden kann. Er ist zu keinen Gefühlsäußerungen fähig und zeigt sich auch den Emotionen anderer gegenüber ziemlich kalt und gleichgültig. Im Gefühlsbereich herrscht für ihn absolute Funkstille, weshalb er sich am liebsten zurückzieht und in Ruhe gelassen werden will. Wenn sich ein Mensch so stark auf sich selbst zurückzieht, braucht er die Vertrautheit seiner näheren Umgebung, auch wenn diese nur auf die vier Wände eines Zimmers reduziert ist. Aus diesem Grunde sind Phosphoricum-acidum-Patienten sehr anfällig für Heimweh, wenn sie aus ihrem gewohnten Milieu herausgerissen wurden.

Trotz emotionaler Apathie reagiert der Körper sehr stark auf verschiedene Sinneseindrücke. Der Patient kann sich durch Sonnenlicht, Parfüm- oder Essensgeruch gestört fühlen. Der Organismus ist bereits so angegriffen, daß die kleinsten Einwirkungen genügen, um ein Unwohlsein herbeizuführen. Dabei kann es sich um eine Berührung, einen Luftzug, Wärme oder Kälte handeln. Der Patient sieht ausgezehrt, ausgetrocknet und ausgelaugt aus und fühlt sich entkräftet, schlaff und matt. Der ganze Körper wird von einer Schwäche befallen, die durch geringe Anstrengungen hervorgerufen wird. Bereits Essen, Sprechen oder Gehen kann zu körperlicher Erschöpfung führen. In diesem Stadium wird auch die Sexualität zu einem Problem für den Patienten. Entweder es fehlt das Verlangen oder die Energie, oder aber der Patient fühlt sich nach dem Koitus völlig seiner Kräfte beraubt.

Da der Organismus ohnedies stark geschwächt ist, führen Absonderungen aller Art zu einer weiteren Entkräftung. Andererseits kann der Phosphoricum-acidum-Patient wie kein anderer lange Phasen von Durchfall oder Erbrechen überstehen, ohne daß diese Situation lebensbedrohlich für ihn würde. Dennoch bringt jeglicher Verlust von Körpersäften den Patienten in eine mißliche Lage, sei dies nun durch Schweißabsonderungen, anhaltenden Durchfall, Samenergüsse oder Milchabgabe. Der Organismus ist so gestört, daß der Körper sämtliche Haare verliert. Auch die Wachstumsstörungen bei schnell wachsenden Kindern gehören zu diesem Mittelbild. Der beschleunigte Wachstumsprozeß verlangt dem Organismus wichtige Aufbaustoffe ab, die nicht schnell genug produziert werden können.

Dem Patienten fehlt jegliche Frische, und so sind es gerade die erfrischenden Dinge, die ihn anregen. Er hat eine besondere Vorliebe für kalte und frische Getränke und Früchte. Aufgrund seines "Frischebedarfs" will der Patient sein Essen allenfalls warm, aber niemals heiß zu sich nehmen. Da er selbst emotional und auch körperlich ausgetrocknet ist, hat er einen besonderen Appetit auf feuchte Nahrung, die pikant und gut gewürzt sein sollte, um ihn anzuregen.

Der Patient ist schnell überfordert, nach kurzer Zeit erschöpft und kann bei geistiger Arbeit oder auch beim Sprechen vor Schwäche einschlafen. Hinzu kommt, daß der Patient im Schlaf oft durch Träume aufgeschreckt wird und deshalb am morgen schwach, matt und unausgeruht ist. Das überaus große Schlafverlangen ist eine Selbstschutzmaßnahme des Organismus, der dringend regenerieren muß, wenn es nicht zum totalen Zusammenbruch kommen soll. Wenn es über die erforderliche Regeneration zu einer Schlafsucht kommt, so zeugt dies von einem großen Widerwillen, sich mit den Geschehnissen des Alltags auseinanderzusetzen, und ist als Fluchtverhalten anzusehen.

Wenn die mentale Ebene betroffen wird, zeigt der Patient eine Vergeßlichkeit für Orte, Namen, Worte während des Sprechens, für Gelesenes und auch für Tagesgeschehnisse. Er antwortet erst nach langen Pausen und verhält sich dabei oft barsch, mürrisch oder schroff, weil er nichts gefragt werden will. Die Konzentration fällt ihm schwer und er zeigt auch eine mentale Stumpfheit, Trockenheit und Teilnahmslosigkeit, die sich gegen alles richtet. Allerdings kann in diesem Stadium die körperliche Ebene entlastet werden, wobei der Patient wieder zu Kräften kommt, weil sich die degenerativen Prozesse auf die Verstandesebene verlagert haben. Kommt es zu Wahnideen, hört der Patient Glocken läuten oder sieht Ziffern, Gestalten und Tote.

GEMÜT:

Beschwerden aufgrund von Kummer, Enttäuschung, enttäuschter Liebe oder Demütigung. Beschwerden durch enttäuschte Liebe mit stillem Kummer. Der Zustand verschlechtert sich nach sexuellen Exzessen oder emotionalen Erregungen. Entwickelt er Heimweh, so ist dies stark belastend für ihn. Weinen bei Heimweh.

Angst um die Zukunft. Beschwerden durch Erwartungsangst.

Große Erregung, Aufregung. Beschwerden durch Gefühlsbewegungen, nach Zorn und Ärger mit stillem Kummer.

Tadelt sich selbst. Innere Ruhelosigkeit, Nervosität.

Schwermut durch Onanieren. Nach Onanieren wird er durch Schuldgefühle schwer belastet.

Leidet unter Schlaflosigkeit, besonders nach Mitternacht. Angst beim Erwachen durch schreckliche Träume. Stöhnen oder Lachen im Schlaf.

Weigert sich zu essen. Anorexia nervosa.

Abneigung zu sprechen, verhält sich schweigsam. Antworten kommen sehr langsam. Abneigung zu antworten. Wenn er antwortet, dann spricht er einsilbig und unverständlich.

Stilles, ruhiges Wesen. Gelassenheit.

Gleichgültigkeit. Komplette Gleichgültigkeit gegenüber allen Dingen. Der Patient will nichts, auch nicht sprechen, zeigt keinerlei Interesse. Gleichgültigkeit morgens, im Fieber oder bei Fieberfrost.

Geistige Erschöpfung. Fühlt sich schlechter durch zuviel Lernen und Studieren. Beschwerden durch geistige Anstrengung.

Abneigung zu denken und gegen geistige Arbeit.

Schwierigkeit in der Konzentration. Beim Denken und Verstehen allgemein Schwierigkeiten. Ist nicht in der Lage, lange zu denken. Beim Lesen drängen sich Gedanken auf und schwirren durcheinander. Gedanken schwinden beim Lesen.

Gedächtnisschwäche. Vergeßlich. Findet nicht die richtigen Worte, wenn er spricht. Mangel an Ideen. Imbezillität.

Fühlt sich wie benommen, betäubt. Bewußtlosigkeit. Stupor, besonders im Fieber.

Wahnideen, Einbildungen. Schreckliche Halluzinationen. Sieht Ziffern, Nummern, Phantome, Gestalten oder Tote. Hört Glocken läuten. Hört unsichtbare Dinge, die sich dicht über ihn bewegen.

Beschwerden durch: Emotionale Erregung. Schlechte Neuigkeiten. Schreck. Gram. Zorn, Ärger. Kränkung. Enttäuschung. Trennung von zu Hause, Heimweh. Zuviel Lernen, Studieren.

ALLGEMEINES:

Äußerlich brennende und innerlich zusammenziehende Schmerzen.

Schmerzen treten einseitig auf. Sie wandern zu der Seite, auf der er liegt.

Ameisenlaufen.

Schwellungen an Knochen und am Periost. Knochenkaries. Knochenschmerzen. Ostitis. Periostschmerzen. Periostitis.

Wachstumsschmerzen. In Beinen Wachstumsschmerzen. Kinder, die zu schnell wachsen. Blasses Gesicht mit bläulichen Augenringen. Schleichende Abmagerung.

Äußerlich Gefühllosigkeit. Analgesie, Schmerzlosigkeit. Unempfindlichkeit, Mangel an physischer Reizbarkeit. Reaktionsmangel.

Müdigkeit. Mattigkeit, besonders nach dem Essen.

Sehr große Schwäche, die morgens beim Aufstehen vorhanden ist. Schwäche durch Gehen, nach Samenergüssen, nach Verlust von Körpersäften oder bei stillenden Frauen. Nach dem Essen oder nach der geringsten Anstrengung kommt Schwäche. Eine lähmende Schwäche, so stark, daß er im Bett hinunterrutscht.

Obwohl die Schwäche sehr groß ist, ist der Patient nach einem kurzen Schlaf wieder erholt.

Schwäche durch geistige Anstrengung, Lernen und Studieren.

Ohnmacht durch Verlust von Körperflüssigkeiten.

Mangel an Lebenswärme.

Körperliches Angstgefühl. Nervöse Schwäche.

Verlangen nach erfrischenden und saftigen Dingen, nach Obst. Allgemeine Besserung durch erfrischende Dinge, die eine Belebung, eine Kräftigung bewirken.

Blutwallungen nach Gefühlserregungen.

Abnormer Puls. Intermittierender und unregelmäßiger Puls. Erhöhter, beschleunigter Puls. Schwacher Puls.

Der Schweiß ist klebrig und reichlich. Das Schwitzen ist sehr schwächend.

Reden, sexuelle Ausschweifung oder Verlust von Körpersäften verschlechtern.

Beschwerden durch unterdrückten Hautausschlag.

Erkältungsneigung.

Beschwerden durch: Verlust von Körpersäften. Sexuelle Ausschweifung. Onanie. Operationen. Verletzungen. Überheben. Zu schnelles Wachstum.

MODALITÄTEN:

< durch Kälte, Abkühlen, Kaltwerden.

< bei Wetterwechsel.

< bei Hitze und Kälte.

< im warmen Raum, durch Bettwärme.

< durch Luftzug.

< vor Schlaf.

< durch Schlafmangel.

< durch Berührung.

< durch Sprechen.

< nach Schwitzen.

< durch Sonnenlicht.

< morgens von 5-9 Uhr.

< abends von 18-21 Uhr.

> nach Schlaf.

> nach kurzem Schlaf.

PHOSPHORUS

Es war einmal ein kleines Mädchen, das durch sein herzliches, liebevolles, freundliches und angenehmes Wesen seiner ganzen Umgebung so viel Freude bescherte, daß es "Phosphor" genannt wurde. Phosphor war tatsächlich eine "Trägerin des Lichts", denn sie hatte eine überschäumende Wärme, war zartfühlend, anpassungsfähig und rücksichtsvoll. Sie liebte Pflanzen und Tiere und brachte all ihren Mitmenschen sehr viel Mitgefühl entgegen. Das Kind schien trotz seiner Zurückhaltung und Scheu mit allem und jedem in Kommunikation zu stehen und zeigte eine große Verbundenheit mit allen Lebewesen. Bald wurde offenbar, daß Phosphor übernatürliche Wahrnehmungsfähigkeiten besaß und zeitweise hellsichtig war.

Während sie heranwuchs, fiel ihre große Offenheit immer mehr auf. Sie war empfänglich für alle Umwelteinflüsse, machte aber aus ihren Empfindungen kein Geheimnis. Sie sprach stets offen aus, was sie bewegte, weil sie ihre Gefühle nur schwer zurückhalten konnte. Wegen ihrer starken Beeindruckbarkeit konnte sie schnell Feuer fangen. Wenn sie von einer Sache überzeugt war, zeigte sie sich enthusiastisch und leidenschaftlich und konnte in ihrer Begeisterung sogar in Ekstase verfallen.

Aufgrund ihrer Feinfühligkeit reagierte sie auf alles. Sie konnte sich nicht abgrenzen, denn sie identifizierte sich mit allem. Durch ihre Sensibilität wurde sie von äußeren Eindrücken förmlich überschwemmt und war dadurch sehr leicht verletzbar, da nicht nur angenehme Schwingungen in sie eindrangen. Sie reagierte wie ein Seismograph auf alle Einflüsse und unterlag starken Stimmungsschwankungen, je nachdem, was gerade auf sie einstürmte. So konnte sie traurig sein und kurz darauf gleich wieder lachen, wobei es immer darauf ankam, welchen äußeren Eindrücken sie unterlag, denn ihre Bezogenheit auf die Umwelt war überaus intensiv. Ihre starke Ausstrahlung reflektierte stets das wieder, was sie von außen wahrnahm. Obwohl sie gerne in Gesellschaft war, brauchte sie dringend Phasen der

Zurückgezogenheit und Ruhe, weil sich durch die anhaltende Reizüberflutung ihre Energie rasch aufzehrte.

Nachdem Phosphor erwachsen war, wirkte sie ein wenig romantisch, träumerisch und nixenhaft. Da sie sehr intelligent war und ihr außerdem das Thema "Krankheit" große Angst bereitete, studierte sie Medizin. Bei dieser Entscheidung war maßgeblich, daß sie später in der Lage wäre, anderen Menschen zu helfen. Aber als sie dann praktizierte, wurde ihr das starke Mitleid für die Kranken zum Verhängnis. Je schlimmer die Krankheit des Patienten war, desto aufgelöster und aufgeregter wurde Phosphor. Sie brach in Tränen aus und konnte nicht mehr helfen, weil sie sich selbst hilflos fühlte. Sie identifizierte sich stets mit anderen und es schien ihr, als geschähe das, was die Patienten erlitten, ihr selbst. In ihrer Selbstvergessenheit mangelte es ihr an der nötigen Standhaftigkeit, wodurch sie regelrecht den Boden unter ihren Füßen verlor.

Schließlich erkannte sie, daß sie für einen helfenden Beruf völlig ungeeignet war. Durch ihre Anpassungsfähigkeit fiel es ihr nicht schwer, den Beruf zu wechseln. Außerdem war sie mit ausreichend Inspirationen gesegnet, um musisch oder schöpferisch tätig sein zu können. So entschloß sie sich für eine schriftstellerische Tätigkeit, wobei sie medizinische Lehrbücher verfaßte und immer mehr mit Homöopathie in Berührung kam. Als ihr die Vielfältigkeit der homöopathischen Arzneimittel auffiel, faßte sie den Entschluß, ihre Zeit den Charakteren zu widmen, die sie in den Arzneimittelbildern vorfand. Sie beabsichtigte, über jeden Charakter eine Kurzgeschichte zu verfassen. Ihr Ideenreichtum, ihre musische Veranlagung und ihre Inspirationen kamen ihr bei dieser Arbeit hilfreich zugute. Außerdem wurde sie durch ihre große Einfühlsamkeit unterstützt, weil sie die Begabung hatte, sich in jeden Typen hineinzuversetzen.

Durch ihre Tätigkeit lebte sie in einer Abgeschiedenheit, die sie manchmal nicht mehr ertragen konnte und die sie dazu zwang, sich hin und wieder unter Menschen zu begeben. Ihre Arbeit veranlaßte sie, sich immer mehr in Phantasien und Träume zu versenken, um gewisse Erkenntnisse an die Oberfläche zu bringen. Sie reagierte oft sehr schreckhaft, wenn sie durch äußere Geschehnisse in die Realität zurückgeholt wurde. Ihre Beeinflußbarkeit ermöglichte es, daß im Laufe der Zeit vieles auf sie einstürmte, was sie nicht bewußt verarbeiten konnte. So traten all die unbewältigten Dinge schließlich in Form von Ängsten in ihr Bewußtsein.

In ihrem Alleinsein entwickelte sie zunächst eine Angst in der Dunkelheit und konnte nicht mehr richtig schlafen. Der Schlaf wurde immer unerquicklicher für sie, weil sie auch nachts so vieles wahrnahm und durch allerlei Eindrücke berieselt wurde. Noch dazu begann sie im Schlaf herumzuwandeln, wobei sie seltsame Dinge tat. Beispielsweise ging sie in die Küche, um die Salzvorräte zu überprüfen, ehe sie sich beruhigt wieder ins Bett legen konnte. Nach solch einer unruhigen Nacht fühlte sie sich am Morgen unausgeruht und reagierte auf alle Reize noch intensiver als zuvor.

Phosphor hatte genügend Gelegenheit, sich um allerlei Dinge Gedanken zu machen. Durch ihre permanente Konfrontation mit Krankheitsbildern hegte sie Befürchtungen, selbst krank zu werden. Auch die Gedanken um ihre Zukunft bereiteten ihr Kopfzerbrechen, aber am unerträglichsten war für sie der Gedanke an den Tod. Besonders wenn sie in der Dunkelheit alleine war, wurde sie von einer so panischen Angst vor dem Tod ergriffen, daß sie vor Erregung zu zittern begann. Schließlich geriet sie in einen Zustand der Überängstlichkeit, wobei ihre Angst zwar unspezifisch, dafür aber lebensbestimmend wurde.

Als ihre Arbeit über die Charaktere in der Homöopathie weiter fortgeschritten war, ließ ihre Angst allmählich nach, jedoch ihr Verhalten wurde dafür umso bemerkenswerter. Sie war ziemlich zerstreut, vergeßlich und konnte sich bei ihrer Tätigkeit kaum mehr konzentrieren. Das Denken fiel ihr immer schwerer, und so entwickelte sie eine zunehmende Abneigung gegen ihre Arbeit. Sie umsorgte keine Pflanzen mehr, wollte die Tiere nicht mehr streicheln und zeigte auch den Menschen gegenüber eine große Gleichgültigkeit. Phosphor wurde so wortkarg, daß sie sich weigerte, eine Antwort zu geben, wenn sie irgendwo angesprochen wurde. Immer häufiger geriet sie in Geistesabwesenheit, wurde in ihren Bewegungen immer langsamer und empfand keinerlei Freude mehr am Leben.

Eines Nachts wurde sie durch ein heftiges Gewitter aufgeschreckt. Vor Gewittern hatte sie seit jeher Angst gehabt, weil sie sich den Naturgewalten gegenüber besonders hilflos fühlte. Als ein Blitz den Raum erhellte, glaubte

Phosphor in einer Zimmerecke einige ihrer homöopathischen Gestalten zu sehen. Ganz deutlich konnte sie Barium und Carbo wahrnehmen, die stumm und vorwurfsvoll zu ihr herüberblickten. Beim nächsten Blitz erkannte sie Hepar und Causticum in der anderen Ecke. Hepars Augen blitzten auf. Oder war es sein Messer?
Hepar meldete sich schließlich zu Wort: "Es ist eine Gemeinheit, wie du uns dargestellt hast. Wir lassen uns das nicht ungestraft gefallen. Da du mich sowieso als Verbrecher bezeichnet hast, schneide ich dir die Gurgel durch."
Causticum stimmte ihm zu: "Aber äußerste Vorsicht! Es darf kein Verdacht auf uns fallen. Wir müssen alle Spuren verwischen."
Barium bemerkte etwas dämlich dreinblickend: "Spuren? Es hat doch noch nicht geschneit, oder?"
Worauf Carbo murmelte: "Das weiß ich nicht."

Nach dieser fürchterlichen Nacht voller Wahnideen saß Phosphor am nächsten Tag außerordentlich verwirrt bei ihrer Arbeit, die sie ohnedies nur noch mit größter Mühe und viel Widerwillen ausführen konnte. Sie schrieb gerade an der Geschichte über den Phosphor-Typen, als sie es schließlich satt hatte und einfach mitten im Satz aufhörte...

WESEN:

Phosphor als Ursubstanz ist ein nichtmetallisches Element, das sehr aufnahme- und reaktionsfähig sowie leicht entflammbar ist. Ebenso ist der homöopathische Phosphor-Typ empfänglich für alle Umwelteinflüsse und sehr stark beeinflußbar. Auch er ist leicht zu entzünden, was sich im Körperlichen in Form von Entzündungen zeigt und sich im Emotionalen als Leidenschaft und Enthusiasmus bemerkbar macht. Das Wort Phosphor stammt aus dem Griechischen und heißt übersetzt Lichtträger. Phosphor nimmt das Licht auf und strahlt es nach allen Seiten aus. Auch der Phosphor-Patient nimmt aufgrund seiner Offenheit alle möglichen Einflüsse auf und strahlt das aus, was er empfangen hat. Seine große Durchlässigkeit verhindert eine Abgrenzung nach außen, weshalb sich der Phosphor-Patient sehr stark mit seiner Umwelt identifiziert. Er reagiert seismographisch auf den kleinsten Reiz und zeigt je nach Qualität der aufgenommenen Schwingungen entsprechend emotionale Schwankungen.

Aufgrund seiner Inspirationen eignet er sich für schöpferische und künstlerische Tätigkeiten. Durch seine große Verbundenheit mit der Umwelt fühlt sich der Phosphor-Patient in Gesellschaft sehr wohl. Allerdings braucht er dringend Phasen der Zurückgezogenheit, Regeneration, Ruhe und Einsamkeit, um sich von den Strapazen der auf ihn eindringenden Reize zu erholen. Ist es zu einsam um ihn geworden, sucht er wieder den Kontakt zur Umwelt, um sich mit irgendetwas identifizieren zu können. Je nachdem, ob er ein schwaches oder gar kein Ego hat, sind Partnerschaften für ihn schwierig bis unmöglich. Er gerät dabei leicht in Abhängigkeiten und spielt entweder eine Opfer- oder Helferrolle. Eine partnerschaftliche Ergänzung zu finden, würde bedeuten, daß eine Hälfte, ein Ego, vorhanden sein muß, um durch einen anderen Teil, ein anderes Ego ergänzt zu werden. Aber der Phosphor-Patient sucht seine gefühlsmäßige Verbindung in der Gesamtheit aller Lebewesen, weil seine Liebe das ganze All umschließt.

Befindet sich der Phosphor-Patient noch in einem guten Gesundheitszustand, dann ist auch sein Schlaf erholsam für ihn. Aufgrund seiner Hingabefähigkeit fällt es ihm leicht, schnell einzuschlafen und in einem gesunden

Schlaf die nötige Erquickung zu finden. Erst später, wenn sein angegriffener Zustand der permanenten Reizüberflutung nicht mehr standhält, leidet auch sein Schlaf. Er hat einen so leichten Schlaf, daß er alles um sich herum wahrnimmt und sich deshalb am nächsten Tag unausgeruht fühlt.

Im allgemeinen ist der Phosphor-Typ herzlich, liebevoll, freundlich, angenehm und sehr mitfühlend. Er hat Ahnungen und Inspirationen und ist manchmal hellsichtig. Im Positiven nützt er seine Empfänglichkeit und Begabung, um die Geistwelt kennenzulernen. Unter solchen Menschen finden sich desöfteren Künstler mit sehr viel Einfühlungsvermögen und einem unerschöpflichen Ideenreichtum. Manchmal handelt es sich dabei auch um Mystiker oder Personen, die in eine übersinnliche Kommunikation mit der Umwelt treten und ihre übernatürlichen Wahrnehmungsfähigkeiten zum Vorteil der ganzen Menschheit einsetzen. Dazu gehört sehr viel Stärke und Standhaftigkeit, vor allem aber das Wissen darum, wie die Flut von eindringenden Einflüssen gesiebt werden kann. Das heißt, im Positiven besitzt er die Unterscheidungsfähigkeit, was für ihn wichtig oder brauchbar ist und was er als gefährlich oder wertlos zu betrachten hat. Er hat nicht das Identifikationsproblem wie der kranke Phosphor-Patient, weil er um die kosmischen Zusammenhänge weiß. So macht er sich zu einer Durchgangsstation, zu einem Filter für die vielen verschiedenartigen Einflüsse, zu einem Medium, einem Vermittler zwischen der geistigen und der materiellen Welt, ohne daß ihm diese Erfahrungen schaden könnten.

Im Negativen ist es genau umgekehrt. Obwohl auch der kranke Phosphor-Typ ein angenehmer Mensch ist, der seiner Umwelt liebevoll zugetan ist, fühlt er sich doch hilflos gegenüber der auf ihn einstürmenden Eindrücke. Er ist in der Tat be-eindruck-t. Nichts geht spurlos an ihm vorbei. Er ist so feinfühlig, daß er auf jede Schwingung reagiert. Da sich sein Ego in der Auflösung befindet, identifiziert er sich sehr stark mit seinen Mitmenschen. Er fühlt mit jedem, kommt somit in den Genuß von viel Freude, aber trägt gewissermaßen auch alles Leid dieser Welt mit sich. Weil er sich selbst nicht wahrnehmen kann, passiert es, daß er sich nirgends zugehörig und verloren fühlt, so als triebe er hilflos in einem Meer der Unendlichkeit herum. Da er keine Grenzen kennt, ist es ihm möglich, unbewußt in die Seelen anderer einzudringen und förmlich darin zu lesen. Auf diese Weise nimmt er Dinge wahr, die einem besser verborgen bleiben sollten, wenn man nicht genügend gefestigt ist.

Der Patient ist oft in Gedanken versunken und wird deshalb durch jede Art von Geschehen leicht erschreckt. Alles, was auf den Patienten an Einflüssen eindringt und was er trotz seiner Zurückgezogenheit nicht bewußt zuordnen oder verarbeiten kann, bleibt unbewußt in ihm vorhanden, staut sich an und sucht nach einem Ventil. All die unverarbeiteten Eindrücke drängen in Form von Ängsten nach außen. Nach der Angst im Dunkeln, der Furcht vor Krankheit, vor der Zukunft, vor Gewittern und vor dem Tode entsteht eine Überängstlichkeit, die sich konkret gegen gar nichts oder gegen alles richtet. Der Patient hat die Angst, sich zu verlieren, kann das aber nicht erkennen oder bezeichnen.

Solange der Patient Ängste hat, ist die mentale Ebene noch nicht ernsthaft geschädigt. Erst wenn seine Überängstlichkeit abnimmt, richtet sich der Druck auf die Verstandesebene. Es wird für den Patienten immer schwieriger, sich zu konzentrieren. Seine Langsamkeit ergreift auch den Verstand, wobei sich der Patient zuerst vergeßlich und zerstreut zeigt. Er gerät immer mehr in einen Zustand von Traurigkeit und Depression und bringt seiner ehemals so geliebten Umwelt nur noch Gleichgültigkeit entgegen. Schließlich nimmt seine Gedächtnisschwäche überhand, und der Patient verfällt Wahnideen oder dem Stumpfsinn.

GEMÜT:

Der Patient ist sensibel, überempfindlich und hat sehr scharfe Sinne. Richtig leidenschaftlich, durch jede Kleinigkeit hervorgerufen. Gerät leicht in Ekstase. Mitfühlend, großes Einfühlungsvermögen. Kinder sind äußerst empfindlich.

Alle Eindrücke erzeugen Emotionen. Empfindlich gegen Sinneseindrücke, Licht oder Geräusche. Besonders bei Gemütserregungen Hitzewallungen.

Starke Erregung. Beschwerden durch Gefühlsbewegungen, Aufregung. Denken an seine Beschwerden verschlechtert.

Innere Ruhelosigkeit, Nervosität.

Gedankenflut. Voller Gedanken und Ideen. Ideenreichtum, hat einen klaren Geist. Gesteigerte, lebhafte Phantasie. Zustand von Hellsehen. Schlafwandeln.

Geistige Erschöpfung, auch schon durch Kleinigkeiten. Vor einem Anfall fühlt er sich gesund.

Große Verwirrung beim Erwachen. Wird durch geistige Anstrengung verwirrt. Das Waschen des Gesichts bessert den Zustand der Verwirrung.

Mangel an Ideen. Vergeßlich. Gedächtnisschwäche. Schwierigkeiten, sich zu konzentrieren.

Benommenheit. Fühlt sich wie betrunken. Bewußtlosigkeit. Stupor.

Geistige Trägheit. Beim Erwachen große Schwierigkeiten zu denken und zu begreifen. Fühlt sich unfähig, lange zu denken. Abgeneigt zu denken. Abneigung gegen geistige Arbeit. Es ist unmöglich, geistig zu arbeiten. Jegliche geistige Anstrengung verschlechtert. Psychose durch geistige Anstrengung.

Unzusammenhängende Sprache. Phantasiert. Abneigung zu sprechen. Krampfhaftes, unfreiwilliges Lachen.

Antwortet außerordentlich langsam. Abneigung zu antworten. Bevor er eine Antwort gibt, überlegt er lange. Reagiert langsam, verspätet.

Führt langsam Gesten, Gebärden aus. Allgemein Langsamkeit. Langsamkeit in Bewegungen. Neigung zum Sitzen.

Schüchternheit. Ist verschämt, scheu und verhält sich zurückhaltend, reserviert.

Auffahren, Zusammenfahren. Erschrickt leicht. Hochfahren durch Schreck, besonders beim Einschlafen und im Schlaf.

Große Furcht. Furcht besonders in der Dämmerung, abends und nachts, vor dem Alleinsein, vor drohender Krankheit, verrückt zu werden, vor dem Tod. Furcht, daß sich irgendetwas ereignen wird, daß ein Unheil passiert. Furcht, überfahren zu werden. Große Furcht vor einem Gewitter. Furcht vor Geistern und Gespenstern, die aus den Ecken kriechen. Furcht vor Wasser, Dunkelheit und Räubern.

Ungewöhnlich große Angst. Hypochondrische Angst. Angst mit Furcht. Angst besonders morgens und beim Erwachen, abends oder nachts. Angst, wenn allein. Angst um seine Gesundheit, um die Zukunft oder bei einem Gewitter. Angst vor Insekten und Spinnen. Bekommt Angst, wenn er auf der linken Seite liegt.

Qualvolle Angst. Todesangst, besonders abends.

Depression, Schwermut. Abscheu, Ekel vor dem Leben. Zeigt sich lebensmüde, lebensüberdrüssig.

Faulheit. Widerwille, Abneigung gegen Arbeit.

Große Gleichgültigkeit. Gleichgültig gegen alles und alle Leute, sogar gegen die Verwandten, gegen geliebte Personen oder die eigenen Kinder. Gleichgültigkeit bei Fieberfrost.

Verlangen nach Gesellschaft. Fühlt sich schlechter beim Alleinsein. Aber auch Abneigung gegen Gesellschaft. Fühlt sich besser, wenn allein. Entwickelt Menschenfeindlichkeit.

Verlangen, magnetisiert zu werden. Will gestreichelt werden und fühlt sich dadurch besser.

Unbeständige, labile Stimmung. Weinerliche Stimmung. Unwillkürliches Weinen, abwechselnd mit Lachen. Weinen bei Kopfschmerzen. Weinen vor Menses.

Große Reizbarkeit. Reizbar bei Kopfschmerzen oder nach Koitus. Entwikkelt Reizbarkeit, wenn allein. Zorn, Wut und Beschwerden nach Ärger.

Der Patient leidet unter Wahnideen. Sieht schreckliche Phantome und Bilder. Überall, wo er hinschaut, sieht er Gesichter, die ihn aus den Ecken anschauen. Hört Stimmen.

Delirium, besonders ein brummendes, murmelndes.

Psychosen, durch geistige Arbeit, Anstrengung entstanden. Erotischer Wahn.

Vermehrtes, heftiges sexuelles Verlangen. Lüstern, wollüstig. Schamlos und obszön. Sexuelle Manie. Ekstase.

Nymphomanie, besonders vor den Menses oder bei unterdrückten Menses.

Beschwerden durch: Starke Gefühle, Emotionen. Aufregung, Erregung. Erwartungsspannung. Erschrecken. Furcht. Gram, Kummer. Sorgen. Ärger, Zorn.

ALLGEMEINES:

Äußerlich und innerlich brennende oder drückende Schmerzen. Drückende Schmerzen wie von einem Gewicht. Wunde Schmerzen, wie gequetscht. Stechende Schmerzen. Innerliches Stechen.

Aufwärts ziehende Schmerzen. Anhaltende Schmerzen.

Gliederschmerzen durch Wetterwechsel. Rheumatische Schmerzen. Geschwürige Schmerzen.

In den Drüsen Schmerzen, besonders geschwürige. Juckende Drüsen.

Gefühl von äußerlicher oder innerer Spannung. Ein Spannen in den Drüsen und den Muskeln. Ameisenlaufen. Zucken und Hüpfen der Sehnen. Innerliches und äußerliches Zittern. Inneres Jucken.

Äußerliche und innerliche Empfindlichkeit. Empfindlichkeit der Knochen und Drüsen. Empfindlich gegen Schmerzen.

Eiternde Abszesse. Drüsengeschwür. Drüsenabszeß. Hautgeschwüre mit Fisteln. Fistelartige Öffnungen an Gelenken. Innerliche Entzündungen. Adenositis.

Fettige Degeneration innerer Organe.

Trockenheit im Mund und in gewöhnlich feuchten inneren Teilen.

Abmagerung. Besonders der betroffenen Teile und bei Kindern. Muskelatrophie. Chlorose, Bleichsucht. Anämie. Anämie nach einer Blutung.

Beschwerden vor und nach dem Essen. Bereits das Essen von kleinen Mengen verschlechtert. Kann sich aber nach dem Essen besser fühlen.

Verlangen nach kaltem Wasser, kalten Speisen und Eiscreme. Kaltes tut gut. Verlangen nach Wein, Weißwein. Durst auf große Mengen. Verlangen nach stark gewürzten Speisen, nach Salz und Saurem. Salz verschlechtert jedoch.

Magenschmerzen besser durch kalte Getränke, Eiscreme.

Abneigung gegen warme Getränke und Speisen.

Abnormer Puls oder beschleunigt, erhöht.

Innerliches Völlegefühl. Gefühl der Schwere innerlich und äußerlich.

Allgemeine Schwellungen. Besonders Schwellung der Knochen und der Drüsen. Verhärtungen. Exostosen.

Karzinom. Hirntumor, Enzephalom. Scirrhus, Faserkrebs. Fibrom. Zystischer Tumor. Naevi. Hämangiom.

Allgemeine, besonders äußerliche Gefühllosigkeit. Gefühl der Leere.

Müdigkeit. Mattigkeit. Gefühl der Erschlaffung. Erschlaffung der Muskeln.

Allgemeine Schwäche. Schwäche durch Gehen. Schwäche durch die geringste Anstrengung. Schwäche in den Extremitäten und Gelenken. Schwäche durch Durchfall, Schweiß, nach Samenerguß oder während des Fiebers. Schwäche durch Hunger.

Lähmende Schwäche. Die lähmende Schwäche ist so stark, daß der Patient im Bett hinunterrutscht.

Gefühl von Lähmung. Einseitige Lähmung mit Spasmen auf der anderen Seite. Einseitige Lähmung nach Apoplexie. Lähmung nach sexuellem Exzeß oder nach Entbindung.

Nervenschwäche, Neurasthenie.

Allgemeines körperliches Angstgefühl.

Schwindel, besonders beim Aufstehen. Kann durch Schwindel ohnmächtig werden.

Plötzliche und häufige Ohnmacht. Ohnmachtsgefühl durch Hunger oder durch Gerüche, besonders Blumenduft. In einem überfüllten Zimmer fällt er in Ohnmacht. Zimmer voll mit Menschen verschlechtert.

Konvulsionen, Epilepsie.

Mangelnde Lebenswärme.

Hitzewallungen, die von unten nach oben aufwärts gehen. Hitzewallungen bei Gemütsbewegungen oder nach Zorn. Hitzegefühl, besonders beim Essen warmer Speisen.

Schweiß besonders auf der Vorderseite des Körpers. Der Schweiß ist übelriechend und fötid, stinkend. Klebriger Schweiß, reichlich und kalt.

Vermehrte, reichliche Schleimabsonderung.

Blutandrang, Plethora. Blutwallungen durch Sinneseindrücke und Gefühlserregungen. Blutwallungen mit Herzklopfen. Pulsieren.

Blutungen. Das Blut gerinnt nicht. Starke Blutungen aus Körperöffnungen. Innere Blutungen, Bluterbrechen. Wunden, selbst kleine Wunden, bluten sehr stark. Alte Wunden brechen wieder auf. Hellrote, reichliche Blutungen.

Verletzungen der Drüsen und der Nerven. Nervenentzündung.

Handauflegen auf die leidenden Teile bessert.

Erkältungsneigung.

Beschwerden durch Schlafmangel oder beim Erwachen.

Die meisten Symptome zeigen sich morgens und abends, im Bett oder nach dem Essen. Es können Symptome bei Beginn des Essens erscheinen und danach verschwinden. Sattessen verschlechtert.

Beschwerden treten besonders auf der linken Seite auf oder kreuzweise, links unten und rechts oben.

Beschwerden bei jungen Leuten, die zu schnell wachsen.

Der Patient hat Hängeschultern. Neigung zum Alkoholiker.

Beschwerden durch: Gewitter, Sturm. Wind. Haarschneiden. Sexuelle Ausschweifungen, Exzesse. Säfteverlust. Verrenkungen. Hochheben. Wunden.

MODALITÄTEN:

< durch Kälte.

< nach Abkühlung, Kaltwerden.

< durch Haarschneiden.

< durch Wetterwechsel.

< durch Wind.

< beim Nahen und während eines Sturmes.

< durch Licht, bei Tageslicht, bei künstlichem Licht.

< durch körperliche oder geistige Anstrengung.

< durch Bewegung.

< durch Gehen, schnelles Gehen.

< durch Steigen.

< durch Lagewechsel.

< durch Liegen, Im-Bett-Liegen.

< durch Liegen auf dem Rücken, Liegen auf der linken Seite.

< durch Berührung, leichte Berührung (aber > durch festen Druck).

< nach dem Frühstück.

< nach warmen Speisen.

< nach heißen Getränken, Speisen.

< durch Sattessen.

< durch Salzgenuß.

< nach Stuhlgang.

< vor dem Schlaf.

< nach Mittagsschlaf.

< bei Neumond, zunehmendem Mond, Vollmond oder abnehmendem Mond.

< morgens von 5-9 Uhr.

< abends von 18-21 Uhr.

< nachts von 21-5 Uhr.

< vor oder nach Mitternacht.

> durch Kaltes.

> durch kalte Getränke, Speisen.

> durch Waschen mit kaltem Wasser.

> im Dunkeln.

> durch Streicheln, Magnetismus.

> durch Reiben, Massage.

> im Sitzen.

> durch Liegen auf der rechten Seite.

> beim Erwachen.

> morgens beim Aufwachen.

> nach Schlaf.

PLATINUM

Als Platina sechs Jahre alt war, bemerkte ihre Familie mit größtem Entsetzen, daß sie schwanger war. Der Vater ihres Kindes war ein neunjähriger, ebenfalls sehr frühreifer Junge aus der Nachbarschaft. Zum Glück war die Familie sehr wohlhabend, und somit spielte es keine große Rolle, ob ein Mitglied mehr oder weniger anwesend war. Allerdings wurde Platinas frühe Mutterschaft in und außerhalb der Familie moralisch als verwerflich angesehen.

Auch nach der Geburt ihrer Tochter zeigte Platina weder Reue noch Schamgefühl, sondern lenkte ihr Interesse unverblümt und offen auf geschlechtliche Aktivitäten, weshalb sie weithin als unverschämt galt. Um ihr diesen liederlichen Lebenswandel auszutreiben und sie auf züchtige Gedanken zu bringen, erhielt Platina neben ihren regulären Schulstunden noch zusätzlichen Privatunterricht. Alle waren sehr streng mit ihr und hatten nur das eine Ziel, nämlich aus Platina einen ordentlichen Menschen zu machen. Besonders der Mathematiklehrer tyrannisierte sie, wo er konnte. Wenn er sie zu sehr mit Fragen und Aufgaben in die Enge trieb, begann Platina zu weinen und hysterisch zu schreien, worauf er eine Zeitlang wieder von ihr abließ. Als er Platina eines Tages zur Strafe eine zusätzliche Mathematikstunde aufbrummte, konnte er sich von ihrer Lüsternheit überzeugen, denn sie verführte ihn, ohne dabei viel Zeit zu verlieren. Daraufhin gab sie ihm zu verstehen, was für ein kleiner, bemitleidenswerter Wurm er doch war. Sie sah ihn ab diesem Zeitpunkt nur noch verächtlich und voll Hochmut an, so daß er freiwillig sein Amt quittierte, um dieser Folter zu entgehen.

Da sich die Aufmerksamkeit aller Angehörigen in den folgenden Jahren sehr stark auf Platina konzentriert hatte, war es jedem entgangen, daß Platinas Tochter im Alter von acht Jahren ebenfalls schwanger geworden war. So wurde Platina bereits mit 14 Jahren Großmutter, was diese aber nicht sonderlich berührte. Platina hatte die Zeit der sexuellen Experimente hinter sich gelassen und interessierte sich bereits für feste Beziehungen. Immer wenn Platina eine neue Eroberung machte, kam ihr possessiver Zug sehr stark zum Vorschein. Sie war tiefgründig und zu intensiven Gefühlen fähig und forderte die gleiche Gefühlsintensität auch von ihrem Partner. Halbheiten waren ihr zuwider, weshalb sie in der Partnerschaft uneingeschränkte Besitzansprüche geltend machte. Sie kontrollierte ihren Partner, um sicherzugehen, daß auch sie das bekam, was sie zu geben imstande war. Aufgrund ihres Dominanzanspruchs kam es dabei in einigen aufeinanderfolgenden Beziehungen immer wieder zu Machtkonflikten und anschließend zum Bruch.

Das Gefühl der Verlassenheit kompensierte Platina mit einer geradezu abstoßenden Arroganz, was ihre weitere Partnersuche verständlicherweise erschwerte. Durch ihre selbst erzeugte Sonderstellung geriet sie immer mehr in einen Zustand der Launenhaftigkeit. War sie fröhlich und gut gelaunt, konnte ihre Stimmung jäh ins Gegenteil umschlagen. Entweder war sie todtraurig und konnte untröstlich weinen, oder sie wurde plötzlich zornig und aggressiv. Dann wollte sie alleine gelassen werden und konnte keine Gesellschaft mehr ertragen. Ihre Bekannten hielten sie für hysterisch, launisch, dominierend und eingebildet, weshalb man immer weniger Wert auf ihre Gesellschaft legte. Andererseits fühlte Platina sich zu erhaben und zu wertvoll, um sich "als Perle vor die Säue zu werfen". Sie hatte gar kein Interesse an der Verständigung mit ihrer Umgebung, weil sie ihrer Meinung nach selbst zu genial war und sich die anderen als viel zu primitiv erwiesen, um einen gemeinsamen Nenner finden zu können. Eine Art Größenwahn bemächtigte sich ihrer, der sie andere Menschen im Vergleich zu sich selbst viel kleiner wahrnehmen ließ.

Platina ließ sich zur Astrologin ausbilden. Bei ihrer anschließenden Tätigkeit zeigte sie vortreffliche Fähigkeiten und wurde bald weit und breit bekannt. Da sie für ihre genauen Prognosen berühmt war, kamen nach und nach sämtliche ihrer alten Bekannten, Freunde und Verwandten zur Beratung. Platina genoß diesen Zustand über alle Maßen und ließ sie alle spüren, daß ihr Wissen und Können grandios und unbezahlbar sei. Bereits bei Terminvereinbarungen benahm sie sich sehr hochmütig und bezeichnete es als eine besondere Gnade, wenn sie jemandem eine Beratung gewährte.

Bei den Sitzungen sprach sie am liebsten über sich selbst. Schließlich zählte sie ihrer eigenen Darstellungsweise nach zu den auserlesensten Geschöpfen der Erde, weshalb jeder aus ihrem Schicksal nur Nutzen ziehen konnte. Personen, denen sie als Kind ohnmächtig ausgeliefert gewesen war, zeigte sie bei der Beratung ein geringschätziges und verächtliches Lächeln, wobei sie bei der Betrachtung der Horoskope oft vielsagend den Kopf schüttelte. Auf diese Weise entfachte sie allerlei Emotionen, wie Angst, Traurigkeit, Hoffnungslosigkeit und Verzweiflung. Viele Menschen jedoch durchschauten ihr Machtspiel und distanzierten sich voll Abscheu von ihren Machenschaften, während andere voll Bewunderung für sie waren.

Unter ihren Bewunderern befanden sich ausschließlich Männer, die ihrer starken sexuellen Ausstrahlung irgendwann nicht mehr standhalten konnten und sich in ihren Bann ziehen ließen. Da Platina eine tiefe Beziehung mit intensiver Sexualität gleichsetzte, waren die Männer von ihr ebenso fasziniert wie abgestoßen. Sie hielten sie für eine Spinne, die ihre Opfer umgarnte, um sie danach zu verschlingen. Sie hatten allesamt wenig Verständnis für ihre Exzesse und ihr vampirisches Verhalten, weshalb sie früher oder später alle ihrer unheimlichen Macht zu entfliehen trachteten.

Nur einer war zu schwach, um sich rechtzeitig aus ihren Fängen zu befreien. Er war Psychotherapeut und deshalb von Platinas sinnlosem Kampf gegen sich selbst, gegen ihre Subjektivität und gegen ihre eigenen Machtgelüste geradezu fasziniert. Er war ein gutaussehender Mann, ziemlich groß, schlank, klug und anständig. Allerdings gaben sie körperlich ein ziemlich ungleiches Paar ab, denn Platina war fast zwei Köpfe kleiner als er. Dennoch verliebte er sich in Platina, weil sie für ihn das Höllenprinzip verkörperte und weil er von ihren Zwangsritualen und Zwangsneurosen hingerissen war. Ihre fixen Ideen im Bereich der vollkommenen und tiefen Beziehung gefielen ihm so gut, daß er ihr anmaßendes, kränkendes, reizbares, verführerisches und dämonisches Wesen gerne in Kauf nahm. Um sicher zu gehen, daß er ihr nicht mehr entkam, kontrollierte Platina ihn auf die schärfste und unangenehmste Weise.

Als seine Faszination für Platina allmählich nachließ, machte er tatsächlich ergebnislose Anstrengungen, sich wieder von ihr zu befreien. Platina hätte ihn lieber ermordet, als ihn freiwillig gehen lassen. Sie wehrte sich dagegen, ihm die Freiheit zu schenken und sich mit der Zuneigung zu begnügen, die sie freiwillig erhalten würde. Anstatt eine Änderung zuzulassen und ihr Zwangsverhalten abzulegen, plagte sie sich mit der permanenten Vorstellung, daß er abends nicht mehr von der Arbeit zurückkehren würde. Da sie dieses Risiko keinesfalls eingehen wollte, sah sie sich veranlaßt, ihre Kontrollen weiter zu verschärfen, wobei ihr eines Tages sein Tagebuch mit der Aufschrift: "Mein Kampf gegen Platina" in die Hände fiel.

"Dieser Teufel!" zischte sie. "Aber irgendwie werde ich das mickrige Zwerglein schon in Schach halten!"

WESEN:

Platinum ist im Grunde ein weibliches Prinzip, obwohl die Symptomatik nicht ausschließlich für Frauen zutrifft. Im Wesentlichen dürften aber Körper und Seele der Frau mit dem vorliegenden Mittelbild mehr Übereinstimmungen zeigen, als dies beim Mann der Fall ist.

Im Positiven verfügt der Platinum-Typ über enorme Energien und ist zu einer beneidenswerten Gefühlstiefe fähig, die er am besten in schwierige Aufgaben einbringt, um sich abzureagieren und ausgefüllt zu sein. Er ist gründlich, beherrscht, selbstsicher, zäh und lernt durch Krisen, sich zu wandeln. Er kann Überholtes loslassen und macht die Erfahrung, daß Metamorphosen zwar Ängste mobilisieren, die aber überwunden werden müssen, um eine Regeneration und Erneuerung der Persönlichkeit möglich zu machen. Auffallend ist seine vorzeitige körperliche Geschlechtsreife, die mit einer magnetischen Anziehungskraft oder einer intensiven Ausstrahlung kombiniert ist. Durch seine charismatische Ausstrahlung kommt es deshalb oft schon im Kindesalter zu sexuellen Beziehungen.

Beim charakteristischen Platinum-Patienten handelt es sich meistens um stolze, arrogante, hysterische und dominierende Frauen mit tiefsitzenden Ängsten und einem übermäßigen sexuellen Bedürfnis, das alle Perversionen beinhalten kann. Unzivilisiertes und Triebhaftes quillt aus der Patientin heraus und drängt mit Vehemenz an die Oberfläche. Die Patientin ist gut vergleichbar mit dem Bild eines Kratersees. Durch Lava aufgeschüttet, befindet sich der Krater hoch oberhalb der ihn umgebenden Landschaft, die Wasseroberfläche ist zugefroren, während es im Innern gefährlich brodelt.

Aufgrund ihrer Gefühlstiefe, derer die Patientin fähig ist, erwartet sie in Beziehungen die gleiche Intensität. Sie hat etwas Verschlingendes an sich und versucht, den Partner stärker an sich zu binden, wobei es zu Machtkonflikten und Trennungen kommen kann. Um weiteren Enttäuschungen zu entgehen, entwickelt sie Absicherungsmechanismen, die aber erst dann wirksam werden, wenn sie in einer Beziehung die absolute Kontrolle und Macht hat.

Obwohl es ihr nicht bewußt sein mag, ahnt sie dennoch, daß ihr Glück auf wackeligen Beinen steht und sie ihren Partner nur aufgrund von Manipulationen halten kann. So empfindet sie ihn als Lebensquelle und Zerstörer zugleich, was sie ihm so übel nimmt, daß sie ihn manchmal am liebsten töten würde. Einerseits fühlt sie sich zu ihm hingezogen, andererseits verachtet sie ihn aufgrund seiner Schwäche. Trotz ihrer Kontrollmechanismen und Machtausübung in der Beziehung spürt sie ihre eigene Abhängigkeit, was in ihrer Angst, der Partner könnte nicht mehr zu ihr zurückkommen, sehr deutlich hervortritt.

Da es schier unmöglich ist, ihren Gefühlshunger zu stillen, verlagert die Patientin ihr Verlangen mehr und mehr auf die triebhafte Ebene. Sie versucht, das Gefühlsdefizit durch Sexualität aufzufüllen. Im Sexualakt hat sie die Möglichkeit, sich ihrer ungeheuren Spannungen zu entledigen. Allerdings kann es dabei nicht zu einer befriedigenden Sexualität kommen, weil sie nicht fähig ist, sich wirklich hinzugeben und ihre Zwanghaftigkeit sowie ihr Kontrollbedürfnis abzulegen. So bleibt die Qualität ihrer Sexualität stets ungenügend, was die Patientin mit Quantität und allen möglichen Spielarten und Perversionen auszugleichen sucht.

Die Lösung ihres Konflikts und somit ihrer gewaltigen inneren Spannungen bestünde im Loslassen ihres Machtanspruchs und der Aufgabe ihres Kontrollbedürfnisses. Da ihr aber diese Manipulationen scheinbare Sicherheit versprechen, sieht sich die Patientin beim Zurücklassen ihrer überholten Gewohnheiten sofort bedroht und kommt mit ihren tiefsitzenden Ängsten in Berührung. Sie sieht sich gezwungen, weiterhin Macht anzuwenden, zu dominieren und zu manipulieren, weil sie sich nur in der Kontrollposition vor Krisen sicher wähnt. Das erklärt auch ihre große Angst vor dem Tod, weil sie weiß, daß spätestens dort ihre Macht endet.

Ihre starke innere Spannung führt nicht nur zu einem übertriebenen Sexualbedürfnis, sondern auch zu extremen Stimmungsschwankungen. Die Patientin kann fröhlich sein, lachen, singen und tanzen, aber kurz darauf untröstlich weinen oder überaus zornig reagieren und Mordgelüste verspüren. Was sie auch unternimmt, sie geht aufs Ganze und bis an die äußersten Grenzen, was sie sehr für Übertreibungen anfällig macht.

Ihre Selbstüberschätzung führt dazu, daß sie Kränkungen und Enttäuschungen mit Stolz, Arroganz und Überlegenheit kompensiert. Sie findet ihre Mitmenschen keiner Aufmerksamkeit würdig und blickt deshalb dementsprechend geringschätzig auf sie herab. Da sie sich selbst als etwas so Großartiges und Besonderes einschätzt, legt sie auf das Verständnis ihrer Umgebung keinerlei Wert. Aus diesem Grunde läßt sie gegenteilige Meinungen aus Hochmut zu und bedenkt sie höchstens mit einem verächtlichen Lächeln, weil es sich ihrer Meinung nach gar nicht lohnt, ihre Energie für solche Banalitäten einzusetzen.

Das Überlegenheitsgefühl der Patientin wird noch durch ihre Wahnvorstellungen unterstrichen, in denen sie sich selbst wesentlich größer als ihre Umgebung wahrnimmt. Die Wahnidee, daß ihr andere Menschen als Teufel begegnen, ist eine Projektion, da die Patientin selbst in ihrem Machtstreben und ihrem Besitzanspruch auf Personen das Dämonenhafte verkörpert.

GEMÜT:

Der Patient ist hochmütig und gibt sich wichtigtuerisch, pompös.

Selbstüberhebung, Geltungsbedürfnis und starke Ichbezogenheit. Benimmt sich unverschämt.

Alles erscheint kleiner als es in Wirklichkeit ist. Gefühl, als ob er zu groß wäre und alle anderen Dinge und Personen zu klein wären. Alles erscheint sonderbar.

In seinem Stolz verträgt er keine Kränkung und ist verächtlich gegenüber anderen, imgrunde allem gegenüber. Beschwerden nach Kränkung.

Undankbarkeit. Verstößt andere Menschen entgegen seinem Willen.

Unterliegt der Wahnidee, daß alle Menschen Teufel sind. Sieht die Teufel, die überall anwesend sind.

Verlangen, jemanden zu töten, besonders beim Anblick eines Messers. Es entsteht ein plötzlicher Impuls zu töten. Spürt innerlich, den geliebten Ehemann zu töten.

Weinerliches Gemüt, es kommt zu unwillkürlichem Weinen. Weinen bei Kopfschmerzen. Trost verschlechtert.

Wechselhafte Stimmung. Hysterische Laune. Intensives, schrilles Schreien.

Reizbarkeit, die bei Fieberfrost besonders stark ist.

Gedächtnisschwäche. Sehr vergeßlich. Geistesabwesenheit.

Abneigung zu sprechen, ist schweigsam. Teilnahmslosigkeit in Gesellschaft. Gleichgültigkeit selbst gegen die Verwandten.

Große Schwermut, ein ängstlich depressiver Zustand. Die depressive Stimmung wird besser im Freien.

Todesangst, qualvolle Gedanken, besonders während Menses oder beim Gehen im Freien.

Große Furcht vor dem Tod. Fürchtet sich, erwürgt oder erhängt zu werden. Furcht vor Menschen. Furcht mit Herzklopfen, Zittern der Hände und Füße. Große Furcht, daß dem Ehemann etwas passiert und er nie mehr zurückkommen wird.

Wollüstiges, lüsternes Verhalten. Äußerst starkes, heftiges, vermehrtes sexuelles Verlangen. Unterliegt einem sexuellen Wahn, hat eine erotische Psychose.

Homosexualität.

Nymphomanie. Besonders während der Menses und bei unterdrückten Menses. Nymphomanie bei Kindern. Lesbierin hat Beschwerden durch enttäuschte Liebe.

Starke Neigung zu masturbieren. Heftiges sexuelles Verlangen mit unfreiwilligem Orgasmus.

Heftige Erektionen, besonders nachts. Große Anlage zur Onanie. Er onaniert selbst während des Schlafes.

Geistige Symptome, die im Wochenbett entstehen.

Die geistigen Symptome wechseln mit den körperlichen Symptomen.

Beschwerden durch: Schrecken. Wut, Zornesausbruch. Verdruß. Verlassenheit, Verlust. Sexuelle Ausschweifung. Onanie.

ALLGEMEINES:

Wunde Schmerzen, als ob gequetscht, besonders bei Druck. Starker Wundschmerz in den von krampfartigen Schmerzen betroffenen Körperteilen.

Muskelschmerzen. Krampfartig-reißende Schmerzen in Muskeln. In Muskeln und Gelenken krampfartige Schmerzen.

Zusammendrückende oder einwärts drückende Schmerzen. Betäubende Schmerzen.

Äußerlich Gefühl der Spannung oder zusammenziehende, nagende Schmerzen. Ein Zusammenschnüren wie von einem Band.

Innerliches Rucken, Zucken und Zittern. Innerlich zusammenziehende Schmerzen.

Die Schmerzen kommen und vergehen langsam.

Innerliche Gefühllosigkeit, besonders der befallenen Teile. Analgesie innerer und leidender Teile.

Ameisenlaufen und prickelndes Gefühl äußerlich.

Hitzewallungen und Hitzegefühl.

Zittern, besonders durch Angst.

Fühlt sich schlechter beim Fasten.

Nervöse Schwäche.

Große Schwäche während des Stuhlganges.

Tetanische Steifheit und tonische Krämpfe.

Krämpfe nach Onanie oder durch sexuelle Erregung.

Frauenkrankheiten. Chlorose. Anämie.

Physische und psychische Beschwerden erscheinen abwechselnd.

Symptome erscheinen auf einer Seite.

MODALITÄTEN:

< durch Wärme.

< durch Bettwärme.

< durch und nach Liegen.

< beim Sitzen.

< beim Strecken.

< durch Druck.

< vor Menses.

< abends von 18-21 Uhr.

> durch Aufstehen.

> durch Bewegung.

> im Freien.

PSORINUM

Schon die Kindheit war für Psorinum kein Moniglecken. Er hatte noch kleinere Geschwister, um die er sich kümmern mußte, und so blieb ihm wenig Gelegenheit zu Spiel und Spaß. Disziplin, Ordnung, Enthaltsamkeit und Sparsamkeit waren die obersten Gebote in der Familie. Wenn Psorinum einmal seine Pflichten vergaß und noch irgendwo mit seinen Freunden herumtollte, ehe er von der Schule nach Hause kam, strafte ihn die Mutter mit Verachtung. Baute er mit seinen kleinen Geschwistern einen Steindamm am Bach anstatt der Schwester beim Geschirrspülen zu helfen, mußte er nach dem Spielen zur Strafe die Schuhe aller Familienmitglieder putzen. Errichtete er mit seinen Freunden voll Begeisterung ein Baumhaus und vergaß er dabei, das Unkraut im Garten zu jäten, so mußte er dafür am Sonntag zwei Stunden früher aufstehen, um die Frühmesse zu besuchen. Kaufte er sich Leckereien anstatt das Geld in die Spardose zu werfen, wurde er sofort von seinem Vater zur Rechenschaft gezogen. Wann immer sich Psorinum voller Freude irgendeinem Genuß hingab, mußte er danach erkennen, daß er in irgendeiner Weise einen Frevel begangen hatte, der gebüßt werden mußte.

Nach und nach machte Psorinum einen zunehmend schwachen und kränklichen Eindruck. Er war bereits nach geringen Anstrengungen sehr erschöpft, schlapp und müde. Es mangelte ihm an Vitalität und er machte einen ruhelosen, gereizten und mürrischen Eindruck. Da er so wenig Widerstandskraft hatte, war er überaus wetterempfindlich. Einen Temperaturwechsel oder Wetterumschwung spürte er bereits einige Tage vorher und war dabei von einer unbeschreiblichen Unruhe geplagt. Sogar im Sommer war es ihm oft zu kalt, weshalb die Leute den Kopf schüttelten, wenn sie ihn zu dieser Jahreszeit mit dicken Jacken herumlaufen sahen.

Seine Haut war rauh, trocken, aufgesprungen und zeigte hin und wieder einige Pickel, die Psorinum solange mit den Fingernägeln bearbeitete, bis er sich blutig gekratzt hatte. Er sah aus, als ob er sich nie waschen würde, und war oft von einem unangenehmen Geruch umgeben. Er kratzte sich manchmal bis zur Verzweiflung, weil er von einem unerträglichen Juckreiz befallen war. Der Appetit schien noch das bestfunktionierende an Psorinum zu sein, denn sein Hunger war beinahe unstillbar. Außer Schweinefleisch aß er alles, was ihm zwischen die Finger kam, und oft konnte er nachts vor Hunger nicht mehr weiterschlafen. Da blieb ihm nichts anderes übrig, als sich in die Küche zu schleichen und Reste des Mittagessens zu erwärmen, um hinterher noch ein wenig Schlaf zu finden.

Obwohl Psorinum ein eher ernst zu nennender Typ war und oft eine sorgenvolle Miene zeigte, liebte er dennoch den Genuß und konnte sehr fröhlich und lustig sein. Es gab sogar Zeiten, in denen er sich körperlich kräftig, vital und voll strotzender Gesundheit fühlte, jedoch war dies immer der Vorbote für eine abrupt folgende schwere Krankheit. Wenn Psorinum sich eine medizinische Behandlung angedeihen ließ, erfuhr seine Gesundheit zunächst immer eine vorübergehende Besserung, um kurze Zeit danach wieder in den gleichen alten, hoffnungslosen Zustand zurückzufallen.

Die Jugend Psorinums war nicht weniger unerfreulich als seine Kindheit. Aß er Süßigkeiten, so verschlimmerte sich sein Hautausschlag dermaßen, daß Psorinum sich schwor, sich nie wieder von Naschereien verführen zu lassen. Gönnte er sich einen sonnigen Nachmittag auf einer Parkbank, so hatte er am nächsten Tag eine fürchterliche Erkältung. Verbrachte er einige glückliche Stunden mit einem Mädchen, das er heiß verehrte, so erfuhr er am nächsten Tag, daß er durch die Prüfung gefallen war. Durchtanzte er eine laue Sommernacht, nahm ihm die Polizei anschließend den Führerschein ab, weil er ein Gläschen zu viel getrunken hatte. Was er auch tat, nach einem Höhepunkt schien bereits der Absturz auf ihn zu warten.

So ergab es sich, daß Psorinum als Erwachsener immer mehr Angst hatte, sich irgendwelchen Genüssen oder Vergnügungen hinzugeben. Es wurde ihm immer unmöglicher, die Annehmlichkeiten des Lebens zu genießen, wenn danach eine Strafe folgte, die in keinem Verhältnis zu der davor genossenen Freude stand. Psorinum fühlte sich als Außenseiter und verlor jegliche Hoffnung, daß die schönen Dinge des Lebens auch für ihn bestimmt sein könnten. Immer wenn er tiefe Einbrüche erleben mußte, kam er sich vor, als gehörte er nicht in diese Welt. Die Verzweiflung nahm ihn mehr und mehr in Besitz, und Psorinums Leben war gekennzeichnet von tiefer Schwermut und Traurigkeit. Häufig stachelte ihn das Gefühl der Verlassenheit sogar zu Selbstmordgedanken an.

Am schlimmsten war für Psorinum der unerträgliche Juckreiz, der trotz aufwändigster Behandlung immer wieder auftrat und ihn bei jedem Ausbruch in eine tiefe Depression stürzte. Aufgrund seiner schlechten Erfahrungen versagte sich Psorinum schließlich nach und nach jeglichen Genuß. Daraufhin besserte sich der Juckreiz, aber Psorinum selbst hatte keinen Anteil am Leben mehr. Er kasteite sich mit dem Entzug jeglicher Freude und aß nur noch, was ihm nicht schmeckte. Er gönnte sich keine Ruhe, Muße, Zerstreuung, Ablenkung oder Entspannung, weil das alles die Gefahr von Strafe in sich barg. Unterhaltungen, Vergnügungen, Ausflüge oder gar Urlaubsreisen mied Psorinum wie die Pest, um sein Leben einigermaßen erträglich zu gestalten und den gefürchteten Juckreiz unter Kontrolle zu halten.

Eines Tages meldete sich plötzlich Psorinums große Jugendliebe zu einem Besuch bei ihm an. Als sie bemerkte in welcher Lethargie und Lebensfeindlichkeit sich Psorinum befand, spornte sie ihn zu Unternehmungen an. Mit Verlockungen größten Ausmaßes wollte sie ihn wieder zu mehr Lebensfreude ermuntern.
"Stell dir ein köstliches Abendessen bei Musik und Kerzenschein vor. Leckere Vorspeisen, ein herrliches Hauptgericht, ein Dessert, das auf der Zunge zergeht. Ein Theaterbesuch, eine Tanzbar, eine Flasche Champagner. Ein Spaziergang bei Mondschein. Ein Picknick im Grünen, sternenklare Nächte, und nur wir beide. Was sagst du dazu?" fragte sie ihn.
Psorinum war förmlich das Wasser im Munde zusammengelaufen. Etwas zögernd meinte er dann: "Jucken würde mich das schon..."

WESEN:

Der Psorinum-Patient zeigt eine Struktur, in der Ordnung, Pflicht, Verantwortung und Gesetz ein überdimensionaler Wert beigemessen wird. Bei dieser Einstellung werden Sinnlichkeit, Vergnügen und Genuß kein Platz eingeräumt und keine Berechtigung zugestanden. Da aber diese Komponente für wahre Lebensfreude unerläßlich ist, versucht der Psorinum-Patient zunächst fröhlich die angenehmen Seiten des Lebens zu genießen.

Die Hinwendung zu Pflicht und Ordnung ist jedoch so stark in ihm verwurzelt, daß der Patient von enormen Schuldgefühlen geplagt wird, wenn er sich zu einem sinnlichen Vergnügen hinreißen läßt. Jedesmal, wenn er das Leben genießt, muß er hinterher dafür büßen. Allerdings ist ihm unbekannt, daß die Wurzel für die jeweilige Bestrafung in ihm selbst, in seinen großen Schuldgefühlen liegt. Selbst wenn er seinen tief verankerten Bewertungsmaßstab von Gut und Böse sowie von Pflicht und Genuß erkennen könnte, würde er sich nicht die innere Erlaubnis erteilen, die Annehmlichkeiten des Lebens in vollen Zügen ungestraft zu genießen. Der Grund dafür ist in seiner Selbsteinschätzung zu suchen. Er hat zu viele Minderwertigkeitskomplexe und zuwenig Eigenliebe, um sich aus tiefster Seele etwas Gutes zu gönnen.

Da sich der Patient zwar dem Genuß hingibt, ihn sich aber nicht wirklich zugesteht, wird er von Schuldgefühlen geplagt und von seinem Gewissen zur Rechenschaft gezogen. Er erwartet die gerechte Strafe, die sein Unbewußtes so stark motiviert, bis der Racheakt vollzogen werden kann. Mit seiner großen Sühnebereitschaft zieht der Patient den Ausgleich geradezu an. Je stärker die Schuldgefühle, desto härter fällt auch die Strafe aus. Je strenger seine Maßstäbe sind, desto härter wird ihn das vermeintliche Schicksal treffen, solange im Unbewußten des Patienten die Tendenz zur Selbstbestrafung anhält.

Allmählich erkennt der Patient, daß es ihm nach genossener Freude immer schlecht geht. Er büßt ein gutes Essen mit Unwohlsein, einen heiteren Abend mit morgendlicher Schwäche, eine harmonisch gestaltete Freizeit mit irgendwelchen nachfolgenden bitteren Ereignissen. So entsteht in ihm der Eindruck, daß er für jede glückliche Sekunde des Lebens büßen muß. Deshalb beginnt er, immer mehr Annehmlichkeiten jeder Art zu meiden, weil er bereits vorher den Ausgleich, die Strafe, fürchtet.

Die Tendenz zur Selbstbestrafung des Patienten führt ihn allmählich zu einer großen emotionalen Bedrücktheit, so daß der Körper unter diesem Einfluß leidet und immer schwächer wird. Er reagiert sehr stark mit einer Hautsymptomatik, wobei er von einem unerträglichen Juckreiz geplagt werden kann. Mit seinen Hauterkrankungen sorgt der Patient dafür, daß kein Hautkontakt entsteht. Die Haut symbolisiert die Grenze seiner Person, und er will, daß man seiner Grenze fernbleibt. Da sich der Patient selbst so wenig akzeptiert und liebt, kann er unbewußt auch den intimen Kontakt zu anderen Menschen nicht zulassen, obwohl er sich dies insgeheim mehr als alles andere ersehnt. Durch seine "Aussätzigkeit" vermeidet er das Risiko von Sinnenlust und somit auch die nachfolgende Strafe.

Die fortwährende Angst, etwas Böses getan zu haben und die Strafe erwarten zu müssen, hindert den Patienten, aktiv am Leben teilzunehmen. Es kommt dazu, daß er sich weigert, irgendwelche Annehmlichkeiten in Anspruch zu nehmen, und die positiven Seiten des Lebens ganz zu vermeiden sucht. Diese Haltung führt zwangsläufig zu einer Reduktion seiner Lebensqualität. Er versucht, sich von allen sinnlichen Vergnügungen und Freuden fernzuhalten, was ihn in einen Zustand von Starre, Verlassenheit, Verzweiflung und Depression führt. Er meint, im Leben sehr schlecht weggekommen zu sein, und empfindet seinen Zustand so unerträglich, daß er sich häufig mit Selbstmordgedanken plagt.

Im Positiven wird sich der Psorinum-Typ seiner strengen Wertmaßstäbe bewußt und erteilt sich nach und nach die Erlaubnis, sich ohne Schuldgefühle einem Genuß hinzugeben. Die positive Einschätzung seines Eigenwertes macht es möglich, daß er sich die Annehmlichkeiten des Lebens bewußt zugesteht. Er erkennt, daß Freude und Sinnlichkeit keiner Strafe bedürfen und daß sie für ein erfülltes Leben sogar unentbehrlich sind. Er lernt, sowohl der Pflicht als auch der Freude seinen eigenen Platz einzuräumen, und weiß, daß sich die beiden Pole gegenseitig bedingen und nicht ausschließen.

GEMÜT:

Der Patient zeigt ein Gefühl der Verlassenheit und fühlt sich entmutigt. Er ist voller Sorgen und Kummer. Ein Pessimist.

Weinerliches Verhalten. Das Kind ist besonders nachts sehr weinerlich.

Gleichgültigkeit, Teilnahmslosigkeit.

Depressionen, tiefe Traurigkeit. Depression mit Neigung zum Selbstmord. Durch Juckreiz entsteht Schwermut. Depressiver, trauriger Zustand bei unterdrücktem Hautausschlag. Wird schwermütig nach Erleben des Höhepunktes, wie z. B. Orgasmus.

Jedesmal, wenn er gut gelaunt, fröhlich und glücklich war, das Leben genossen hat, geht es ihm danach schlechter. Fühlt sich vor einem Anfall schlecht.

Verzweiflung. Völlig verzweifelt infolge des Hautjuckens. Verzweifelt an der Genesung, selbst wenn er sich schon in der Rekonvaleszenz befindet.

Leidet an Selbstmordgedanken und neigt zum Selbstmord.

Angst, die tagsüber von 5 bis 17 Uhr am schlimmsten ist. Angst mit Furcht oder Todesangst. Außerordentlich starke Schuldgefühle, Gewissensangst. Angst um sein Seelenheil oder um seine Geschäftsangelegenheiten. Angst beim Schließen der Augen.

Furcht vor Unheil, oder daß ein Unglück passiert. Furcht, in seiner Arbeit zu versagen. Furcht vor Armut. Furcht vor dem Tod, besonders bei Herzbeschwerden. Fürchtet sich vor einer drohenden Krankheit, wie Krebs.

Wäscht sich andauernd die Hände.

Sentimental und schwärmerisch. Beschwerden durch Vorfreude, Erwartungsspannung.

Verwirrung. Verwirrung beim Rechnen. So verwirrt, daß er glaubt, er sei geteilt oder sein Kopf sei vom Körper getrennt. Im Freien bessert sich der Zustand der Verwirrung.

Hartnäckige Gedanken, besonders beim Erwachen. Denkt immer an das, was er im Traum erlebt hat.

Gedächtnisschwäche, besonders für das, was er gesagt hat. Geistige Arbeit verschlechtert.

Fährt leicht zusammen, bereits bei Kleinigkeiten.

Erregung mit Zittern. Eigensinnig. Bei Hautausschlag auffallend eigensinnig.

Wechselhafte, unbeständige Stimmung. Zeigt sich unfreundlich und ist streitsüchtig. Mürrisch, besonders nachts. Abstoßend, widerwärtig. Frauen im Klimakterium oder Kinder sind besonders schlecht gelaunt und mißmutig.

Wird leicht zornig, wütend.

Reizbarkeit, besonders nachts beim Aufwachen oder beim Erwachen. Reizbarkeit mit Schlaflosigkeit. Kinder, die Tag und Nacht schlaflos sind, zeigen sich besonders reizbar. Reizbarkeit im Klimakterium.

Ruhelosigkeit, besonders vor einem Sturm. Kinder haben eine nächtliche Ruhelosigkeit, sind aber morgens ausgeschlafen. Sehr starke Ruhelosigkeit bei Kindern mit Hautausschlag.

Beschwerden durch: Gefühlserregung, Aufregung. Geistige Arbeit.

ALLGEMEINES:

Äußerlich wie innerlich drückende, stechende oder brennende Schmerzen. Drückende Schmerzen, wie von einem Gewicht. Innerlich geschwürige oder nagende Schmerzen.

Überempfindlich gegen Schmerzen.

Entzündung der serösen Häute. Adenitits. Arthritis. Ostitis. Hepatitis. Rezidivierende Entzündungen der Tonsillen.

Hitzegefühl. Hitzewallungen, besonders mit Schweiß. Hitzewallungen, als ob mit warmem Wasser übergossen.

Zittern nach Gemütserregung.

Mangel an Lebenswärme.

Unempfindlichkeit. Mangel an physischer Reizbarkeit.

Müdigkeit. Schwäche, besonders in den Gelenken. Schwäche infolge von geistiger Anstrengung, Gehen oder Schwitzen.

Reichlicher, heißer oder kalter Schweiß. Der Geruch ist eitrig oder sauer, übel oder fötid. Beschwerden durch unterdrückten Schweiß.

Unsauberkeit verschlechtert. Wäscht andauernd die Hände. Abscheu vor dem Baden, aber Baden bessert.

Abneigung gegen frische Luft. Fühlt sich besser im Freien.

Der Patient friert leicht, selbst im Sommer. Aber Hitze, Sonne oder Föhn sowie Wetterwechsel allgemein oder von kalt zu warm verschlechtert den Zustand.

Beschwerden entstehen durch Wind oder durch windiges und stürmisches Wetter. Fühlt sich schlechter beim Annähern eines Sturmes.

Erkältungsneigung. Erkältungen kommen plötzlich und halten lange an. Erkältungen mit fauligen, aashaft riechenden Absonderungen.

Periodizität, täglich, alle 14 oder 21 Tage, jährlich.

Psorische Erkrankungen. Chronische Erkrankungen. Anämie. Rachitis. Knochenerweichung. Fliegerkrankheit.

Schwierige Zahnung mit Durchfall.

Reaktionsmangel.

Beschwerden durch: Unterdrückte Ausschläge. Stürmisches Wetter. Verletzungen. Überheben. Verrenkungen. Verzerrungen.

MODALITÄTEN:

< durch Kälte.

< durch kalte Luft.

< durch Luftzug.

< durch oder nach Kaltwerden.

< durch kaltes trockenes oder kaltes feuchtes Wetter.

< im Freien, in frischer Luft.

< durch Hitze und Kälte.

< durch Wetterwechsel.

< durch Wetterwechsel von kalt zu warm.

< beim Nahen eines Sturmes.

< durch Liegen auf der rechten Seite.

< beim Fahren.

< beim Abwärtsfahren.

< durch Bewegung.

< durch Gehen.

< durch Gehen im Freien.

< nach körperlicher Anstrengung.

< während Schweiß.

< im Sommer, aber auch > im Sommer.

< durch Sonnenhitze.

< im Winter.

< bei Vollmond.

< morgens und abends.

< morgens von 5-9 Uhr.

< abends von 18-21 Uhr.

< nachts von 21-5 Uhr.

< vor Mitternacht, oder um 1 Uhr.

> beim Liegen.

> durch Liegen auf dem Bauch oder dem Gesicht.

> nach Schweiß.

> im Freien.

> bei Verstopfung.

> nach dem Essen, aber auch Beschwerden nach dem Essen.

PULSATILLA

Pulsatilla war das Kind einer Hofdame und eines Ritters. Da der Vater unentwegt wegen irgendwelcher Religionskriege unterwegs war, hing das empfindliche, schüchterne und zerbrechliche Kind sehr an der Mutter. Pulsatilla war ein überaus ruhiges, bescheidenes und liebes Mädchen, das alles tat, um die Aufmerksamkeit ihrer Mutter zu erregen. Oft verbarg es sich anhänglich in den mächtigen Rockfalten ihrer Mutter und lugte ängstlich daraus hervor. Noch lieber war es ihr, wenn sie herumgetragen wurde, anstatt sich pausenlos am Faltenwurf ihrer Mutter festhalten zu müssen. Da es so schwach und zart wirkte, hatte jeder das Bedürfnis, Pulsatilla Schutz und Sicherheit zu gewähren. So wuchs das Kind in dem Glauben heran, daß die Welt voller Güte und Wohlwollen sei. Als aber der Vater zufällig einmal wieder vorbeiritt und die Mutter nach neun Monaten erneut ein Kind bekam, änderte sich für Pulsatilla vieles.

Pulsatilla zeigte eine Abhängigkeit von der Mutter, die über das normale Maß hinausging. Wenn die Mutter das Schwesterchen stillte, so drängte sich auch Pulsatilla argwöhnisch auf den Schoß, weil sie Angst hatte, benachteiligt zu werden. Sie war ziemlich eifersüchtig und deshalb leicht beleidigt, wenn sie nicht bekam, was sie wollte. Mit ihrer zunehmenden Weinerlichkeit schien sie nur die Aufmerksamkeit der Mutter auf sich lenken zu wollen, denn sie war schnell wieder fröhlich, nachdem sie getröstet worden war. Allerdings wurde es immer schwerer, Pulsatilla zufriedenzustellen, denn sie forderte zunehmend mehr Zuwendung, Trost und Stütze. Manchmal war sie wortkarg, mürrisch, reizbar und weinte ganz ohne Grund. Ein anderes Mal saß sie still und traurig da und war anscheinend in trüben Gedanken versunken.

Als Pulsatilla eines Tages von einem Hund gebissen wurde, sagte ihr die Mutter, daß Hunde böse Geschöpfe seien. Das glaubte Pulsatilla solange, bis sie eines Tages in den nahegelegenen Weiher fiel und ein Hund ihr das

Leben rettete. Dann hieß es, daß Wasser etwas Furchtbares sei, bis die Stallungen der Burg plötzlich Feuer fingen und mit Wasser gelöscht werden mußten. Danach war natürlich Feuer etwas Verachtenswertes, bis ein eisiger und grimmigkalter Winter kam und jeder sich nach einem wärmenden Feuer sehnte. Dieses ewige Hin und Her verwirrte Pulsatilla dermaßen, daß sie zunehmend zaghafter und argwöhnischer wurde. Sie wußte zuletzt nicht mehr, was sie eigentlich glauben sollte, und war in ihrem Optimismus immer leichter zu entmutigen. So hielt sie es für das Sicherste, unauffällig zu bleiben, sich allem anzupassen sowie gefügig und sorgfältig ihrer Arbeit nachzukommen.

Da der Vater aus fraglichen Gründen nicht mehr zurückkehrte, wurde Pulsatilla anhand dieses Beispiels als junges Mädchen stets von ihrer Mutter ermahnt, sich vor Männern in acht zu nehmen und sie tunlichst zu meiden. Trotzdem entfachte der religiöse Fanatismus, dem sich ihr Vater blindlings hingegeben hatte, auch in Pulsatilla religiöse Affektionen. Sie vertrat die Idee, daß etwas so Herrliches wie der Glaube von allen Menschen angenommen werden müsse, wenngleich Krieg nicht das von ihr bevorzugte Mittel zur Durchsetzung war.

Auch im Mädchenalter behielt Pulsatilla ihre rasch wechselnden Launen bei. Wenn sie ein Gefühl der Verlassenheit überkam, war sie untröstlich und total verzweifelt. Manchmal war sie sehr kummervoll, weinte, jammerte und stöhnte nicht ohne Egoismus solange, bis jemand von ihr Notiz nahm. Konnte sie von ihrem Kummer erzählen, begann sie unwillkürlich zu weinen. Wenn sie in der Dunkelheit alleine sein mußte, wurde sie oft von großer Furcht ergriffen. Hatte sie als Kind in solchen Situationen eher Angst vor Geistern, so überkam sie nun eine plötzliche Furcht vor Männern, die ihr irgendetwas antun wollten. Hin und wieder hatte sie sogar Wahnideen, zusammen mit einem nackten Mann in ihre Bettücher gewickelt zu sein, was sie in Angst und Schrecken versetzte. Je älter sie wurde, desto häufiger überkam sie eine plötzliche Ohnmacht, besonders wenn sie sich in einem engen, warmen Raum befand.

Pulsatilla benahm sich angepaßt und verstand es, sich stets den Erfordernissen anzugleichen. Da sie selbst keine ausgeprägte Persönlichkeit hatte, beugte sie sich stets den Wünschen anderer. Aber Pulsatilla war sehr zartfühlend, weich, sinnlich und liebte emotionale Kontakte. Sie wirkte zwar überaus bescheiden und selbstlos, holte sich aber ihren Tribut von den anderen in Form von Trost. Als der Burgherr eines Tages das hübsche, zarte, sanfte, schüchterne und zerbrechliche Mädchen sah, wurden in ihm seine Beschützerinstinkte wachgerufen und er verliebte sich in Pulsatilla. Sie sträubte sich gegen diese Liebe, weil sie aus religiösem Fanatismus mit Männern nichts zu tun haben wollte. Es kostete Pulsatilla viel Überwindung, die Ermahnungen ihrer Mutter zu vergessen, ehe sie endlich den Überredungskünsten anderer Personen und auch ihren Gefühlen nachgab und sich mit dem Burgherrn vermählte.

Pulsatilla war zu schüchtern, um auf der Burg irgendeine Eigeninitiative zu zeigen oder um selbstbewußt ihre Repräsentationsaufgaben wahrzunehmen. Dennoch vermochte sie aufgrund ihres chamäleonartigen Verhaltens alles richtig zu machen, was ihr Mann von ihr forderte. Je nachdem wer auf der Burg zu Gast weilte oder zu welchem Anlaß sie im Lande unterwegs war, hatte sie sich einmal als huldvolle und anschmiegsame Dame, ein anderes Mal als bescheidene Untergebene oder als wohlwollende Gönnerin zu zeigen. Sie spielte alle Rollen zur Zufriedenheit ihres Mannes und ging ganz auf dessen Wünsche ein. Pulsatilla selbst kam dabei zu kurz, denn niemand wußte, was ihre Wünsche waren und was sie überhaupt wollte.

Sie hatte inzwischen zwei Kinder geboren und sowohl schwere Schwangerschaften als auch Geburten gehabt. Es schien, als hätte sie sich weigern wollen, die Kinder tatsächlich zur Welt zu bringen, da sie in ihrer Unselbständigkeit unmöglich die Verantwortung für ihre Nachkommen übernehmen konnte. Sie wurde das Gefühl nicht los, daß sie unfähig war, den Verpflichtungen ihres Lebens nachzukommen. So wurde Pulsatilla immer unzufriedener und weinerlicher, weil ihr der Halt in sich selbst fehlte und sie schließlich bemerkte, daß ihr die Stütze anderer keine Selbstbefriedigung brachte. Trost wäre das einzige gewesen, was Pulsatilla hätte helfen können, aber daran dachte kein Mensch.

So kam es, daß Pulsatilla immer mehr abmagerte. Ihre Ohnmachten wurden häufiger, ihre Krampfadern stärker und schmerzhafter, und sie fühlte sich bereits morgens im Bett unheimlich schwach. Ihre Beschwerden und ihre Reizbarkeit nahmen bis ins Unerträgliche zu, so daß Pulsatilla sich gezwungen sah, unentwegt zu beten. Aber schließlich überkamen sie Zweifel, ob das versprochene Seelenheil auch tatsächlich erreichbar sei, denn früher hatte sie auch an vieles geglaubt, was sich dann später als glatter Unsinn herausstellte. Zuletzt hoffte sie, endlich den lang ersehnten Trost ihres Mannes erhalten zu können. Da er aber durch nichts auf die Idee zu bringen war, was Pulsatilla so sehr fehlte, konnten sich ihre Hoffnungen nicht erfüllen.

Schließlich entschied Pulsatilla, sich im Burggraben zu ertränken. Gerade als sie sich ins Wasser werfen wollte, sprach ihr eine gute Fee Mut und Trost zu. Sie erklärte Pulsatilla, daß ihr einziger Ausweg darin bestehe, statt des gewünschten Trostes endlich Bewunderung, Lob und Anerkennung zu bekommen. Dazu müsse sie sich aber ändern und ihre Opferrolle aufgeben. Dann fügte die Fee noch hinzu: "Ich verwandle dich jetzt in einen Frosch. Wenn du als Frosch den Trost deines Mannes bekommst, wirst du wieder zur Frau. Als Frau aber darfst du nur die Anerkennung und Bewunderung deines Mannes bekommen, sonst wirst du wieder in einen Frosch verwandelt." Und ehe sich Pulsatilla umsah, hockte sie als Frosch im Gras.

Kurze Zeit später kam der Burgherr mit seinen Kindern daherspaziert. Als die Kinder ihn auf den Frosch aufmerksam machten, sagte er: "Was für eine schöne Farbe er hat!"
Nach dieser unerwarteten und unnötigen Bewunderung stöhnte Pulsatilla verzweifelt und verlor ob ihrer verlorenen Hoffnung dicke Tränen. Da fuhr der Burgherr fort: "Aber er hat so ein jämmerliches und weinerliches Geschau wie euere Mutter. Armer Frosch!"
In diesem Moment verwandelte sich der Frosch in die Burgherrin zurück. Da staunten alle und waren überglücklich. Aber dann sagte der Burgherr: "Mußtest du alleine und traurig deine Zeit hier verbringen, meine arme, arme Pulsatilla!"
Wie hatte sie sich in früheren Zeiten danach gesehnt, so bedauert zu werden! Eigentlich war jetzt ihr sehnlichster Wunsch in Erfüllung gegangen, deshalb fiel sie ihrem Mann glücklich um den Hals. Als jener aber spürte, wie sich ein Frosch an seinem Halse festhielt, warf er ihn angewidert und kopfschüttelnd in das Wasser.

WESEN:

Pulsatilla ist hauptsächlich ein Mittel für Kinder und Frauen, die wenig Selbstwertgefühl und Eigeninitiative haben. Der Pulsatilla-Patient ist körperlich meist schwach, zerbrechlich und zart. Er wirkt kindlich, schüchtern, sanft, gutmütig, lieb und bescheiden. Aufgrund seiner Weichheit und Willenlosigkeit ist er leicht formbar, wandelbar und wechselhaft. Sein Flüssigkeitsbedarf ist vielleicht deshalb sehr gering, weil er selbst das Wasserelement so anschaulich verkörpert. Für seinen Tränenreichtum und seine Weinerlichkeit bekannt, folgt er wie das Wasser dem Gefälle nach unten. Er paßt sich seiner Umgebung an und ordnet sich demütig unter. In seiner Unselbständigkeit schmiegt er sich an vorgegebene Formen an und versucht seine Umgebung nötigenfalls durch seine Tränen aufzuweichen. Wie das Wasser befindet er sich in keinem festen Zustand, sondern er ist labil und formt sich immer wieder neu, wodurch er einen aufgelösten Eindruck macht.

Durch das mangelnde Selbstbewußtsein hat dieser Patient ein sehr starkes Bedürfnis nach emotionaler Sicherheit, Geborgenheit und Zuneigung. Anstatt sich selbst zu verwirklichen, sucht er Schutz und Stütze in seiner näheren Umgebung und wird von ihr abhängig. Unfähig, auf eigenen Beinen zu stehen, entwickelt er immer mehr Furcht, die Geborgenheit durch andere zu verlieren und verlassen zu werden. Er nimmt die Fremdbestimmung durch andere gerne in Kauf, weil sie ihm Sicherheit bietet. Außerdem hofft der Patient, daß die anderen als Gegenleistung für seinen völligen Verzicht auf Eigendurchsetzung seine Wünsche und Bedürfnisse, die er meist selbst nicht kennt, erraten.

Durch seine Formbarkeit, Fügsamkeit, Unterordnung und Anpassung fällt der Patient in seiner Umwelt kaum auf. Verständlicherweise fühlt er sich deshalb sehr vernachlässigt und entwickelt eine große Unzufriedenheit mit dem Bedürfnis, Aufmerksamkeit und Zuneigung zu erhalten. Deshalb macht er sich schließlich durch Tränen bemerkbar, um den Trost seiner Mitmenschen zu erhalten. Wird ihm selbst das versagt, so kann der Patient sehr fordernd werden. Er muß sich immer wieder der Unterstützung durch andere vergewissern, um nicht dem Gefühl der Verlassenheit und der Verzweiflung zu unterliegen. Da er in seiner Unselbständigkeit und emotionalen Labilität auf andere angewiesen ist, versucht der Patient, die betreffenden Bezugspersonen mit immer größerer Anhänglichkeit festzuhalten.

Der Patient spürt, daß er den Anforderungen des Lebens nicht gerecht wird und daß er den Verpflichtungen sich selbst gegenüber nicht nachkommt. In der Meinung, alles falsch zu machen, bemüht er sich sehr, seine Arbeit gewissenhaft und mit großer Sorgfalt zu verrichten. Sein permanenter Zustand von Instabilität führt den Patienten dazu, sich an allem Greifbaren festzuhalten. Deshalb sucht er auch Halt in der Religion, wobei er dogmatisch werden kann und sich in eine einseitige Sichtweise versteift, so daß er zuletzt seinem eigenen Fanatismus unterliegt. Er neigt dazu, falsch ausgelegten Ideen anzuhängen und idealistisch irgendwelche Leitbilder zu verfolgen, bis ihm die Realität die Ungültigkeit seiner fixen Ideen beweist. Wenn er schließlich sein Seelenheil in Gefahr glaubt, kann seine Verzweiflung ihn zum Selbstmord durch Ertrinken treiben.

Im Positiven setzt der Pulsatilla-Typ seine übermäßige Sensibilität für entsprechende Tätigkeiten ein. Indem er sich der Kunst, der Psychologie oder einem helfenden Beruf widmet, kann er anderen durch seine Demut, Bescheidenheit, Gutmütigkeit und Milde helfen. Er selbst lernt durch diese Tätigkeiten, mehr Selbstvertrauen zu entwickeln und schließlich auf eigenen Füßen zu stehen.

GEMÜT:

Der Patient hat großen Kummer. Stiller Kummer mit Ergebenheit. Ist geprägt von Milde und Nachgiebigkeit. Er gibt sich unterwürfig oder gleichgültig. Gegen jedes Vergnügen gleichgültig.

Gefühl von Verlassenheit. Bildet sich ein, verlassen oder im Stich gelassen worden zu sein. Hat den Wahn, immer allein zu sein.

Lebt in Selbstbetrachtung. Beschwerden nach Kränkung.

Außerordentliche Zaghaftigkeit. Benimmt sich scheu und schüchtern. Vorsicht und Ängstlichkeit. Abscheu vor der Arbeit. Mißtrauen, Argwohn. Schweigsamkeit, Abneigung zu sprechen.

Jammern und Klagen, besonders wenn Hitze am ganzen Körper, außer an den Händen, empfunden wird.

Weinerliche Laune. Grundloses, unwillkürliches Weinen. Kommt sehr leicht zum Weinen. Weint beim Stillen, bei Schnupfen, bei Fieberfrost oder Fieberhitze. Weinen beim Erzählen seiner Krankheit oder beim Beantworten einer Frage. Weint über erfreuliche oder traurige Dinge. Zeigt bei jeder Gelegenheit ein Lachen oder Weinen über Kleinigkeiten. Weinen, abwechselnd mit Lachen. Weinen vor Menses. Im Freien bessert sich die weinerliche Stimmung.

Trost bessert.

Melancholische, schwermütige Laune, besonders abends, in einem warmen Raum oder vor den Menses. Der Zustand bessert sich im Freien. Klaustrophobie.

Große Neigung zum Sitzen. Sitzt an einer Stelle regungslos still und bemerkt nichts, so als ob in tiefe, traurige Gedanken versunken.

Gewissenhaft in Kleinigkeiten. Sorgsamkeit, Sorgfalt. Tadelt sich selbst.

Betet viel und lebt in einem religiösen Erregungszustand. Große Verzweiflung an der ewigen Seligkeit. Religiöse Abscheu vor dem anderen Geschlecht. Haß auf Frauen.

Zweifelt an der Genesung und an seinem Seelenheil. Behauptet, trotz schwerer Krankheit, gesund zu sein.

Hartnäckige Gedanken, besonders abends. Muß immer an Musik denken.

Furcht, die in der Dämmerung oder abends am größten ist. Furcht in einem engen Raum. Furcht vor Geisteskrankheit, verrückt zu werden. Furcht vor dem Tod.

Angst, besonders nachts, bei Fieberhitze, im Haus. Angst beim Erwachen durch schreckliche Träume. Angstgefühle, als ob er in heißer Luft wäre.

Geistige Trägheit, Dummheit. Gedächtnisschwäche, besonders für Worte.

Wandernde, abschweifende oder schwindende Gedanken. Zerstreut und verwirrt. Unachtsamkeit, Hast und Geistesabwesenheit. Verwirrung im warmen Raum oder nach dem Essen. Die Verwirrung ist besser im Freien.

Delirium, besonders abends. Rasendes Delirium. Delirium mit Schläfrigkeit.

Bewußtlosigkeit. Wird bewußtlos in einem warmen oder überfüllten Raum. Kann besonders nachmittags in einem warmen Zimmer eine schnell vorübergehende Bewußtlosigkeit bekommen. Will das Fenster geöffnet haben.

Schreien im Schlaf, besonders bei Kindern. Stöhnen im Schlaf.

Benimmt sich mürrisch, schlecht gelaunt, besonders bei Hypochondrie. Große Reizbarkeit und heftiges Verhalten.

Voller Widerwillen, Unlust. Zeigt sich barsch, ist rauh, aber herzlich. Abweisende Stimmung. Widerspenstig. Verächtlich.

Launenhaftigkeit, mit dem Wunsch nach diesem und jenem, obwohl er es zurückweist, sobald er es erhält. Wählerisch und anspruchsvoll.

Kleptomanie. Geizig. Neid.

Große Aufregung, Erregung. Beschwerden entstehen durch Aufregung.

Ruhelosigkeit, die besonders nachts, im Bett oder bei Fieberhitze vorhanden ist. Die Ruhelosigkeit wird besser beim Gehen im Freien. Ruhelosigkeit vor Menses. Voreiligkeit.

Sehr sensibel, überempfindlich. Kinder sind äußerst empfindlich.

Hysterie. Taktlosigkeit, Indiskretion.

Bemerkenswert ist eine unbeständige, wechselhafte Laune.

Wechselnde Symptome, immer wieder neue Symptome.

Beschwerden durch: Ahnung, Vorempfinden. Gefühlserregung. Schreck. Enttäuschung. Eifersucht.

ALLGEMEINES:

Der Patient hat geschwürige, stechende, bohrende, drückende, ruckende oder reißende Schmerzen. Kratzende Schmerzen, als ob etwas geschabt würde. Drückende Schmerzen, die von innen nach außen gehen.

In den Gelenken ein wunder Schmerz. Schmerzen in den Knochen, Muskeln und Gelenken, die besonders stechende sein können. Ruckend-reißende Muskelschmerzen. In den Drüsen brennende, stechende oder reißende Schmerzen.

Äußerlich oder in den Knochen zusammenziehende Schmerzen. Innerlich brennende, schneidende, nagende oder wunde Schmerz.

Wandernde Schmerzen. Die Schmerzen beginnen langsam und hören plötzlich auf oder beginnen plötzlich und hören langsam auf.

Gefühl der Spannung, besonders in den Gelenken. Gefühl von innerlichem Zusammenschnüren. Gefühl wie von einem Band. Gefühl, als ob die Knochen zusammengeschnürt wären. Innerlich ein Rucken und Zuckungen.

Muß sich strecken, was aber verschlechtert. Strecken vor dem Urinieren oder vor den Menses ist sehr charakteristisch.

Schwellungen allgemein. Schwellung der befallenen Teile oder der Knochen. Schwellungsgefühl, besonders in den Drüsen.

Innerliches wie äußerliches Schweregefühl.

Gefühllosigkeit in einzelnen Teilen, besonders in den leidenden. Taubheit in den Teilen, auf denen er liegt.

Lähmung von Organen.

Vermehrte Schleimabsonderungen. Heller, gelblich-grüner, grünlicher und grüner, dicker Schleim. Die Absonderungen sind kremig, dick, übelriechend, aber nicht ätzend.

Schweiß tritt einseitig auf, besonders linksseitig oder an einzelnen Körperteilen. Der Schweiß ist übelriechend, stinkend, süß-sauer.

Gefühl von Hitze, besonders wenn etwas Warmes gegessen wird. Hitzewallungen, wird sehr schnell überhitzt. Mangel an Lebenswärme, wobei aber Wärme verschlechtert.

Blutwallungen nach Gefühlserregungen. Blutandrang. Plethora.

Innerliches und äußerliches Pulsieren.

Erweiterung der Blutgefäße, besonders abends und bei Fieber.

Varizen, die sehr schmerzhaft sein können. Stechend-brennende Schmerzen. Die Krampfadern treten während der Schwangerschaft auf. Krampfadergeschwür.

Äußere und innere Entzündungen. Eiternde Hautgeschwüre, Abszesse, Hautfisteln. Ostitis. Chlorose. Anämie.

Mattigkeit, die nach dem Schlaf vorhanden ist. Müdigkeit.

Große Schwäche, morgens im Bett liegend, durch geistige Anstrengung oder während der Entbindung. Fühlt sich beim Erwachen oder in einem warmen Raum entkräftet. Zimmer voll mit Menschen verschlechtert.

Ohnmachtsanfälle. Die Ohnmacht tritt besonders in warmen, geschlossenen oder überfüllten Räumen ein. Ohnmacht während der Arbeit. Ohnmacht in der Schwangerschaft.

Innerliche Konvulsionen. Epileptiforme Krämpfe. Epilepsie.

Weiß nicht, was er essen will. Launenhafter Appetit.

Essen kalter Speisen bessert und warmer Speisen verschlechtert.

Verlangen nach kalten Speisen und Abneigung gegen warme Speisen. Abneigung gegen Butter, Fleisch, fette und reichhaltige Speisen, Obst, warme Getränke.

Schlechter nach Genuß von Teigwaren, Buchweizen, Brot, Butterbrot, Butter, Öl, Fett, Schweinefleisch, Milch, Eier, Obst, rohe Speisen, Gefrorenem, Pfannkuchen, Gebäck, reichhaltigen schweren Speisen, geschwefeltem Wein.

Sattessen verschlechtert. Fühlt sich sehr schlecht nach Überessen. Beschwerden treten nach dem Essen auf, selbst noch lange nach dem Essen.

Gefühl der Leere. Abmagerung, besonders der befallenen Teile.

Großes Verlangen, ins Freie zu gehen. Im Freien allgemein besser. Aber Luftzug verschlechtert. Kaltwerden der Füße oder des Kopfes verschlechtert.

Verträgt keine Sonne. Sonnenbrand.

Wohnen in Kellerräumen verschlechtert den Zustand.

Außerordentlich physische Überempfindlichkeit, Reizbarkeit. Äußerliche Empfindlichkeit. Große Empfindlichkeit gegen Schmerzen.

Überempfindliche Reaktion auf Medikamente.

Beschwerden durch Verlust von Körpersäften, durch Chinin- oder Sulfur-Mißbrauch oder nach Masern.

Säuglings-, Kinder-, Frauenkrankheiten.

Drohender Abort. In der Schwangerschaft treten falsche Wehen auf. Zu schwache oder erfolglose Wehen. Die Wehen kommen unregelmäßig oder hören auf. Krampfartige, zu kurze Wehen.

Beschwerden durch Unterdrückung der Milchsekretion. Auftreten von Milchsekretion bei nichtschwangeren Personen.

Verletzungen, Verrenkungen. Blutungen.

Beschwerden treten rechtsseitig oder kreuzweise, links oben und rechts unten auf. Die Schmerzen kommen an der Stelle, auf der er gerade gelegen hat.

Symptome sind im allgemeinen abends, nachts vor Mitternacht, auch morgens oder nach einem Essen sehr heftig.

Bewegung, Gehen, Druck, äußere Hitze oder Aufenthalt im Freien bessern viele Symptome, während andere dadurch verschlechtert werden.

Widerspruchsvolle, abwechselnde Zustände.

Wechselhaftigkeit.

Beschwerden durch: Wind. Naßwerden. Essen von schweren reichhaltigen Speisen, Teigwaren, Gebäck, Eiscreme.

MODALITÄTEN:

< durch Wärme allgemein.

< durch warme Luft, Bettwärme, warmen Raum.

< durch Warmwerden im Freien.

< durch warmes Einhüllen.

< durch Luftzug.

< durch Wind.

< im Raum.

< durch Ruhe.

< im Stehen.

< beim Sitzen.

< vor dem Schlaf.

< bei Beginn oder während des Schlafes.

< nach dem Schlaf.

< beim Erwachen.

< morgens beim Aufstehen.

< im Liegen oder Liegen im Bett.

< durch Sichumdrehen im Bett.

< nach dem Liegen, aber auch > nach dem Liegen.

< durch zu niedriges Liegen mit dem Kopf.

< durch Liegen auf der linken Seite.

< durch Liegen auf der schmerzlosen Seite.

< der Seite, auf der er liegt (Schmerz wandert zu der Seite, auf der er liegt).

< durch Druck auf die schmerzlose Seite.

< durch Lagewechsel.

< bei Beginn oder nach der Bewegung.

< bei Beginn des Gehens.

< durch schnelles Gehen, Laufen, Rennen.

< beim Ausatmen.

< durch Sichstrecken.

< durch Naseputzen.

< durch Überessen.

< nach dem Trinken.

< durch Erbrechen.

< durch Tabak.

< beim Rasieren.

< durch Reiben.

< durch künstliches Licht.

< während des Stuhlgangs.

< durch Unterdrückung sexuellen Verlangens.

< vor und während Menses.

< durch Stillen.

< vor dem Fieber.

< aufgrund von Durchnässen.

< durch nasse Füße oder nassen Kopf.

< bei feuchtem Wetter.

< bei Wetterwechsel.

< in der Sonne.

< im Sommer oder im Winter.

< bei Vollmond oder Neumond.

< bei abnehmendem oder zunehmendem Mond.

< morgens von 5-9 Uhr.

< nachmittags von 13-18 Uhr, besonders 17 Uhr.

< in der Dämmerung.

< abends und nachts.

< vor Mitternacht.

> im Freien.

> durch Kälte allgemein.

> durch kalte Luft.

> durch oder nach Kaltwerden, Abkühlen.

> durch Sichaufdecken.

> durch Baden, Waschen.

> durch feuchte Anwendungen.

> durch Absonderungen, Ausscheidungen.

> durch Druck.

> durch Liegen auf dem Rücken.

> durch Liegen auf der rechten Seite.

> durch Bewegung des befallenen Teiles.

> durch Bewegung.

> durch fortgesetzte Bewegung.

> durch langsame Bewegung.

> durch Bewegung im Freien.

> durch Gehen, besonders langsames Gehen im Freien.

SEPIA

Als Kind war Sepia mager, blaß, nervös und machte einen reservierten, verschlossenen und kühlen Eindruck. Sie war sehr auf sich selbst bezogen und vermied es im allgemeinen, auf andere einzugehen. Am liebsten war es ihr, wenn sie in Ruhe gelassen wurde. Auf das Bemühen anderer, sie in Spiele oder Gespräche miteinzubeziehen, reagierte sie oft launisch, schmollend oder zornig. Vorschläge anderer Kinder nahm sie entweder abweisend oder nur widerwillig und ziemlich lustlos an. Wenn ihr irgendetwas nicht paßte, - und das war die meiste Zeit, - schien sie einen unsichtbaren trennenden Vorhang zwischen sich und ihrer Umwelt herabzulassen, um sich zu schützen und abzuschoten.

Kostete es Sepia schon eine große Überwindung, sich irgendwo anzupassen oder einzuordnen, so schien es völlig unmöglich, daran auch noch Gefallen zu finden. Sie war teils mürrisch, teils apathisch, und konnte sich für nichts und niemanden begeistern. Lediglich das Tanzen bildete hierbei eine große Ausnahme. Wenn Sepia im Tanz herumwirbeln konnte, war es, als tanzte sie sich die Seele frei. Dabei zeigte sie sich überaus geschickt, beweglich, anmutig und geschmeidig. In der Tanzbewegung erwachte sie förmlich zu neuem Leben. Sie war wie eine verschlossene Knospe, die mit einem Knall aufsprang und zeigte, was eigentlich in ihr steckte.

Da Sepia in ihrer Jugend weitgehend das verwirklichen konnte, was sie sich vorstellte, wurde sie offener und zugänglicher. Sie interessierte sich für andere Menschen und Beziehungen und war fähig, Gefühle zu entwickeln. Solange sie sich niemandem verpflichtet fühlte, konnte sie sogar eine gesunde Sexualität entfalten. Alles in allem schien es, als hätte ihre gesamte Entwicklung eine positive Wende genommen. Allerdings erlebte sie nochmals einen kurzen Einbruch, als sie zur Abwicklung eines inneren Reinigungsprozesses einem unbekannten Guru in einen Ashram folgte. Irgendwie hatte Sepia sich diesen Aufenthalt anders vorgestellt, obwohl sie durchaus mit Kargheit und Disziplin gerechnet hatte. Jedenfalls ödeten sie die geforderte Unterjochung und der blinde Gehorsam, zu dem sie aufgerufen war, immer mehr an. Um nicht in ihre Unzufriedenheit und Teilnahmslosigkeit aus Kindertagen zurückzufallen, machte sie sich von dort eines Tages ohne viel Worte davon.

Danach nahm Sepia eine Stellung bei einer angesehenen Persönlichkeit als Dienstmädchen an. Sie arbeitete so fleißig, daß ihr Dienstherr oft erstaunt sagte: "Mir scheint, als hätten Sie zehn Hände."
Sepia war mit Freude bei der Arbeit, denn schließlich hatte sie die Gewißheit, jederzeit aufhören zu können, falls es ihr zuviel wurde. Dieser Freiheitsspielraum war für sie sehr wichtig, um sich wohl zu fühlen. Außerdem hatte sie noch ihren Tanzclub, in dem sie sich an jedem freien Abend zusammen mit ihrem Freund austoben konnte, womit weitgehend für ihr Wohlergehen gesorgt war.

Eines Tages fühlte sich Sepia bereits am Morgen ziemlich übel. Es wäre vielleicht vernünftiger gewesen, nichts zu essen, aber Sepia empfand eine unerträgliche Leere in sich und mußte deshalb etwas zu sich nehmen. Solange sie aß, fühlte sie sich besser, aber sobald sie aufhörte, schlich sich wieder das schreckliche Leeregefühl in ihren Magen. So sah sie sich gezwungen, immer weiterzuessen, bis sie sich endlich erbrechen konnte. Als sich diese Geschehnisse täglich wiederholten, suchte Sepia einen Arzt auf und erfuhr, daß sie schwanger war. Diese Nachricht versetzte sie in einen ziemlichen Schrecken, denn ein Kind würde ihr ganzes Leben verändern. Grübelnd verbrachte sie die folgenden Wochen und überlegte, ob sie durch ihre Schwangerschaft womöglich ihre Stellung und damit auch ihre Selbständigkeit verlieren würde. Ehe sie ihren Dienstherrn über ihren Zustand informieren konnte, hatte Sepia einen Abgang, womit sich ihr Problem schließlich in Wohlgefallen auflöste.

Einige Monate danach stellte sich ihr das gleiche Problem erneut, aber wieder hatte sie einen Abgang und abermals konnte sie eine Heirat mit ihrem Freund aufschieben, der sie mittlerweile immer mehr dazu drängte. Eines Tages bekam Sepias Vorgesetzter Herrenbesuch aus Vorderasien. Der orientalische Gast war von Sepias Arbeitseifer und Tüchtigkeit fasziniert. Als er von ihrem Tanzeifer hörte, überredete er Sepia zur Vorführung ihrer

Bauchtanzkünste. Obwohl ihre Formen nicht so voll und rund waren, wie es für solche Aktivitäten allgemein geschätzt und erwartet wird, machte sie die mangelnden Kurven mit ihrer Beweglichkeit wieder wett. Es funkte jedenfalls in beiden Richtungen, und der Gast verabschiedete sich nach zweiwöchigem Besuch erst, als er mit Sepia Verlobung gefeiert hatte.

Nach kurzer Zeit folgte Sepia ihm in seine Heimat, wo zuerst eine rauschende Hochzeit gefeiert wurde. Einige Monate danach konnte Sepia ihren dritten Abgang verzeichnen, ehe sie endlich den ersehnten Stammhalter zur Welt brachte. Es folgten sogar ein zweites, ein drittes und ein viertes Kind. Somit hatte Sepia wirklich alle Hände voll zu tun, dies umso mehr, als die Familie wegen Erbschaftsangelegenheiten plötzlich ihr herrschaftliches Anwesen verlassen mußte, um auf einen kleineren Besitz zu übersiedeln. Dort mußte sich Sepia sowohl um die Kinder als auch um den Haushalt und das landwirtschaftliche Anwesen kümmern. Ihr Mann verfiel immer mehr der orientalischen Sitte, mit Freunden Karten oder Backgammon zu spielen, Wasserpfeife zu rauchen, unentwegt Mokka oder Tee zu trinken und über unnütze Dinge zu palavern.

Verständlicherweise blieb Sepia immer weniger Gelegenheit, sich durch Tanzen abzureagieren und neue Lebensfreude zu schöpfen. Da sie mit Arbeit und Pflichten total überfordert war, blieb ihr keinerlei Zeit, um sich zurückzuziehen. Die einzige Möglichkeit zum Versteck bot ihr der Gesichtsschleier, den sie immer anlegte, wenn sie nur einen Fuß vor die Türe setzte. Immer mürrischer kam Sepia ihren Pflichten nach und benahm sich impulsiv, ungestüm und zornig, wenn ihr die Kinder widersprachen. Auch die Freude an der Sexualität hatte längst nachgelassen, da es sie anwiderte, stets die unersättlichen Forderungen ihres Mannes zu erfüllen. Dennoch kam sie ihren ehelichen Pflichten nach, obwohl gerade der innere Zwang zur Pflichterfüllung die Abneigung gegen ihren Mann immer mehr verstärkte.

Sepia unterdrückte ihre Unzufriedenheit mit ungeheurer Arbeitswut. Sie verfolgte bei allem eine peinliche Genauigkeit und verfiel dabei einem Reinlichkeitsfimmel, der gleichzeitig mit ihrer Verbitterung und Kälte einherging. Da sie zuviel von sich forderte, begann sie immer mehr ihre Kinder und auch ihren Mann zu kritisieren und zu tadeln. Ihr Mann wußte sich zu helfen, aber die Kinder litten sehr unter ihrer Lieblosigkeit. Nahmen die Kinder ihren Tadel nicht ernst genug, so half Sepia mit ein paar Ohrfeigen nach. Dieses Verhalten verschaffte ihr Erleichterung, obwohl sie solche Handlungsweisen innerlich ablehnte. Wäre nicht ohnedies die Türe den ganzen Tag über offengestanden, so hätte sie sicherlich irgendwann ihre Kinder aus Verärgerung und Reizbarkeit aus dem Fenster geworfen.

Durch ihre Familie hatte sie ihre ganze Lebensfreude verloren, deshalb konnte sie ihren nächsten Angehörigen nur noch Gleichgültigkeit oder Abneigung entgegenbringen. Manchmal wollte sie die anderen mit ihrer abweisenden, bissigen und sarkastischen Art verletzen, weil sie in sich eine zunehmende Gehässigkeit spürte. Ein anderes Mal empfand sie gar nichts. In diesem Zustand von Apathie, Stumpfheit und Desinteresse entwickelte sie immer wieder das Verlangen zu sterben, weil ihr nichts mehr Freude bereiten konnte.

Sepia wurde immer eigenartiger. Obwohl sie riesige Mengen aß, wurde sie niemals richtig satt. In ihrer Depression weinte sie unaufhörlich, ohne irgendeinen Grund nennen zu können. Versuchte irgendjemand, ihr Trost zu spenden, konnte Sepia sich in eine schreckliche Reizbarkeit und Wut steigern. Sie wurde immer verwirrter und vergeßlicher und war schließlich zu faul, um ihrer Arbeit weiterhin nachzukommen. Als ihr Mann sie eines Tages wieder zur Einhaltung ihrer ehelichen Pflichten ermahnte, fauchte sie ihn an: "Schau bloß, daß du endlich die drei Frauen herbringst, die dir rechtmäßig noch zustehen! Für mich ist ein Viertel von dir noch mehr als genug!"

WESEN:

Sepia, der Tintenfisch, verfügt über ein ausgezeichnetes Tarnungssystem. Bei Annäherung von Gefahr versprüht er eine dunkle, tintenartige Flüssigkeit und stößt sich nach hinten ab. Auf diese Weise macht er sich unsichtbar und kann sich leicht zurückziehen. Auch gräbt er sich im Meeresboden ein und verharrt in dieser Tarnung, während nur die Augen aus der Bodenoberfläche ragen. Sepia legt seine Brut ab, verschwindet und überläßt sie ihrem weiteren Schicksal. Das homöopathische Mittel wird aus der Tintenflüssigkeit von Sepia hergestellt. Obwohl es gelegentlich auch bei Männern oder Kindern angesagt ist, wird es doch hauptsächlich bei Frauen, insbesondere bei Ehefrauen und Müttern eingesetzt, wo es eine hervorragende Wirkung erzielt.

Vergleicht man das Verhalten des Tintenfisches mit dem des Sepia-Patienten, so sind die Parallelen verblüffend. Der Patient fühlt sich am wohlsten, wenn er sich zurückziehen kann und seine Ruhe hat. Er verträgt keine Annäherung und kann sehr ungehalten werden, wenn ihm nicht genügend Freiraum zur Verfügung steht. Er braucht unbedingt Abstand zu seinen Mitmenschen und ein gewisses Maß an Freiheit, um sich mit seiner eigenen Persönlichkeit zu beschäftigen, was dem Patienten allerdings oft als Egoismus angelastet wird.

Verbleibt ihm aufgrund von Arbeit und Pflicht keine Zeit zum Rückzug oder zum Ausleben persönlicher Bedürfnisse, ist der Grundstein für die Sepia-Symptomatik bereits gelegt.

Besonders die Sepia-Patientin entwickelt nach und nach eine große Abneigung gegen ihren Mann und die eigenen Kinder, da sie im steten Einsatz und Bemühen um die Familienangehörigen auf jegliche Lebensfreude verzichten muß. Der Arbeitseifer und die große Gewissenhaftigkeit, die beim gesunden Sepia-Typen sehr wirkungsvoll zur Geltung kommen, ufern in Arbeitswut, übertriebene Genauigkeit, Putzwut und in einen Sauberkeitsfimmel aus. Bedenkt man, daß der Tintenfisch zehn Arme hat, so wird die Habgier, der Geiz und das besitzergreifende Wesen von Sepia offensichtlich.

Auch bei der Arbeit scheint sich die Sepia-Patientin als Wesen mit zehn Armen einzuschätzen, denn sie übernimmt sich bei ihren Tätigkeiten hoffnungslos.

In diesem Stadium kann man ihr schwer etwas recht machen, weshalb sie sehr zu Tadel- und Kritiksucht neigt. Sie benimmt sich hart, lieblos, verletzend, bissig, abweisend und gerät leicht in Zorn, besonders wenn man ihr Widerspruch entgegensetzt. Ihre Reizbarkeit ist so enorm, daß sie ihre Kinder schlägt und diese am liebsten zum Fenster hinauswerfen möchte. Die einzige Möglichkeit, ihre angestauten Impulse positiv und aktiv auszudrücken, besteht in einem harmonischen körperlichen Bewegungsablauf. Aus diesem Grunde fühlt sich die Sepia-Patientin am wohlsten, wenn sie laufen kann oder die Möglichkeit hat, sich im Tanz über ihren Körper auszudrücken.

So wie sich die Abneigung oder gar der Haß gegen ihren Ehemann erst später entwickelt, ist auch ihr Widerwille gegen Sexualität nicht gleich von Anfang an vorhanden. Ihre Ablehnung von sexuellen Aktivitäten entspringt nicht einer Prüderie oder übertriebenen Moralauslegung, sondern entsteht langsam aus der Pflicht und dem inneren Zwang zur Liebe. Wenn die Patientin ohnedies tagsüber durch harte Arbeit überfordert wird und sie abends auch noch der Ehemann zur Einhaltung ihrer ehelichen Pflichten drängt, wächst ihre Abneigung gegen ihn sprunghaft an. Je mehr sie sich selbst ihrem Pflichtgefühl stellt, desto größer wird ihr Widerwille gegen ihren Ehemann.

Die Gefühle der Sepia-Patientin stumpfen völlig ab, und sie kann weder Zuneigung noch irgendeine Art von Lebensfreude empfinden. Muß die Patientin in dieser Situation ausharren, so beginnt sie in ihrer Depression unaufhörlich zu weinen. In ihrer Apathie kann sie dem Leben nichts Positives mehr abgewinnen und hat deshalb ein großes Verlangen zu sterben. Auf der mentalen Ebene zeigt sie mit der Zeit eine große Vergeßlichkeit und geistige Schwerfälligkeit. Sie wirkt geistesabwesend und kann sich nur schwer konzentrieren.

Da die Sepia-Patientin sehr auf sich bezogen ist, will sie sich durch die Verpflichtung und Arbeit, die eine Mutterschaft mit sich bringt, nicht einschränken lassen. Aus diesem Grunde neigt die Patientin in großem Maße zu Schwangerschaftsproblemen und Aborten. Es liegt ein starker Bezug vor zwischen den Erkrankungen ihrer Geschlechtsorgane, ihrer Schwierigkeiten während der Schwangerschaft, ihren Problemen bei und nach der Geburt und ihrer inneren Abneigung gegen Verpflichtungen, die die Patientin in ihrem persönlichen Freiraum einschränken.

Gelingt es der Patientin trotz innerer Aversion Kinder auszutragen, so verbleibt ihr anschließend immer weniger Zeit, um sich mit ihren ureigensten Belangen auseinanderzusetzen. Daraus resultiert eine große Unzufriedenheit, Überforderung und Krankheit. Sie verlangt sich selbst zu viel ab und muß dabei unweigerlich resignieren. In ihrem Zwang zu Disziplin und Pflicht erschöpft sie sich in übertriebener Genauigkeit, in Arbeitswut und Putzsucht. Da sie nicht so perfekt ist, wie sie es gerne hätte, geht sie zu Projektionen über, wobei sie an den anderen herumnörgelt, kritisiert und tadelt.

In ihrer Ausweglosigkeit macht die Sepia-Patientin Disziplin und Pflicht zu ihrem obersten Gebot. Das Zurückstellen persönlicher Ansprüche und die Disziplin ihrer Persönlichkeit kann sich anstatt auf Weltliches ebenso gut auf Geistiges beziehen. Dann folgt die Patientin einem Guru oder zieht sich in ein Kloster zurück, um in Kargheit und Abgeschlossenheit ihre Person in den Dienst einer für sie sinnvollen Sache zu stellen. Geschieht diese Maßnahme nur aus einem Fluchtverhalten heraus und ohne inneren Sinnzusammenhang, ist sie zum Scheitern verurteilt. Gelingt aber der Durchbruch, die Notwendigkeit zu Selbstlosigkeit und Selbstbeschränkung zu erkennen, kann der äußerliche, pervertierte Sauberkeitsfimmel durch einen inneren Reinigungsprozeß ersetzt werden.

Der fehlende Ansporn, die Apathie und die Lustlosigkeit der Sepia-Patientin entspringt ihrer falschen Arbeitsmotivation. Sie verrichtet die Arbeit meist lieblos, nur um ihre Pflicht zu erfüllen. Deshalb sieht sie die Arbeit als eine unerfreuliche Werkelei, die nur gemacht werden muß, um das Leben zu bestreiten. Das führt letztlich dazu, daß sie nur noch lebt um zu arbeiten, wobei ihr jeder andere Lebenssinn verlorengeht.

Im Positiven läßt sich der Sepia-Typ nicht von seinen Pflichten verschlingen, sondern geht dazu über, grundlegende eigene Ansprüche geltend zu machen und zu befriedigen. Auf diese Weise steht das Pflichtgefühl nicht so stark im Vordergrund, und die Arbeit kann anstelle von bedeutungsloser Werkelei als etwas Sinnvolles betrachtet werden. Der positive Sepia-Typ sieht die Arbeit als Dienst, der ihm auch selbst am Herzen liegt. Außerdem besitzt er die Fähigkeit, seine Selbstlosigkeit in liebevoller, aufopfernder Tätigkeit unter Beweis zu stellen und persönliche Ansprüche größeren Ausmaßes zugunsten seiner Mitmenschen zurückzustellen.

GEMÜT:

Voller Sorgen um häusliche Angelegenheiten. Gewissenhaft in Kleinigkeiten. Sehr fleißig. Vor Menses verhält sich die Patientin außerordentlich fleißig.

Ruhelosigkeit. Große Ungeduld. Innere Ruhelosigkeit, Nervosität.

Eine Reizbarkeit, die durch Trost verschlechtert wird. Reizbar nach Koitus. Reizbarkeit vor Menses.

Verträgt keinen Widerspruch. Zorn, der besonders durch Widerspruch entsteht. Der Zorn kann sehr heftig sein.

Ungestümes, hitziges und impulsives Verhalten. Hysterisches Verhalten. Der Patient fühlt sich nervös, würde lauthals schreien, könnte er sich nicht an etwas festhalten.

Tröstende und besänftigende Worte verschlechtern den Zustand.

Verweilt bei vergangenen unangenehmen Ereignissen. Denken an seine Beschwerden verschlechtert. Beschwerden nach Kränkung.

Abneigung gegen ihren Ehemann oder allgemein gegen Familienmitglieder. Fühlt sich besser, wenn allein.

Gleichgültigkeit und Teilnahmslosigkeit, die sich besonders gegenüber den eigenen Kindern, den Verwandten oder den sonst geliebten Personen bemerkbar macht. Große Gelassenheit.

Faulheit, Abneigung gegen Arbeit. Abneigung gegen seine Geschäfte.

Abneigung gegen geistige Arbeit. Geistige Anstrengung verschlechtert den Zustand. Es kommt zu geistiger Erschöpfung.

Geistige Trägheit, Schwierigkeiten im Denken und Verstehen. Gedächtnisschwäche und Verwirrung. Es fällt schwer, sich zu konzentrieren. Geistesabwesendes Verhalten.

Sehr empfindlich auf Gerüche, Geräusche und Musik.

Lachen oder Stöhnen im Schlaf. Bildet sich ein, jemand ruft im Schlaf.

Fühlt sich besser beim Tanzen. Allgemein bessert Ablenkung oder eine Beschäftigung. Ist glücklich, fühlt sich guten Mutes bei Blitz und Donner. Fühlt sich vor einem Anfall gesund.

Erschrickt leicht. Große Furcht. Fürchtet sich vor dem Alleinsein, vor Armut, Unheil, drohender Krankheit, vor einem Gewitter oder beim Autofahren.

Die Angst ist abends oder während des Fiebers am größten. Angst mit Furcht.

Schwermütiges, depressives Verhalten. Die Frau ist vor und während Menses sehr schwermütig. Depressionen im Klimakterium.

Bewußtlosigkeit beim Knien in der Kirche. Leidet an einem religiösen Zustand. Betet immer, besonders im Fieber.

Schüchternheit.

Weinerliche Stimmung, die durch Trost noch verschlechtert wird. Ein unwillkürliches Weinen. Grundloses Weinen, ohne zu wissen warum. Weinen beim Erzählen über die eigene Krankheit. Weinen vor Menses. Weinen bei Kopfschmerzen.

Beschwerden durch Ärger, Zorn.

ALLGEMEINES:

Innerlich und äußerlich brennende, stechende, reißende oder drückende Schmerzen. Innerlich nagende Schmerzen. Stechende Schmerzen in den Knochen. Reißende oder krampfende Schmerzen in den Muskeln. Drückende Schmerzen wie von einer Last. Stechende oder reißende Schmerzen aufwärts gehend. Allgemein ist die Richtung der Schmerzen aufwärts gehend.

Außerordentliche Empfindlichkeit gegen Schmerzen.

Innerlich Gefühl der Spannung. Spannung in den Gelenken und den Muskeln. Muskelkrämpfe. Zuckungen in den Muskeln. Ameisenlaufen in den äußeren Teilen.

Handauflegen auf die leidenden Teile bessert.

Sehr empfindlich gegen Geruch von Speisen.

Abneigung gegen Fleisch. Genuß von Schweinefleisch, Milch oder Tee verschlechtert. Kalte Speisen verschlechtern.

Kalte Getränke bessern. Durstlosigkeit, besonders während der Fieberhitze.

Beschwerden treten nach dem Essen auf. Oder fühlt sich besser beim oder nach dem Essen.

Gefühl, als ob innerlich eine Kugel wäre.

Äußerliches oder innerliches Schweregefühl.

Abscheu vor dem Baden und Waschen. Baden, Waschen oder eine Tätigkeit mit Wasser verschlechtert. Bei Schwitzen und dann Naßwerden, bei Durchnässung oder bei feuchten Anwendungen verschlechtert sich der Zustand.

Der Puls ist erhöht, besonders nach Ärger oder beim Denken an frühere Schwierigkeiten. Der Puls ist nachts beschleunigt, aber untertags langsam. Voller, langsamer, unregelmäßiger oder intermittierender Puls.

Innerliches Pulsieren. Blutwallungen, besonders nach Verdruß und Ärger, Zorn. Plethora. Blutungen.

Hitzewallungen, die besonders nachmittags oder abends auftreten. Die Hitzewallungen gehen aufwärts, von unten nach oben. Empfindet Hitzewallungen, als ob mit warmem Wasser übergossen. Hitzewallungen mit Schweiß. Nach Hitzewallungen tritt eine große Schwäche auf.

Nach der leichtesten körperlichen oder geistigen Anstrengung tritt kalter Schweiß auf. Warmer Schweiß verursacht großes Unbehagen. Der Schweiß tritt besonders auf der Rückseite des Körpers auf.

Schwitzen bringt keine Erleichterung. Der Geruch ist übel und sauer.

Beschwerden entstehen durch Unterdrückung des Schweißes, besonders des Fußschweißes.

Klonische oder tonische Konvulsionen. Tetanische Steifheit.

Gefühl der Leere. Dieses Gefühl kann mit einem Ohnmachtsgefühl auftreten. Ohnmacht bei Anstrengung, vor und während Menses, während Fieber oder bei Fieberfrost. Ohnmachtsgefühl mit Hitze und dann Kälte. Fällt in Ohnmacht beim Knien in der Kirche. Ohnmacht beim Aufstehen aus dem Bett. Ohnmacht in der Schwangerschaft.

Gefühl der Erschlaffung, besonders eine innere Erschlaffung oder Erschlaffung der Muskeln.

Schwäche, Entkräftung. Die Schwäche tritt besonders morgens auf. Es kann eine plötzliche Schwäche sein. Schwäche entsteht nach Hitzewallungen, durch Gehen oder Schwitzen, während Menses. Spürt eine Schwäche in den Gelenken.

Große Müdigkeit, besonders morgens. Fühlt sich schlecht beim Erwachen. Aber auch besser beim Erwachen.

Schwäche der Nerven, Nervosität.

Zimmer voll mit Menschen verschlechtert.

Schwellung der befallenen Teile. Entzündliche Schwellungen. Verhärtungen.

Frauenkrankheiten. Säuglingskrankheiten. Chlorose.

Feucht-warmes Wetter, Rauhreif oder Abkühlung verschlechtert. Allgemeine Verschlechterung, wenn ein Körperteil, besonders der Kopf, abkühlt. Beschwerden an der Meeresküste.

Erkältungsneigung.

Abnehmender oder zunehmender Mond verschlechtert.

Periodizität der Beschwerden, besonders jeden 28. Tag.

Beschwerden treten linksseitig auf. Widersprüchliche und wechselnde Zustände.

Beschwerden durch: Sexuelle Exzesse. Onanie. Schneeluft. Wäschearbeit. Naßwerden. Tabak. Alkohol. Milch. Schweinefleisch. Unterdrückung von Schweiß.

MODALITÄTEN:

< durch Kälte allgemein.

< durch kalten Wind.

< durch feucht-warmes Wetter.

< beim oder nach Kaltwerden, Abkühlen.

< durch Kaltwerden des Kopfes.

< in Ruhe.

< durch Liegen im Bett.

< vor Schlaf oder beim Einschlafen.

< morgens beim Erwachen.

< durch Beugen nach hinten.

< durch Ausstrecken, besonders befallener Teile.

< im Sitzen oder im Stehen.

< durch körperliche Arbeit.

< durch Gehen oder Gehen im Wind.

< bei oder nach Schwitzen.

< während des Fiebers.

< beim Fasten.

< durch Geruch von Speisen.

< durch Fahren im Wagen.

< durch Reiten.

< durch Berührung.

< durch Reiben.

< durch Licht.

< nach sexuellen Exzessen.

< nach Koitus.

< durch Samenergüsse.

< durch Stillen.

< vor, während oder nach Menses.

< durch Verlust von Körpersäften.

< bei Schneeluft.

< bei ab- oder zunehmendem Mond.

< untertags oder morgens und abends.

< morgens von 5-9 Uhr oder von 9-12 Uhr.

< nachmittags von 13-18 Uhr oder 16-18 Uhr.

< abends von 18-21 Uhr.

< nachts von 21-5 Uhr.

> beim Erwachen.

> durch Aufstehen.

> durch Druck.

> durch körperliche Anstrengung.

> durch kräftige Bewegung.

> durch schnelles Gehen oder durch Laufen.

SILICEA

Silicius Baron von Silicea, von seinen Freunden kurz "Sil" genannt, lebte in Sizilien, wo er erfolgreich Konzerte komponierte und selbst dirigierte. Er war nicht nur dem Namen nach adliger Abstammung, sondern zeigte sich auch in seinem Verhalten durchaus edel, vornehm und aristokratisch. In seiner wohltuenden Reserviertheit war er eine feine, angenehme, rücksichtsvolle, verständige und intelligente Persönlichkeit. Untergebene und Freunde wußten ihn gleichermaßen zu schätzen, denn sein Umgang mit Menschen war von Sanftmut und Milde gekennzeichnet. Ohne jemals Forderungen zu stellen, wußte er sich dennoch mit aller Zurückhaltung durchzusetzen.

Sowohl in seiner Arbeit als auch im privaten Bereich zeigte er eine große Offenheit für neue Eindrücke, Vorschläge oder konstruktive Kritik. Da er von sich und seiner Arbeit überzeugt war, konnten ihn Einwände oder gegenteilige Meinungen nicht aus dem Konzept bringen. Dennoch prüfte er anderslautende Meinungen auf ihre Tauglichkeit und wägte ab, inwiefern ihm diese selbst nützlich sein konnten. Waren sie mit seiner Vorstellung unvereinbar, so wußte er sie höflich, aber bestimmt abzulehnen. Niemals aber fühlte er sich dadurch in Frage gestellt, verunsichert oder gar angegriffen, was aber bald anders werden sollte.

Anscheinend hatte Sil sich mit seinen Kompositionen in letzter Zeit zuviel zugemutet, denn er fühlte sich erschöpft, matt und ziemlich schwach. Aufgrund dieses Erschöpfungszustandes ging er nur noch mit großer Abneigung an seine Arbeit, was sich in seinen musikalischen Werken widerspiegelte. Kompositionen gelangen ihm nicht mehr auf Anhieb, sondern erst nach längerer intensivster Konzentration. Er mußte erheblich mehr Zeit und Energie aufwenden, um die gleichen Ergebnisse zu erzielen wie vorher. Um sich keine Blöße zu geben, ging er mit peinlicher Sorgfalt, Genauigkeit und Gewissenhaftigkeit ans Werk. Die Konzentration auf seine Arbeit fiel ihm allerdings so schwer, daß bereits das Geräusch einer summenden Fliege ausreichte, um ihn abzulenken und zu stören.

Sils Frau bemerkte mit Sorge, daß sich ihr Mann nicht nur tagsüber, sondern auch in der Nacht ziemlich seltsam benahm. Entweder er sprach und lachte im Schlaf oder fuhr erschreckt im Bett hoch. Tat er das einmal nicht, so konnte sie sicher sein, daß er schlafwandelnd im Hause umherging. In seinen Werken wurde er immer unsicherer, unentschlossener und zaghafter, was ihn in seiner Angst vor einem vermeintlichen Mißerfolg nur noch bestätigte. Aufgrund seiner inneren Unsicherheit schien er die Kritik und den Widerspruch anderer geradezu wie ein Magnet anzuziehen, und Widerspruch war genau das, was Sil in dieser Lage am allerwenigsten brauchen konnte.

Bei einer Orchesterprobe geschah schließlich das, was vorher niemand für möglich gehalten hätte. Kurz nach der Ouvertüre unterbrach der Pianist mit dem Zwischenruf das Spiel: "Das Crescendo ist aber hier völlig fehl am Platz!"
Sil als Dirigent war da anderer Meinung, aber er enthielt sich einer Äußerung, obwohl er innerlich ziemlich ärgerlich war. Er gab nur ein Zeichen weiterzuspielen. Nach ein paar weiteren Minuten setzte ein Posaunist sein Instrument ab und ließ stattdessen seine Stimme ertönen: "Als Solo käme dieser Teil aber besser zur Wirkung!"
Sil zweifelte an seiner Vorstellungsgabe und seinem musikalischen Empfinden. Etwas unentschlossen, aber doch sichtlich erregt ließ er schließlich weiterspielen. Dieses Mal konnte ohne weitere Zwischenrufe zu Ende gespielt werden, aber gleich danach ließ sich einer der Violinisten vernehmen: "Wenn wir die letzte Passage statt piano forte spielten, wäre das eine runde Sache!"
"Es bleibt so, wie es ist." bemerkte der Dirigent eigensinnig, während er vor Schweiß triefte.

Als Sil nach einer kurzen Pause wieder in das Orchester zurückkehrte, zeigte er sich nachgiebig. Sein Selbstvertrauen war erschüttert, und außerdem hatte er nicht die Kraft, länger auf seiner Version dieses Opus zu beharren. Er resignierte und ordnete sich der Meinung verschiedener Orchesterspieler unter. Wollte das Orchester nicht ihm gehorchen, so mußte wohl er sich

beugen, wenn er jemals sein Werk in der Öffentlichkeit vortragen wollte. Am Ende der Probe akzeptierte er sogar wortlos die Behauptung der Harfenistin: "Ein Wechsel der Tonart von Dur zu Moll ist unausweichlich, wenn etwas Vernünftiges daraus werden soll."
Schlucken mußte er dabei allerdings, aber er würde in Zukunft noch viel mehr schlucken müssen, wenn er weiterhin diese falsch eingesetzte Sanftmut zeigte.

Trotz alledem fand er seine Komposition am allerbesten, wenn sie so gespielt wurde, wie er es ursprünglich vorgesehen hatte. Einerseits strebte er nach Selbstverwirklichung, andererseits war er nicht mehr fähig, sich mit seiner Meinung bei anderen durchzusetzen. Zwiespalt und Zweifel nagten an seinem Herzen und zehrten seine ohnedies verminderten Kräfte auf, während sein immer aggressiver werdender Schweiß seine Socken aufzufressen begann. So leistete er also durch seinen mangelnden Widerstand den destruktiven Kräften erheblichen Vorschub.

Um nicht das Risiko eines mißlungenen Konzertes eingehen zu müssen, ging Sil daran, sein Werk nochmals zu überarbeiten. Schwach und abgemagert mühte er sich damit ab, in sämtlichen Akkordvariationen den Schluß seines Opus pompöser zu gestalten. Zwischendurch wurde er durch den Schneider gestört, der zur Anprobe des neuen Smokings für die Uraufführung erschien. Als Sil sah, wie der Schneider mit Stecknadeln an ihm herumhantierte, begann er vor Angst zu zittern und konnte nur noch mit Mühe sein Ohnmachtsgefühl verbergen. Diese spitzen Dinger flößten ihm eine noch nie gekannte, aber so unheimliche Furcht ein, so daß ihm das Zwillingspärchen "Schauder-Schweiß" über den ganzen Körper lief.

Von diesem Tag an wurden Nadeln zu seinem Alptraum. Anstelle des Taktstockes sah er sich im Traum mit einer überdimensionalen Nadel dirigieren, wobei er zum Glück so erschrak, daß er aufwachte. Trotz seines angeschlagenen Gesundheitszustandes kam Sil eines Tages auf die Idee, im Schluß seines Opus zur Vervollkommnung noch einige Septen, Quinten und Terzen einzufügen. Der Schlußsatz ging mittlerweile über zwei Partiturseiten, ohne daß die Aussicht bestand, den abschließenden Schlußakkord setzen zu können. Sil brachte einfach nicht den Mut auf, das seiner Meinung nach dürftige Werk der Öffentlichkeit zu präsentieren. Als er sich mit letzter

Kraft mühselig zu einem Ende durchgerungen hatte, tanzten ihm die Noten als Stecknadeln entgegen. Dieser Schreck führte dazu, daß Sil seinen Smoking anstatt zur Uraufführung seines Werkes zu seiner eigenen Beerdigung tragen mußte. So konnte er nicht mehr wahrnehmen, daß sich in seinem Ärmel noch eine winzige Stecknadel verborgen hielt, die ihn dezent am Oberarm piekste.

Nachdem der namhafte Komponist und Dirigent an einem Gehirntumor verstorben war, führte man kurz danach ihm zu Ehren sein letztes Werk auf. Diese seine Komposition war von einer solchen Perfektion, daß sie zum glorreichsten Werk der ganzen Epoche erkoren wurde.

WESEN:

Silicea ist Kieselsäure, die in zahlreichen Verbindungen, den Silikaten, in unserer Erdkruste enthalten ist. Diese Kieselsäure-Verbindungen werden von den Pflanzen aus dem Boden aufgenommen, wodurch sie an Elastizität und Widerstandskraft gewinnen, um sich gegen verschiedene Einflüsse der Natur schützen zu können. Besonders die langstieligen Pflanzen, wie z. B. die Getreidehalme, Farne oder Palmen nehmen hinreichend Silikate auf, um einem Druck von außen ihren Widerstand entgegensetzen zu können. Sie vermögen aufgrund ihrer Dynamik, Flexibilität und Biegsamkeit den Naturkräften, wie Wind oder Austrocknung zu trotzen und standzuhalten.

Dynamik, Widerstandskraft und Elastizität ist das, was dem Silicea-Patienten fehlt. Aus diesem Grunde können sich bei ihm Geschwüre, Abszesse, Tumore, Verhärtungen und Entzündungen bilden. Die Wundheilung schreitet nur langsam voran, und Eindringlinge, wie z. B. Fremdkörper können nur mühsam oder gar nicht abgestoßen werden. Der Patient leidet an Schwäche und Müdigkeit und ist unfähig, krankhaften Prozessen Widerstand zu leisten, weil es ihm an Abwehrkräften mangelt.

Der Silicea-Patient braucht mehr Standhaftigkeit, wie auch die Pflanzen Halt brauchen, den sie aus der Kieselsäure ziehen. So ist es nicht verwunderlich, daß Kinder Sand essen, wenn sie einen Mangel an Kieselsäure haben. Auf körperlicher Ebene hilft Silicea jene Teile des menschlichen Organismus zu stärken, die Elastizität und Festigkeit zugleich aufweisen, wie z. B. die Nägel, Haare oder das Bindegewebe.

Aufgrund seiner oftmals schwachen Konstitution eignet sich der Silicea-Typ weniger für körperliche Arbeiten. Da er über eine rasche Auffassungsgabe verfügt und auch sehr intelligent ist, findet man ihn eher unter geistig arbeitenden Menschen. Im allgemeinen ist er zart, fein, sanftmütig, empfindsam, rücksichtsvoll und reserviert. Von diesen Eigenschaften ist es kein weiter Weg zu Schüchternheit, Nachgiebigkeit, Unentschlossenheit, Zurückhaltung, Zaghaftigkeit und Unterordnung, die ja alle die typischen Verhaltensweisen des Silicea-Patienten ausmachen.

Obwohl der Silicea-Patient aufgrund seiner Intelligenz durchaus fähig ist, sich eine eigene Meinung zu bilden, verfügt er nicht über den Mut und die innere Stärke, diese auch öffentlich zu vertreten, oder gar darauf zu beharren. Sein schwaches Selbstvertrauen hindert ihn daran, eine gegenteilige Meinung zu äußern, weshalb er anderen schnell beipflichtet. Er läßt Stärkeren jeweils den Vortritt und paßt sich den gegebenen Situationen an. Anstatt seinen Standpunkt zu äußern, läßt er sich von anderen überreden, überzeugen oder überrumpeln. Um nicht zu unterliegen oder sich eine Blöße zu geben, macht er sich gar nicht die Mühe, seine eigene Version vorzutragen. Nimmt er dennoch einmal seinen Mut zusammen, um seine Meinung zu sagen, verträgt er keinen Widerspruch, da dieser sein Selbstvertrauen unterhöhlt.

Sein angepaßtes Verhalten führt den Silicea-Patienten oft zu einer inneren Unzufriedenheit, weshalb er sich trotz aller sonst gezeigten Liebenswürdigkeit eigensinnig, mürrisch, ungeduldig, reizbar oder zornig verhalten kann. Seine Sanftmut einerseits und der Wunsch nach Selbstverwirklichung andererseits führen zu einer Spannung und einem oft widersprüchlichen Verhalten. Er findet nicht die Energie, sich gegen äußerliche Einflüsse jeglicher Art zu wehren, weshalb er sich eine Fremdbestimmung gefallen lassen muß, was auf der körperlichen Ebene durch Erreger, Tumore und Karzinome und Fremdkörper besonders deutlich wird.

Die Unsicherheit und das mangelnde Durchsetzungsvermögen des Silicea-Patienten führen dazu, daß er sich vor Mißerfolg und Fehlschlägen fürchtet. Weil er sich sowenig zutraut und Angst hat, sich eine Blöße zu geben, arbeitet er überaus korrekt und gewissenhaft. Allerdings überkommen ihn bei seiner Arbeit sehr leicht Zweifel, ob ihn seine Arbeitsweise zum Erfolg führen kann. Aufgrund seines Unzulänglichkeitsgefühls fällt es ihm schwer, gewisse Dinge zu einem Abschluß zu bringen. Sein mangelndes Selbstwertgefühl läßt es nicht zu, daß er sich und seine Arbeit richtig einschätzen und treffsichere Entscheidungen fällen kann. Es fehlt ihm der Mut, eine Fehlentscheidung, Zurechtweisung oder Niederlage zu riskieren, was aber im Leben unvermeidbar ist. Um kein Risiko einzugehen, vermeidet er durch seine Zurückhaltung und sein Zögern eine aktive Durchsetzung seiner Persönlichkeit.

Die Angst vor Nadeln ist ein Ausdruck für die mangelnde Entscheidungsbereitschaft und Durchsetzungsfähigkeit des Silicea-Patienten. Eine Nadel ist sowohl spitz, scharf, eindringend und verletzend - also ein typischer Gegenstand für Kampf und Aggression - als auch eine Sache, die gezielt einen einzigen Punkt trifft und somit alles andere ausschließt. Um seine Minderwertigkeitskomplexe zu überwinden und sich letztlich durchsetzen und selbst verwirklichen zu können, ist es für den Silicea-Patienten ein unausbleiblicher Lernprozeß, sich zu exponieren und etwaige Fehlentscheidungen oder Niederlagen akzeptieren zu lernen. Erst wenn er Zurückweisungen und auch Mißerfolge hinzunehmen in der Lage ist, kann er mutig und mit Risikobereitschaft zu einer Persönlichkeit mit wahrer Standhaftigkeit heranreifen.

GEMÜT:

Der Patient hat Mangel an Selbstvertrauen. Ist sehr gewissenhaft in Kleinigkeiten. Unzufriedenheit.

Egoismus. Benimmt sich stur und eigensinnig. Zeigt großen Geiz und ist ungeeignet für finanzielle Angelegenheiten.

Ruheloses Verhalten, besonders beim Erwachen oder im Sitzen. Eine ängstliche Ruhelosigkeit. Große innere Ruhelosigkeit, Nervosität.

Mürrisch, schlecht gelaunt. Reizbarkeit, die durch Trost schlimmer wird. Reizbarkeit nach Koitus. Kinder verhalten sich sehr reizbar.

Starke Erregung, Aufregung. Ist hastig, in großer Eile. Ungeduld.

Verträgt keinen Widerspruch. Zornig bei Widerspruch. Streitsüchtig. Heftiges Verhalten, wenn er geärgert wird. Muß sich zurückhalten, um nicht heftig zu werden. Nimmt alles von der schlechten Seite und ist sehr schnell beleidigt.

Eine Unterhaltung, ein Gespräch oder tröstende Worte verschlechtern.

Abneigung gegen Berührung. Möchte aber gern gestreichelt, magnetisiert werden. Fühlt sich besser durch eine Massage.

Nachgiebigkeit. Milde. Feigheit. Entmutigt, unbefriedigt. Heimweh.

Schüchternheit, Ängstlichkeit. Zeigt in der Öffentlichkeit ein sehr schüchternes Auftreten. Verhält sich heuchlerisch, scheinheilig.

Hat in sich zwei entgegengesetzte Gedankenrichtungen. Sich widersprechende Gedanken. Unentschlossenheit. Gleichgültigkeit.

Konzentration fällt ihm schwer. Große Gedankenflut, besonders abends im Bett, nachts oder bei Schlaflosigkeit. Hartnäckige Gedanken.

Große Gedächtnisschwäche, besonders bei geistiger Arbeit. Geistige Erschöpfung, besonders durch Lesen oder nach Schreiben. Besonders das Schreiben ermüdet. Abgeneigt zu lesen. Abneigung gegen geistige Arbeit, gegen Denken. Es ist unmöglich, geistig zu arbeiten. Geistige Anstrengung verschlechtert.

Geistige Verwirrung, besonders morgens beim Erwachen, nach dem Essen, während des Redens oder durch geistige Anstrengung. Fühlt sich wie betrunken. Geistesabwesenheit. Imbezillität.

Geistige Trägheit, Schwierigkeiten beim Denken, besonders nachmittags, während des Schreibens oder durch geistige Anstrengung. Kinder haben große Lernschwierigkeiten.

Monomanie. Leidet an der fixen Idee, sich immer die Hände zu waschen. Hysterisches Verhalten.

Halluzinationen, Einbildungen. Wahnideen von Stecknadeln. Sieht Nadeln oder Bilder, Phantome, besonders beim Schließen der Augen. Glaubt, zur gleichen Zeit an zwei Orten zu sein. Hat Visionen.

Entwickelt bei einem Gewitter psychische Symptome.

Beschwerden durch Aufregung, Erwartungsspannung oder Vorahnung. Fürchtet sich, in der Öffentlichkeit aufzutreten.

Furcht, wenn es darum geht, ein neues Unternehmen zu beginnen. Grauen vor der Arbeit, besonders vor literarischer Arbeit. Abscheu vor der Arbeit. Faulheit.

Furcht vor Nadeln und spitzen Gegenständen. Furcht beim Erwachen.

Erschrickt leicht und fährt gleich zusammen. Auffahren, Zusammenfahren, bereits durch Kleinigkeiten und besonders durch Lärm, Geräusche oder bei Berührung. Auffahren beim Einschlafen, durch Träumen oder aus dem Schlaf. Ein Zusammenfahren wie durch Schreck und mit Zittern.

Im Schlaf Sprechen mit lauter Sprache, Lachen oder Stöhnen. Schlafwandeln, besonders bei Neumond oder Vollmond. Angst beim Erwachen durch schreckliche Träume.

Sehr betroffen von schrecklichen Dingen und traurigen Geschichten.

Große Angst. Angst durch Lärm und Geräusche, um Kleinigkeiten, nach Schreck, im Liegen, während Menses, über sich selbst oder um die Zukunft. Gewissensangst, Schuldgefühle.

Reue. Gewissensqual, besonders über Kleinigkeiten.

Weinerliche Laune, besonders nachmittags oder im Schlaf. Trost verschlechtert die weinerliche Stimmung. Weinen, wenn man freundlich, gütig mit ihm (besonders bei Kind) spricht.

Traurigkeit, Schwermut, besonders bei Fieberhitze. Depression mit Schlaflosigkeit. Neigung zum Alkoholismus.

Abscheu vor dem Leben, Lebensüberdruß. Neigung zum Selbstmord durch Ertränken. Wünscht sich den Tod und fühlt sich so, als ob er sterben würde.

Außerordentlich sensibel. Schmerzhafte Empfindlichkeit gegen Geräusche. Überempfindlich gegen geringste Geräusche, gegen Stimmen oder gegen das Geräusch von Schritten. Ungewöhnliche Überempfindlichkeit gegen spitze Gegenstände oder Nadeln, die gegen ihn gerichtet werden.

Beschwerden durch: Vorahnung, Erwartungsangst. Schreck. Geistige Arbeit.

ALLGEMEINES:

Der Patient hat innerlich sowie äußerlich drückende, reißende oder geschwürige Schmerzen. Wunde oder windende Schmerzen. Innerlich stechende, schneidende oder ruckartige Schmerzen. Äußerlich wunde, brennende Schmerzen. Nach Koitus wunde Schmerzen.

Geschwürige Schmerzen in den Drüsen. Stechende Schmerzen in den Gelenken, reißende Schmerzen in den Muskeln. Muskelkrämpfe.

Die Richtung der Schmerzen ist aufwärts gehend. Besonders aufwärts reißende Schmerzen.

Empfindlich gegen Schmerzen. Äußerliche und innerliche Empfindlichkeit. Außerordentlich physische Reizbarkeit, Überempfindlichkeit. Gefühl, das Bett sei zu hart.

Gefühl des Zusammenschnürens der Körperöffnungen. Gefühl eines Bandes, das zusammenschnürt.

Konvulsionen, besonders nachts. Konvulsionen durch unterdrückten Fußschweiß oder nach Impfung. Epilepsie.

Beschwerden durch Hunger. Beschwerden nach dem Essen.

Kalte Speisen und Wein verschlechtern. Abneigung gegen Fleisch. Der Säugling zeigt eine Abneigung gegen Muttermilch. Es geht ihm schlechter durch Muttermilch.

Verlangen nach unverdaulichen Dingen.

Inneres Pulsieren. Der Puls ist abnorm, erhöht, klein oder unfühlbar.

Blutwallungen. Blutandrang. Plethora.

Hitzewallungen, er fühlt sich schnell überhitzt.

Reichlicher Schweiß. Der Geruch ist sauer, übel und stinkend. Der Fußschweiß ist wundmachend. Beschwerden durch Unterdrückung des Schweißes, besonders durch Unterdrückung des Fußschweißes.

Vermehrte Schleimabsonderungen. Die Absonderungen sind wundmachend, ätzend.

Abneigung gegen Bewegung. Bewegung verschlechtert. Schlechter durch körperliche Anstrengung, bei Überanstrengung der Muskeln und Sehnen. Neigung, sich zu überheben.

Müdigkeit. Mattigkeit. Neigung, sich hinzulegen. Ohnmacht beim Stehen. Große Schwäche. Schwäche aufgrund von Diarrhöe oder nach Samenergüssen. Innerliches Schweregefühl.

Nervöse Schwäche. Neuritis.

Mangel an Lebenswärme.

Gefühllosigkeit, Taubheit in einzelnen Teilen. Gefühl eines Haares. Lähmung von Organen.

Krebserkrankungen. Karzinom. Scirrhuskrebs. Bösartige Tumore. Fibrom. Keloid, Narbenkeloid. Kanzeröse Drüsengeschwüre.

Rachitis. Knochenerweichung. Knochenkaries, spröde Knochen. Schwellung der Knochen. Exostosen. Verhärtungen. Ostitis.

Äußerliche oder gangränöse Entzündungen. Entzündung der serösen Häute. Arthritis. Bursitis. Appendizitis.

Hautgeschwüre mit Fisteln. Fisteln der Knochen, Gelenke, Drüsen.

Allgemeine, entzündliche Schwellungen, besonders der leidenden Teile. Entzündliche Schwellung der Drüsen.

Eitrige Abszesse, besonders der Drüsen. Chronische Abszesse. Es bilden sich Abszesse zur Ausscheidung von Fremdkörpern.

Wunden, die durch Fremdkörper entstanden. Die Wunden heilen schlecht oder zu langsam. Narben werden wund, schmerzhaft oder brechen wieder auf.

Erkältungsneigung. Abneigung gegen das Freie. Fühlt sich schlechter im Freien, besser im Haus. Schlechter bei feuchtem, bei feucht-warmem, besonders bei kaltem, nassem Wetter. Beschwerden durch nasse Füße.

Kinderkrankheiten. Schwierige und langsame Zahnung. Bei Zahnung Durchfall. Beschwerden beim Durchbrechen der Weisheitszähne.

Abmagerung, Marasmus, besonders bei Kindern.

Beschwerden treten periodisch auf.

Beschwerden durch: Sexuelle Ausschweifung. Verlust von Körpersäften. Verletzung. Verrenkung. Splitter. Fremdkörper. Impfung.

MODALITÄTEN:

< durch Kälte.

< durch kalte Luft.

< durch Luftzug.

< im Freien.

< durch Abdecken.

< durch Entblößen einzelner Körperteile.

< durch oder nach Kaltwerden, Abkühlen.

< durch Kaltwerden eines Körperteiles, Kopf oder Fuß.

< durch Kaltwerden der aus dem Bett gestreckten Hand.

< nach Trinken (besonders nach schnellem, hastigem Trinken).

< durch Bewegung.

< durch schnelles Gehen.

< durch Erschütterung, Auftreten.

< nach Koitus.

< durch Aufstehen.

< nach dem Fahren.

< während des Schlafes.

< durch Liegen im Bett.

< durch Liegen auf der schmerzhaften Seite.

< durch Druck, aber auch > durch Druck.

< durch Berührung.

< durch Berührung kalter Gegenstände.

< bei Tageslicht.

< durch Stillen.

< nach Impfung.

< durch Wetterwechsel.

< bei kaltem, nassem Wetter.

< bei feucht-warmen Wetter.

< nachmittags von 13-18 Uhr.

< abends von 18-21 Uhr.

< nachts von 21-5 Uhr, nach Mitternacht.

> durch Bettwärme oder Ofenwärme.

> durch warmes Einhüllen.

STAPHISAGRIA

In sanften Pastelltönen ließ Staphisagria allmählich ein hübsches, kleines Aquarell entstehen. Die Wellen, die Dünen und die bunten, verlassenen Strandkörbe boten ihr ein willkommenes Motiv für ihre Malerei. Der Strand war leer, weil die Badesaison noch nicht begonnen hatte, und nur ab und zu kamen einsame Spaziergänger vorbei. In ihrer Freizeit suchte Staphisagria oft romantische Flußufer, Seen und Meeresbuchten auf, wo sie ungestört ihrer Hobbymalerei nachgehen konnte. Obwohl sie mit ihren Bildern nur ihren romantischen Gefühlen Ausdruck verleihen wollte, hatte sie doch hinreichend Gelegenheit, ihre Gemälde auch abzusetzen. Staphisagria beschäftigte sich beruflich mit Kunsthandwerk und verkaufte selbstangefertigte Perlenstickereien und Seidenblumengestecke an Kunstgewerbeläden.

Gerade als Staphisagria nach einer besseren Perspektive Ausschau hielt, entdeckte sie ihn. Er saß in einem der Strandkörbe und hatte eine Zeitung in der Hand, mit der er jetzt zu ihr herüberwinkte. Obwohl sie sonst nicht schüchtern war, reagierte sie in solchen Situationen etwas zaghaft, scheu und verschämt. Sie winkte kurz zurück, um sich dann schnell wieder abzuwenden. Erregt mischte sie in den Farben herum und gab sich ganz den Anschein, als ob sie überaus in ihre Malerei vertieft wäre. In Wirklichkeit aber reichten so kleine Begebenheiten aus, um Staphisagria aus dem Konzept zu bringen und zu verwirren. Obgleich sie sich sehr schnell für neue Bekanntschaften begeistern konnte, hatte sie große Angst vor intimer Nähe. So beschränkte sie sich meist darauf, mehr in Phantasien und Illusionen zu leben als in der Realität.

Staphisagria beobachtete den jungen Mann aus den Augenwinkeln, da eine direkte Begutachtung oder Konfrontation nicht ihrem zurückhaltenden Wesen entsprach. Sie hatte gelernt, niemals irgendjemandem auf die Nerven zu fallen und immer nett und liebenswert zu sein. Als sie bemerkte, daß er sie unverhohlen mit einem Fernglas beobachtete und ihr unmißverständliche

Zeichen gab, hatte sie den Impuls, aufzuspringen und auf der Stelle den Strand zu verlassen. Aber dann hielt sie sich unter Kontrolle, schluckte nur und ließ ihn klopfenden Herzens gewähren. Sie war ja seit Kindheit daran gewöhnt, nachzugeben, sich zurückzuhalten und alles hinzunehmen, um jegliches Aufsehen zu vermeiden. Staphisagria konnte nicht davonlaufen und einen Zwiespalt hinterlassen, selbst wenn die Situation so banal war wie diese.

Die fortwährende Gewalt, die sich Staphisagria im Ausdruck ihrer Gefühle antat, führte sowohl zu einer starken Introvertiertheit als auch zu Launenhaftigkeit, Deprimiertheit und manchmal zu einer phlegmatischen Haltung. Obwohl sie sich durch die dauernde Unterdrückung ihrer Emotionen allmählich körperlich geschwächt fühlte, ließ sich Staphisagria ihre Empfindsamkeit und Verletzlichkeit nicht anmerken. Sie fühlte sich durch das rohe, rüpelhafte Benehmen dieses Mannes gedemütigt, aber dennoch war sie weder fähig, sich zu entfernen, noch ihre Empörung oder ihren Unmut auf irgendeine andere Weise zu äußern. Als er endlich mit einem übertriebenen Abschiedswinken davonschwänzelte, war sie sehr erleichtert. Erst jetzt wagte sie, ihre Sachen zusammenzupacken und sich auf den Heimweg zu machen, denn nach diesem beleidigendem Ereignis war ihr die Lust auf alles vergangen.

Noch lange Zeit grübelte Staphisagria darüber nach, wie ihr so etwas Ordinäres widerfahren hatte können. Hatte sie ihn etwa durch ein lüsternes Verhalten zu diesem geschmacklosen Verhalten ermuntert? Eigentlich hatte sie geplant, heute noch ihr Täschchen fertigzusticken, aber nach diesem unerfreulichen Geschehnis konnte sie sich unmöglich auf ihre Arbeit konzentrieren. Sie war ziemlich nervös und aufgebracht, aber zu diesem Vorfall fehlten ihr einfach die Worte. Selbst noch in der Nacht verfolgten sie die Gedanken an diesen widerlichen Gigolo, was ihr natürlich den Schlaf kostete.

Am nächsten Wochenende suchte sich Staphisagria ein malerisches Flußufer aus, um dort abermals ihrem Hobby nachzugehen. Dieses Mal war es ein Herr mit Hund, der ihre Aufmerksamkeit erregte. Im Vorübergehen zog er freundlich den Hut und deutete sogar eine Geste der Verbeugung an. Staphisagria grüßte mit einem zaghaften Stimmchen, denn sie war ziemlich verlegen. Es war ihr bekannt, daß der Spazierweg an einem Wehr endete, deshalb begann Staphisagria neben ihrem Aquarell zusätzlich noch in Gedanken zu malen. Wie er sich wohl auf dem Rückweg verhalten würde? Ob er ein zweites Mal den Hut zöge? Wie es dann wohl weiterginge? Unwillkürlich beschäftigte sie sich mit erotischen Gedanken. Wenn sie in ihre Lieblingsphantasien vertieft war, malte Staphisagria besonders schön.

Herr und Hund kamen den Weg entlanggewatschelt. Staphisagria schlug ihre Augen nieder, um im letzten Moment wie zufällig emporzuschauen. Er hatte ein Sträußchen Wiesenblumen gepflückt, das er ihr lächelnd reichte. Sie war hocherfreut und lud ihn ein, sich ein wenig zu ihr zu setzen. Als sie eine Weile über belanglose Dinge geplaudert hatten, sah sie, daß sein Hund wie selbstverständlich an ihre Staffelei pinkelte, ohne daß dessen Besitzer eingegriffen hätte. Wieder war Staphisagria vor Entrüstung sprachlos. Enttäuscht fragte sie sich selbst, wann sie endlich lernen würde, sich durchzusetzen und sich gegen eine ungerechte Behandlung zu wehren. Was sollte sie denn tun? Sollte sie dieses wunderbare Einvernehmen trüben, indem sie den Mann mit seinem Köter zum Teufel wünschte? Nein, so etwas konnte sie unmöglich tun, obwohl sie sich letztlich gedemütigt fühlte und es ziemlich satt hatte, sich sowohl von Männern als auch von Hunden anmachen zu lassen.

Auch nach diesem Ereignis grübelte Staphisagria mit bewegten Gefühlen nach. Es hatte so romantisch begonnen und so unpassend und unflätig aufgehört! Betroffen überlegte sie, bis sie nach einer Weile das Gefühl hatte, einen Holzkopf zu haben. Erst dann ließ sie von diesen unerquicklichen, enttäuschenden und kummervollen Gedanken los und ging stattdessen Erinnerungen an ihre Kindheit nach. Damals hatte Staphisagria wenig Gelegenheit gehabt, ihre Empfindsamkeit auszuleben. Emotionalität war in ihrem Elternhaus nicht geschätzt worden, weshalb sie ihre Gefühle nur in Gedanken und Phantasien ausleben hatte können. Obwohl sie immer wieder versucht hatte, ihren starken Gefühlen auf verschiedene Art Ausdruck zu verleihen, war sie gegen die Unterdrückungsmaßnahmen ihrer Eltern erfolglos geblieben.

Besonders bei Konfrontationen mit der Mutter hatten sich früher skurrile Dinge abgespielt. Hatte Staphisagria geweint, so hatte ihr die Mutter mit einer Strafe gedroht, falls sie nicht zu heulen aufhörte. Einfach nur traurig zu sein, war ebensowenig erlaubt gewesen wie das Weinen. Da sich diese Reaktionen als untauglich erwiesen hatten, war Staphisagria dazu übergegangen, sich durch Rückzug zu schützen, aber auch das wurde ihr nicht gewährt. Sie hatte in Gegenwart ihrer Mutter auszuharren, ohne irgendwelche Emotionen zu zeigen. Wutausbrüche waren viel schlimmer als das Weinen gewesen, denn darauf waren noch härtere Strafen gestanden. In einer Art Ratlosigkeit einfach loszulachen hatte sich als völlig untauglich erwiesen, denn die Strafe war unmittelbar gefolgt.

Staphisagria hatte schließlich resigniert, sich uneingeschränkten Gehorsam auferlegt und einer starken Gefühlskontrolle unterzogen. Sie hatte sehr unter der Beherrschung und Dominanz ihrer Eltern gelitten, hatte aber ihren ganzen Kummer, Ärger und Zorn zurückhalten müssen. Die angestauten Emotionen hatten stets nach einem Ventil gesucht, aber es hatte keine Möglichkeit gegeben, ihre Gereiztheit und Entrüstung loszuwerden. Staphisagria hatte damals Anwandlungen zu Zerstörung gehabt, indem sie ab und zu irgendein Spielzeug demolieren hatte wollen. Aber selbst in dieser Lage hatte sie nach der Erlaubnis ihrer Eltern gefragt, was große Verständnislosigkeit ausgelöst hatte. Ihre Frage: "Darf ich das kaputtmachen?" war natürlich stets als ein unmögliches Ansinnen betrachtet und kopfschüttelnd abgelehnt worden.

So war es allmählich dazu gekommen, daß Staphisagria es ablehnte, irgendetwas zu zerstören, auseinanderzunehmen oder zu zerteilen. Was es ihr auch immer an Überwindung oder Kraft kostete, es mußte ganz bleiben. Das bezog sich sowohl auf Situationen als auch auf Personen oder Gegenstände. Dabei schien es Staphisagria zu entgehen, daß dieses Verhalten auf Kosten ihrer Gesundheit und ihres Wohlbefindens ging und daß sie sich selbst dabei zerstörte.

Kurze Zeit nach ihrer "Hundebekanntschaft" hatte Staphisagria eine Romanze mit dem Besitzer eines Kunstgewerbeladens, den sie belieferte. Auch er schien ein Romantiker zu sein, denn er überreichte seiner "Staphi" für jedes Seidenblumenbouquet, das sie ihm brachte, ein Arrangement aus echten, duftenden Blumen. Staphisagria achtete auf jede Kleinigkeit, aber an dem Herrn gab es offenbar nichts auszusetzen. Er schien tatsächlich Format zu haben. Unentwegt mußte sie an ihn denken. Dabei ließ sie zauberhafte Erlebnisse Revue passieren oder geplante Begegnungen in ihrer lebhaften Phantasie ablaufen. Staphisagria fühlte sich, als ob er ihr jeden Wunsch von den Augen ablese. Am wichtigsten waren für sie Gesten, Worte, Blicke und Verhaltensweisen. Eine platonische Liebe wäre völlig ausreichend gewesen, denn schließlich hatte sie ihre eigene Methode, um ihre sexuelle Energie abfließen zu lassen.

Nach der Heirat wurde die Beziehung immer unromantischer. Staphisagria erhielt für ihre Gestecke keine Gegengabe mehr, sondern wurde angehalten, in der gleichen Zeit das Zweifache zu leisten. Als sie immer mürrischer wurde und zunehmend über ihre seltsamen Kopfschmerzen klagte, sagte er nur: "Du mit deinem Holzkopf!" Staphisagria konnte es nicht ertragen, geteilter Meinung zu sein, deshalb schluckte sie alle Beleidigungen still und mit viel Beherrschung hinunter. Obwohl sie sich schrecklich gedemütigt fühlte, gab sie stets nach. Selbst als ihr bereits allseits geraten wurde, diesen schrecklichen Kerl zu verlassen, brachte sie es nicht übers Herz, die entscheidenden Schritte zu tun. Sie erwähnte bei solchen Ratschlägen immer ein Kinderlied mit den Worten: "Scheiden tut weh..." Staphisagria wollte nichts mit Trennen, Scheiden und Teilen zu tun haben. Aber sie war machtlos, als ihr Mann sie eines Tages wegen einer Geliebten verließ. Obwohl sie es nicht wollte, "teilte" sie jetzt das Los aller verlassenen Ehefrauen.

WESEN:

Staphisagria leidet an unterdrückten Gefühlen, an zuviel Empfindsamkeit, an zuwenig Selbstvertrauen, an zu intensiven Liebesphantasien und dem unbewußten Wunsch nach Einheit. Beim Staphisagria-Kind verhält sich die Problematik ein wenig anders, weil sich das Kind oft der Unterdrückung widersetzt und sich der angestauten Energie durch Empörung und Auflehnung entledigt. Wenn das Kind unter der Dominanz Erwachsener leidet und nicht genügend respektiert und beachtet wird, versucht es, die unterdrückten Gefühle durch Schreien, Toben und das Herumwerfen von Dingen loszuwerden. Der unbewußte Wunsch nach Einheit mit anderen Personen veranlaßt das Kind, sich alleine unvollständig zu fühlen. Es braucht jemanden, der es führt, leitet, anspornt, ermuntert und ihm Anweisungen erteilt. Es ist zu schwach, um von sich aus handeln zu können, und hat zuwenig Selbstvertrauen, um von seinen eigenen Taten überzeugt zu sein. Das Verlangen nach Ganzheit und Einheit kann auch dazu führen, daß das Kind nichts mit anderen teilen will und selbstsüchtig auf seinen ganzen Besitz beharrt.

Der Staphisagria-Patient kann schlecht oder gar nicht "nein" sagen, denn eine solche Haltung würde einen Bruch erzeugen, und das will er unter allen Umständen vermeiden. Fühlt er sich ungerecht behandelt, so kann er dennoch nicht für seine Rechte eintreten. Er nimmt sich nicht das Recht zur Äußerung und gibt bei Streit und Druck sehr schnell nach. Auf diese Weise stauen sich Erregung, Reizbarkeit, Ärger und Zorn an, was sich der Patient aber nicht anmerken läßt. Er hält diese Emotionen zurück und wird aufgrund der starken Gefühlskontrolle krank. Die unterdrückte Entrüstung aufgrund von Beleidigungen, Demütigungen sowie gefühlsmäßigen Verletzungen und Enttäuschungen macht ihn sprachlos. Er will seine Verletzbarkeit nicht zeigen und wird deshalb vor unterdrücktem Kummer und vor Sehnsucht nach Einheit immer schwächer. Kleinigkeiten veranlassen ihn zum Grübeln, während er dabei arbeitsunfähig ist und nicht mehr schlafen kann. Die Beherrschung der Gefühle führen zu noch größerer Zurückhaltung, Resignation, Liebenswürdigkeit und einer demütigen Haltung. Der

Patient ist erst im späteren Stadium wieder aus seiner Reserve zu locken, wenn er wie das Kind reagiert und wütend mit Gegenständen um sich wirft.

Der Staphisagria-Patient ist sehr sensibel und romantisch veranlagt und gibt sich intensiven Liebesphantasien hin. Da er so hochgesteckte Liebesideale hat, läßt sich die Wirklichkeit mit seinen Vorstellungen schwer in Übereinstimmung bringen. Durch die Projektion seiner Ideale auf einen Partner zieht er sehr leicht Enttäuschungen an. Das ist der Grund, weshalb er Angst hat vor zu intimer Nähe und sich schließlich von Beziehungen lieber fernhält, um sich Phantasien hinzugeben. Er hat eine besondere Vorliebe für romantische Stimmungen, die ihn in eine Traumwelt entführen. Seine Verträumtheit und Realitätsferne können ihn schließlich von Genüßlichkeit und Lustbegierden abhängig machen. Im Orgasmus erlebt der Patient den Zustand der Einheit am intensivsten, weshalb er dazu neigt, seine starke Sexualität in unmäßiger Masturbation oder in unverbindlichen Beziehungen auszuleben, die nur zum Zwecke der Genußsucht und dem Ausagieren seiner Lasterhaftigkeit eingegangen werden. Es kann aber auch sein, daß Traum, Phantasie, Gedanken, Romantik und Ideale den Patienten bereits in einen so angenehmen Zustand versetzen, daß platonische Beziehungen ihn vollauf zufriedenstellen. In diesem Falle ist der Zustand der angestrebten Einheit zumindest illusorisch fast erreicht. Im Falle unmäßiger Masturbation vermag nur die Phantasie den Patienten in eine sexuelle Erregung zu versetzen, während das tatsächliche Auftreten eines Sexualpartners ihn zu Impotenz oder Frigidität führen kann. Sexuelle Unzulänglichkeit ist auch zu erwarten, wenn sich der Patient für längere Zeit Ausschweifungen hingegeben hat.

Das starke Verlangen nach Einheit, gepaart mit Handlungsschwäche, bringt den Patienten dazu, daß er sich nicht aus ihn schädigenden Situationen herausbewegen kann. Er kann sich selbst dann nicht von Menschen trennen, wenn sie ihm durch ihren Einfluß und ihre Handlungen körperlich, seelisch und geistig großen Schaden zufügen. Er ist gezwungen, die Einheit zu bewahren oder diese nach Möglichkeit wieder herzustellen. Das erklärt auch, weshalb Staphisagria ein hervorragendes Mittel ist, um Schnittwunden heilen zu lassen. Im Negativen fühlt sich der Staphisagria-Patient allein gegen die ganze Welt, während er sich im Positiven mit den anderen in einer fast kosmisch zu nennenden Einheit verbunden fühlt.

GEMÜT:

Der Patient hat Beschwerden aufgrund Unterdrückung seiner Gefühle oder er leidet wegen Unterdrückung durch andere.

Beschwerden durch Enttäuschung, Gefühlsbewegung, enttäuschte Liebe, Kummer, Demütigung, Kränkung oder Grobheit anderer. Beschwerden durch sexuelle Exzesse oder geistige Arbeit. Denken an seine Beschwerden verschlechtert. Kummer über seinen Zustand.

Beschwerden durch Zorn und Ärger, besonders mit großer Entrüstung, Empörung. Bei Zorn bekommt er ein blaßbläuliches Gesicht. Leidet an unterdrücktem Zorn oder hat Wut mit stillem Kummer.

Großer Kummer. Bekommt Kopfschmerzen aufgrund von Kummer.

Sehr betroffen durch schreckliche Dinge, grausame Geschichten. Aufregung, Erregung. Entrüstung, Empörung.

Wollüstiges, lüsternes Verhalten. Starker sexueller Drang. Große Neigung zu onanieren, bereits bei kleinen Kindern. Nach Onanie Gleichgültigkeit oder geistige Trägheit.

Gleichgültigkeit gegen alles. Gedächtnisschwäche, besonders für das, was er gelesen hat oder für Orte. Geistige Trägheit und Schwierigkeiten im Denken. Mangel an Ideen. Geistige Anstrengung verschlechtert.

Nach Sexualität schweigsam, abgeneigt zu sprechen. Hypochondrische Stimmung nach sexuellem Exzeß.

Depressionen, Schwermut mit Neigung zum Selbstmord. Schwermut oder hypochondrische Stimmung treiben zum Selbstmord. Selbstmord durch Erschießen.

Angst, besonders um die Zukunft oder um die ewige Seligkeit. Ist voller Sorgen.

Weinerliche Stimmung, besonders, wenn er angesprochen wird. Ein lautes Weinen. Trost verschlechtert.

Gegenwart anderer verschlechtert die Beschwerden. Fühlt sich besser, wenn allein.

Überempfindlichkeit, besonders gegen Grobheit. Kinder verhalten sich sehr empfindlich. Nimmt alles von der schlechten Seite und ist sehr leicht beleidigt.

Große Ruhelosigkeit. In Kleinigkeiten gewissenhaft.

Wirft Dinge weg, vor allem morgens. Wirft Dinge auf Personen, die ihn beleidigen. Verlangt nach Dingen, die er abweist, sobald er die angeboten bekommt. Starke Launenhaftigkeit. Tadelt andere.

Reizbarkeit, besonders morgens oder nach Pollution. Morgens mürrisch und schlecht gelaunt. Kinder zeigen sich bereits früh am Morgen sehr mürrisch.

Jähzorniges Verhalten, sehr heftiger Zorn. In Wut wirft er Dinge weg und er bekommt ein bleiches, fahles Gesicht.

Beschwerden durch: Wut, Zorn. Unterdrückten oder zurückgehaltenen Ärger.

ALLGEMEINES:

Äußerlich stechende, drückende oder nagende Schmerzen. Allgemein starke stechende Schmerzen. Spürt in den Wunden ein Stechen.

In den Muskeln reißende, stechende oder brennend-stechende Schmerzen. In den Gelenken sind die Schmerzen reißend, stechend oder reißend-lähmend.

Sehr empfindlich gegen Schmerzen. Äußere Empfindlichkeit. Außerordentlich physische Reizbarkeit.

Zittern, besonders nach Gemütsbewegungen. Ein innerliches Zittern. Große Müdigkeit. Schwäche, besonders nach Samenergüssen.

Starke nervöse Schwäche, Neurasthenie.

Abneigung gegen Wasser und Milch. Milchgenuß verschlechtert.

Ekel vor Tabak. Tabak verschlechtert.

Verlust von Körpersäften verschlechtert den Zustand.

Kalter Schweiß, Geruch ist eitrig und übel.

Verhärtungen. Innerliche Entzündungen. Ostitis. Schwellung der Knochen.

Anämie. Skorbut. Polypen.

Quecksilbermißbrauch. Unterdrückte Gonorrhöe.

Schwierige Zahnung.

Schnittwunden oder Splitterverletzungen. Sehr schmerzhafte Wunden. Wunden heilen zu langsam.

Konstitutionelle Folgen durch Wunden. Postoperative Beschwerden.

Widersprüchliche und wechselnde Zustände.

Periodizität der Beschwerden.

Beschwerden durch: Verletzungen. Schnittwunden durch Operationen. Sexuellen Drang. Koitus. Onanie. Sexuelle Exzesse. Verlust von Körpersäften. Zahnung.

MODALITÄTEN:

< durch körperliche Anstrengung.

< durch Bewegung.

< durch Koitus.

< durch Onanie.

< durch sexuelle Ausschweifung.

< durch Fasten.

< nach Schlaf.

< nach Mittagsschlaf.

< durch Tabak.

< durch Druck.

< durch Berührung.

SULFUR

Die Brüder Sulfur hatten eine heftige Auseinandersetzung, während der sie vom Hundertsten ins Tausendste gelangten. Im Grunde war es egal, worüber sie sprachen, denn jeder wollte es besser wissen als der andere. Der Anlaß des Streits war dieses Mal geschäftlicher Art, denn Architekt Sulfur und Baulöwe Sulfur hatten je einen Auftrag für das selbe Projekt. Solange der Architekt die Detailpläne nicht vollendet hatte, konnte der Baulöwe nicht mit dem Bau beginnen. Architekt Sulfur, der ältere der beiden Brüder, war schlaksig und hatte eine etwas eigenartige Körperhaltung mit nach vorne hängenden Schultern. Baulöwe Sulfur war ein eher stämmiger, robuster Typ mit einem pausbäckigen, roten Gesicht. Während der Architekt mehr geistig ausgerichtet war, hatte der Baulöwe vorwiegend materielle Interessen. Auch wenn sich die Brüder in der Gestalt nicht ähnlich waren und oft auch völlig verschiedene Ansichten hatten, stimmten sie letztlich in ihrer starken Ichbezogenheit hervorragend überein.

"Dein Schreibtisch ist überhäuft mit Unterlagen, die mit der Planung eines Geschäftshauses nicht das Geringste zu tun haben. Oder gehören vielleicht Themen wie 'Kosmische Strahlen' oder 'Die Tonerde der Inkas' zu deinen Arbeitsunterlagen für den Bau eines Wolkenkratzers?" fragte der Baulöwe hämisch grinsend.
"Das steht sogar in einem sehr engen Zusammenhang, aber das verstehst du sowieso nicht. Seit Jahren versuche ich, dir zu erklären, daß man den geistigen Dingen auf den Grund gehen muß. Das Materielle ist auf intensivste Weise mit Geistigem verwoben. Die Mühe eines eingehenden Studiums alles Geistigen ist vielversprechend und überaus lohnend."
"Dein Firlefanz interessiert mich überhaupt nicht. Und wenn man zu dir nicht dauernd sagt: 'Ganz richtig, Herr Sulfur. Da haben Sie einen hochinteressanten Aspekt angesprochen, Herr Sulfur. Bewundernswert, was Sie alles wissen, Herr Sulfur!', ist eine Verständigungsebene mit dir überhaupt nicht möglich." schimpfte der Baulöwe zornig.

"Du ärgerst dich doch nur, weil ich ein größeres Wissen habe als du. Im Grunde genommen umgibst du dich auch nur mit Leuten, die dir pausenlos in allem recht geben." sagte der Architekt und äffte einige Personen nach: "Ich habe noch gar nicht gewußt, daß Zirrus-Wolken ein Anzeichen für eine kommende Regenperiode sind. Sie wissen aber auch alles, Herr Sulfur!" "Was? Der heißeste Punkt einer Kerzenflamme hat 1500 Grad? Da bin ich aber sprachlos, Herr Sulfur!"
So angesprochen wandte sich der Baulöwe plötzlich stolz ab, knallte die Türe zu und ließ den Architekten alleine.

Während der Architekt sich auch abends in seine Arbeit vergrub, wobei er sich total verzettelte und stets vom eigentlichen Thema abkam, genoß der Baulöwe die Abendstunden, indem er mit irgendjemandem bis in die späte Nacht über alles mögliche fachsimpelte, um sein Wissen zum Besten zu geben. Seine ungewöhnlichen Schlafgewohnheiten hatten ihn im Laufe der Zeit zu diesen nächtlichen Gesprächen gebracht, denn dem Baulöwen genügte bereits ein kurzes Schläfchen am Abend, um danach überaus munter zu sein. Bei seinen Unterhaltungen war er auch mit dem Bier- und Whiskykonsum nicht gerade zimperlich, obwohl er sich schon unzählige Male vorgenommen hatte, nicht mehr zu trinken. Morgens um fünf Uhr mußte er sich aufgrund von Darmproblemen rasch erheben, wobei er wie ein Trampeltier über die Treppe lief, um noch rechtzeitig die Toilette zu erreichen. Danach allerdings kuschelte er sich wieder in die Kissen und schlief glückselig bis um zehn Uhr weiter. Nicht selten kam es vor, daß er zu später Stunde viel zu faul war, sich auszuziehen und ins Bett zu gehen. Dann legte er sich in seinen Kleidungsstücken auf das Sofa, von wo er am nächsten Vormittag in ungewaschenem Zustand und ohne Frühstück, aber mit größtem Widerwillen in seine Firma aufbrach.

Baulöwe Sulfur führte seine Firma einzig und allein aus materiellem Interesse, weshalb ihm die Arbeit selbst immer weniger Spaß machte. Er hatte den Betrieb früher zu Rang und Namen gebracht, weil ihn damals all die Einzelheiten im Bauwesen persönlich interessiert hatten. Eingehend hatte er sich mit allem beschäftigt, was im weitesten Sinne mit seiner beruflichen Tätigkeit in Zusammenhang gestanden war. Aber mittlerweile wandte er sich im Geschäft stets ganz anderen Dingen zu. Da waren zum Beispiel seine Sammlungen, - Mineralien, Münzen, Briefmarken, Postkarten und Miniatur-Schnapsflaschen. All diese Dinge hatte er in seinem Büro, denn das bot den Vorteil, sich während seines Firmenaufenthalts mit seinen Hobbys beschäftigen zu können.

Zu Hause konnte er ohnedies nichts mehr unterbringen, weil seine Räumlichkeiten aufgrund der extremen Sammlerleidenschaft und seiner materiellen Bezogenheit aus allen Nähten platzten. Dort hatte er noch seine Kollektion von Kinderbüchern, eine Sammlung von 135 Puzzle-Spielen sowie drei Schränke voller Bauklötzchen, die ihn schließlich zu seinem Beruf animiert hatten. Auch seine umfangreiche Schallplattensammlung und viele Utensilien aus der Jugendzeit bewahrte er immer noch zusammen mit einem Tretroller, einem Schaukelpferd und einem Schlauchboot hinter seinem Bett auf. Obwohl sich ein Teil dieser Dinge in einem schäbigen Zustand befand, wollte Sulfur nichts davon wegwerfen, da diese Gegenstände seiner Meinung nach noch wie neu aussahen und eventuell noch gut zu gebrauchen waren.

Das Betriebsgelände der Baufirma war ebenfalls von unbrauchbaren Materialien umlagert. Zubehörteile, die längst nicht mehr verwendbar waren, oder Baumaterialien, die niemand mehr haben wollte, türmten sich auf dem Gelände. Herr Sulfur hatte alle seine Beschäftigten eingehend gewarnt, irgendetwas aus diesen "wertvollen Vorräten" zu entfernen. So wurde die Baufirma langsam zu einer Gerümpelsammlung, während der Baulöwe aufgrund mangelnden Antriebs zu einer bedeutungslosen Baukatze schrumpfte.

Wenn es 11 Uhr wurde, bekam der Baulöwe allmählich Heißhunger. Immer um diese Zeit spürte er eine störende und schwächende Leere in seinem Magen, die ihn zwang, schnellstens etwas zu essen. Konnte er nicht rechtzeitig eine Mahlzeit zu sich nehmen, begann er vor Schwäche so zu zittern, daß er manchmal das Geschirr zu Boden warf. Vor kurzem war er vor Hunger sogar ohnmächtig geworden, was er in Zukunft unbedingt vermeiden wollte. Eine deftige Fleischmahlzeit mit reichlich Fett und einem kühlen Bier vermochte ihn häufig vor dem Schlimmsten zu bewahren. Ging er zum Essen in ein Restaurant, fragte er sich meist angeekelt, ob Geschirr und Besteck auch wirklich sauber genug gespült worden seien, so daß er nicht mit irgendeiner Ansteckungsgefahr rechnen müßte.

Der Tag des Architekten sah anders aus. Sein großes Geltungsbedürfnis spornte ihn bereits am Morgen zu intensiver Tätigkeit an. Allerdings war es ihm nicht möglich, wirklich konzentriert zu arbeiten, denn er verlor sich dabei im Unendlichen. Er wollte Anerkennung, und dazu mußte er etwas noch nie Dagewesenes auf die Beine stellen. Um eine einzigartige Leistung zu erbringen und sich zu profilieren, vertiefte er sich bei jedem Detail in eingehende Studien zu dem jeweiligen Thema. So war es beispielsweise wichtig, sich in das Thema kosmischer Strahlen einzulesen, wenn er ein Geschäftszentrum errichten wollte, das von negativen Schwingungen und Einflüssen frei sein sollte. Dabei stieß er auf die Bauweise alter Kulturen, die bereits im Altertum um solche Zusammenhänge wußten. Was blieb ihm dann anderes übrig, als sich mit früheren Bauformen und Baumaterialien zu beschäftigen? Es war seine Pflicht, die Hintergründe des Pyramidenbaus zu erforschen, wenn er zu größerem Ansehen gelangen wollte. Da in allen aufschlußreichen Unterlagen von gewissen Gottheiten die Rede war, mußte er auch dieser Sache auf den Grund gehen. Er mußte herausfinden, warum sich das alles auf diese Art entwickelt hatte, warum die Götter verehrt wurden, warum diese die Menschheit beeinflußten, warum schließlich Pyramiden und keine würfel- oder kugelförmigen Bauten errichtet wurden.

Indessen ließ der Architekt sich in persönlichen Belangen nicht annähernd die gleiche Sorgfalt und Sauberkeit angedeihen, die er in seine Projekte investierte und auch von anderen Personen erwartete. Von einem äußerst unangenehmen und hartnäckigen Hautausschlag mit Juckreiz befallen, umging er intensivere Berührungen mit Wasser, solange sich das vermeiden ließ. Wasser verschlimmerte seinen Zustand, so daß er beispielsweise montags die Füße, dienstags die Arme oder mittwochs das Gesicht wusch, um sich bei solchen Aktivitäten nicht übernehmen zu müssen. Gewaschen wurde jeweils nur das Körperteil, das es gerade am nötigsten hatte.

Im Umgang mit anderen waren beide Brüder sich ähnlich. Beziehungen hielten sie nur aufrecht, wenn sie ihnen irgendwie nützen konnten oder wenn sie sich dabei als tonangebende Persönlichkeit darstellen konnten. Reine Nächstenliebe gab es bei beiden nicht. Wenn sie andere in Gespräche verwickelten, wollten sie dabei stets die Führungsrolle übernehmen und als kompetente Persönlichkeiten anerkannt werden. Zollte ihnen jemand nicht die erwartete Aufmerksamkeit, zeigten sie sich beide heftig, mürrisch, hochmütig und an jedem weiteren Kontakt völlig desinteressiert. Sie kritisierten alles, was nicht ihrer Meinung entsprach, weil sie sich aufgrund ihrer "Besserwisserei" dazu berechtigt sahen.

Als der Architekt mindestens fünfmal dazu ermahnt worden war, endlich die fertigen Pläne für das Einkaufszentrum vorzulegen, mußte er auf Abhilfe sinnen, wenn er nicht die angedrohte hohe Konventionalstrafe bezahlen wollte. Nachdenklich rannte er barfuß im Hause auf und ab, um sich auf dem Ziegelboden die brennenden Fußsohlen abzukühlen. Es gab kein Entkommen. Irgendwie mußte er sein Vorhaben enthüllen und der Behörde anvertrauen, was für ein großartiges Werk er geplant, aber aufgrund des enormen Umfangs und der Ungeheuerlichkeit noch nicht zu Papier gebracht hatte. Schweren Herzens begab er sich zur Baubehörde und offenbarte sein Geheimnis. Das Einkaufszentrum sollte zu einer Imitation des bekannten babylonischen Turmes werden. Allerdings wollte es der Architekt nicht zu dem tragischen und allseits bekannten Ende des Turmbaus zu Babel kommen lassen. Der Architekt wandte sich an die Regierungsbeamten.
"Um eine Einsturzgefahr zu vermeiden und um eventuell existierende und böse gesinnte Götter nicht herauszufordern, muß ich jetzt noch eingehend die Bibel erforschen." erklärte der Architekt strahlend.
"Und wie soll dieses haarsträubende Projekt finanziert werden?" wandte sich einer der Herren, der als erstes die Sprache wieder gefunden hatte schließlich schockiert an den Architekten.
Daraufhin brüstete sich Herr Sulfur stolz und meinte hochmütig: "Wenn Sie dafür keine geeigneten Experten haben und die Finanzierungsfrage auch noch von mir geklärt und vollständig bearbeitet werden soll, muß ich Sie selbstverständlich um einen weiteren Zeitaufschub bitten."

WESEN:

Im Wesen des Sulfur-Patienten sind sehr viele verschiedene Aspekte erkennbar, wie ja auch das Mittel selbst für ein sehr breites Spektrum an Symptomen eingesetzt werden kann. Eine klare Linie im Charakter und Verhalten ist nur selten erkennbar, weshalb auch das Mittel gerne und erfolgreich bei verschwommener oder unzureichender Symptomatik eingesetzt wird.

Im Anfangsstadium kann der Sulfur-Patient möglicherweise nur aufgrund seiner körperlichen Beschwerden und seiner überkritischen Verhaltensweise erkannt werden. Um von seinen eigenen Fehlern abzulenken, befaßt er sich gerne mit den Unzulänglichkeiten seiner Umgebung. Somit projiziert er seine eigene Unvollkommenheit auf andere, was er auch in Bezug auf Sauberkeit macht. Er schenkt den Äußerlichkeiten seines Körpers manchmal sehr wenig Aufmerksamkeit, was sich sowohl in der nachlässigen Kleidung als auch in der mangelnden Hygiene bemerkbar machen kann. Dafür läßt er aber in einer ihm fremden Umgebung aus Angst vor Ansteckung höchste Vorsicht walten und ist schnell angeekelt, wenn nicht peinlichste Sauberkeit herrscht. Wenn er das Gefühl von Unsauberkeit zu kompensieren versucht, kann es auch sein, daß er mehrmals täglich duscht und frische Wäsche anzieht.

Der Sulfur-Typ im allgemeinen ist intelligent und vielseitig interessiert. Diese Begabung gepaart mit einem enormen Geltungsdrang führt ihn dazu, sein Wissen laufend zu erweitern. Sein Ziel ist es, Anerkennung zu erhalten, und dafür ist er bereit, sich auf vielfältigste Weise einzusetzen. Da er zuviel zur selben Zeit macht, verzettelt er sich und bringt nichts zum Abschluß. Er ist stets mit so vielen Gedanken beschäftigt, daß er entweder geistesabwesend und ohne Beziehung zur Frage antwortet oder überhaupt keine Entgegnung bringt.

Die Ruhelosigkeit seiner Gedanken verhindert auch einen tiefen und längeren Schlaf, weshalb der Sulfur-Patient oft nur in Intervallen schlafen kann. Wenn er erkennt, daß all seine Bemühungen um eine Sache aufgrund mangelnder Koordination im Sande verlaufen, läßt sein ganzes Interesse nach. Entweder er widmet sich dann einer völlig anderen Sache oder er wird so apathisch und auch depressiv, daß er sein Interesse am liebsten auf rein private Angelegenheiten beschränken möchte. Es kann aber auch sein, daß er sich hoffnungslos überarbeitet und seine Kräfte überfordert. Dann kommt es zu Schwäche- und Ohnmachtszuständen, zu Reaktionsmangel und großer Müdigkeit.

Die umfangreiche Symptomatik des Sulfur-Patienten läßt zwei völlig unterschiedliche Typenbilder erkennen.

So ist der eine von schlanker Statur mit nach vorne hängenden Schultern und zeigt ein auf geistige Belange ausgerichtetes Interesse. Er verfügt über wissenschaftliche Talente, philosophiert, theoretisiert und bohrt mit seinen Fragen in die Tiefe. Er untersucht alle möglichen Aspekte einer Sache, macht dabei wieder völlig neue Entdeckungen, wobei sich eine unheimliche Menge von Fragen und Problemen aufwirft. Besonders das verborgene Wissen will er ergründen, um als Genie berühmt und anerkannt zu werden. Angespornt von einem ungeheuerlichen Ehrgeiz brütet er darüber, endlich großartige Erfindungen oder Entdeckungen zu machen. Häufig gerät er dabei in eine religiöse Richtung und zeigt sich selbst gerne als spiritueller Führer. Um allen Aspekten gerecht zu werden, verstrickt er sich bei seiner Arbeit immer mehr in Nebensächlichkeiten und erzeugt dabei ein immer größeres Chaos, das er nicht mehr zu entwirren vermag. Während sich rund um seinen Arbeitsplatz ein unbeschreibliches Durcheinander zeigt, verkörpert er selbst im Extremfall immer mehr das Bild des zerstreuten Professors.

Der andere Sulfur-Patient ist körperlich stämmig und robust und mehr auf Praktisches und Materielles ausgerichtet. Aber auch er hat ein großes Geltungsbedürfnis und spielt sich deshalb in seiner näheren Umgebung gerne als Führer auf. Seine materielle Ausrichtung macht sich nicht nur in extremen Sammlerleidenschaften bemerkbar, sondern auch in seiner Genußsucht. Er hat einen gesteigerten Appetit, der sich besonders gegen 11 Uhr bemerkbar macht. Seinen Heißhunger stillt er am liebsten mit einer größeren Fleischportion, während er den Durst mit Bier abzuschwächen versucht. Er hat aber auch ein Verlangen nach Fett und Süßigkeiten und ist Schnaps oder Whisky gegenüber nicht abgeneigt. Auch sein sexuelles Interesse ist beachtlich, und so ist es nicht verwunderlich, daß dieser Typ bei weitem geselliger erscheint als der erste. Beiden ist jedoch gemeinsam, daß sie nur solange Beziehungen dulden, als sie unentwegt in ihrem Stolz gestärkt und als führende Persönlichkeiten anerkannt werden.

GEMÜT:

Der Patient ist unzufrieden mit allem und mit sich selbst. Er ist in Gedanken versunken und zeigt sich nachdenklich.

Starker Widerwille. Ekel bis zur Übelkeit durch die eigenen Ausdünstungen. Abscheu vor dem Leben, wünscht sich den Tod.

Traurigkeit, Melancholie. Hypochondrie nach Unterdrückung von Hautausschlag. Große Verzweiflung, besonders an der ewigen Seligkeit. Befindet sich in einem religiösen Erregungszustand, Fanatismus. Religiöser Schwermut. Verharrt in religiösen Betrachtungen.

Verwirrung, besonders morgens oder durch geistige Anstrengung.

Geistige Erschöpfung. Abneigung gegen geistige Arbeit. Geistige Anstrengung verschlechtert.

Geistige Trägheit, Schwierigkeiten im Denken und Begreifen, besonders bei Kindern. Schwierigkeiten beim Lesen. Versteht Fragen erst nach Wiederholung. Macht Fehler beim Sprechen und Schreiben, benutzt Worte in falscher Reihenfolge.

Imbezillität. Die alten Kleider erscheinen so schön wie Seide. Findet die eigenen Kleider wunderschön. Einbildungen, Wahnideen. Lebt in Phantasien.

Abneigung gegen Waschen oder Baden, besonders bei Kindern.

Zeigt sich teilnahmslos und apathisch, ist gegen jedes Vergnügen. Gleichgültig gegen äußere Eindrücke oder um das Wohlergehen anderer. Große Gleichgültigkeit gegen sein Äußeres.

Allgemein Faulheit, Abneigung gegen Arbeit. Besonders abends abgeneigt zu arbeiten. Bei der Arbeit drängen sich Gedanken auf und schwirren durcheinander.

Abneigung zu sprechen. Weigert sich, zu antworten. Sprechen verschlechtert die Beschwerden. Auffallend ist Murmeln, Stöhnen oder Lachen im Schlaf.

Schüchtern, verschämt und scheu. Aufgrund Verlegenheit entstehen Beschwerden.

Weinerliche Stimmung, besonders vormittags gegen 11 Uhr. Grundloses Weinen.

Allgemein Angst, die abends oder nachts beim Erwachen sehr groß ist. Angst durch Druck auf die Brust. Gewissensangst, als ob eines Vergehens schuldig. Angst um die ewige Seligkeit.

Zeigt ein albernes Verhalten, benimmt sich glücklich und stolz, ist froh und guten Mutes. Selbstüberhebung. Beschwerden durch Selbstüberhebung.

In Kleinigkeiten sehr gewissenhaft.

Ideenreichtum. Schmiedet viele Pläne. Verlangen nach geistiger Arbeit. Geschwätzigkeit. Gesteigerte Phantasie. Phantasierende, unzusammenhängende Sprache. Ist zerstreut. Verwechselt Dinge und Ideen.

Große Eile, Hast. Zeigt eine unwillkürliche Hast in seinen Bewegungen.

Große Ungeduld. Auffahren, Zusammenfahren beim Einschlafen. Wenn er angesprochen wird, fährt er zusammen. Ruhelosigkeit, besonders nachts oder vor den Menses. Ruhelosigkeit bei Kindern.

Innere Ruhelosigkeit, Nervosität. Starke Erregung, Aufregung nach Tee.

Überempfindlich, sehr sensibel. Leicht beleidigt. Beschwerden nach Kränkung. Mürrisch, schlecht gelaunt. Wechselnde Stimmung.

Große Reizbarkeit, besonders abends. Zorn, Wut. Streitsüchtig.

Theoretisiert gern. Neigung zu Kritik. Tadelsüchtig. Mißtrauisch, argwöhnisch.

ALLGEMEINES:

Brennende Schmerzen. Beißende oder kratzende Schmerzen.

Stechende Schmerzen, besonders in den Muskeln und Knochen. Die stechenden Schmerzen gehen auswärts. Reißende Schmerzen, besonders in den Gelenken und Muskeln. Die reißenden Schmerzen gehen abwärts. Drückende Schmerzen, wie von einem Gewicht. Die drückenden Schmerzen gehen von innen nach außen oder sind zusammendrückend.

Äußerlich ein Wundschmerz, wie gequetscht. Innerlich schneidende oder ruckartige Schmerzen. In Knochen ruckartige Schmerzen.

Innerlich ein Ameisenlaufen. Gefühl von innerem Zusammenschnüren. Zusammenschnüren, Zusammenziehen in den Knochen. Gefühl, als ob von einem Band zusammengeschnürt.

Muskelzuckungen. Muskelkrämpfe. Äußerliche und innere Spannungen. Äußerliches Pulsieren. Zittern.

Konvulsionen. Epileptiforme Krämpfe. Epilepsie mit einer Aura, die vom Solarplexus ausgeht. Aura epileptica im Magen.

Nach Unterdrückung von Hautausschlag entsteht Chorea.

Vermehrte Schleimabsonderungen, die bessern. Trockenheit von gewöhnlich feuchten Körperteilen.

Schweiß erleichtert nicht, und es geht dem Patienten schlechter während des Schwitzens. Schweiß bei leichter Anstrengung. Reichlicher Schweiß nachts oder morgens nach dem Erwachen. Schweiß am Rücken, besonders in der Cervicalgegend. Übler, wie nach Knoblauch riechender Schweiß in den Achseln.

Wunden heilen zu langsam. Blutungen.

Blutwallungen. Blutwallungen mit Brennen in den Händen. Blutandrang. Plethora.

Hitzegefühl. Hitzewallungen, besonders um 11 Uhr bei Hunger. Hitzewallungen mit Schweiß. Hitzewallungen im Klimakterium.

Aufgedunsenheit. Innere Ödeme. Allgemeine Schwellungen. Schwellungen von Knochen, Gelenken, Drüsen oder leidenden Teilen. Entzündliche Schwellungen.

Entzündung der Blutgefäße. Entzündete Varizen.

Abszesse, besonders der Drüsen. Abszesse mit fötider Absonderung. Adenositis. Verhärtungen der Drüsen.

Anämie. Chlorose. Kanzeröse Drüsengeschwüre.

Abmagerung. Magere Personen. Gebeugte Haltung, Hängeschultern. Zwergwuchs.

Durst auf große Mengen. Verlangen nach alkoholischen Getränken, besonders nach Bier, Wein oder Whisky. Nach Alkoholgenuß schlechter. Beschwerden durch Alkohol, besonders Weinbrand.

Verlangen nach stark gewürzten Speisen, rohen Speisen oder Süßigkeiten. Verlangen nach sauren und süßen Sachen, Leckerbissen. Abneigung gegen Fleisch. Milch und Zucker verschlechtern. Der Anblick von Speisen verschlechtert oder erzeugt Übelkeit.

Beschwerden beim oder nach dem Essen. Beschwerden durch Hunger. Schwäche durch Hunger.

Äußerliches wie auch innerliches Schweregefühl. Inneres Völlegefühl. Gefühl von inneren Knoten.

Große Müdigkeit. Mattigkeit. Wellenartige Gefühle. Gefühl der Erschlaffung.

Schwäche, besonders um 11 Uhr oder nachmittags. Auffallend ist eine Schwäche durch Hunger. Schwäche wird durch warmes Wetter verschlechtert. Schwäche durch geistige Anstrengung, nach Hitzewallungen, nach Stuhlgang oder durch Gehen. Schwächezustand bessert sich durch Gehen.

Häufiges Ohnmachtsgefühl, besonders morgens. Ohnmacht mit Hitzewallungen. Ohnmacht beim Stehen. Ohnmacht im überfüllten Zimmer.

Zimmer voll mit Menschen verschlechtert.

Abneigung gegen wie auch Verlangen nach frischer Luft, wobei Luftzug verschlechtert. Erkältungsneigung. Verlangen, tief zu atmen.

Abscheu, Abneigung gegen Waschen und Baden. Waschen, Baden verschlechtert. Beschwerden nach feuchten Anwendungen.

Beschwerden treten linksseitig auf. Periodizität, jeden 7. oder 21. Tag.

Empfindlich gegen Medikamente.

Reaktionsmangel. (Wenn sorgfältig ausgesuchte Heilmittel nicht eine günstige Wirkung erzeugen, besonders in akuten Fällen, wird Sulfur oft eine Reaktion bringen und den Fall weiter aufklären.)

Kinderkrankheiten. Schwierige Zahnung.

Beschwerden nach Impfung. Folgen von Impfung.

Beschwerden durch: Unterdrückten Hautausschlag. Unterdrückung von Hämhorroiden oder von Schweiß. Quecksilbermißbrauch.

MODALITÄTEN:

< durch Wärme.

< durch Bettwärme.

< durch Zimmerwärme.

< durch Einhüllen.

< durch physische Anstrengung.

< durch Bewegung (Abneigung gegen Bewegung).

< durch Gehen, aber auch > durch Gehen.

< durch schnelles Gehen.

< durch Laufen.

< beim Gehen im Freien.

< im Freien.

< durch Luftzug.

< durch feuchte Anwendungen.

< durch Waschen, Baden.

< bei Wetterwechsel von kalt zu warm.

< nach sexuellen Ausschweifungen.

< durch Onanie.

< durch Berührung.

< durch Reiben.

< durch Erbrechen.

< während Stuhlgang.

< durch Liegen im Bett.

< vor oder nach dem Schlaf.

< während des Schlafes.

< nach sehr langem Schlaf.

< nach Mittagsschlaf.

< durch Schlafmangel.

< beim Erwachen.

< durch Aufstehen.

< durch Stehen.

< beim Sitzen.

< in Ruhe.

< vor oder während Menses.

< bei abnehmendem oder zunehmendem Mond.

< bei Vollmond.

< untertags.

< morgens, vormittags oder abends.

< um 11 Uhr.

< um 20 Uhr.

< nachts von 21-5 Uhr.

> durch langsame Bewegung.

> durch Bewegung leidender Teile.

> durch Anziehen der Beine.

> durch Absonderungen.

SYPHILINUM

Die Geburt Syphilinums war nicht besonders schwierig, weil der Junge ziemlich klein war. Er war so schwach, daß er nicht einmal richtig schreien konnte, jedoch winselte, weinte und jammerte er gleich nach dem ersten Atemzug. Seine Eltern waren beide Trinker, und so bekam Syphilinum mit der Muttermilch gleich immer eine tüchtige Portion Alkohol verabreicht. Da die Eltern befürchteten, daß Syphilinum aufgrund seiner Schwäche bald ins Jenseits abtreten würde, waren sie überaus erstaunt, als er stattdessen nach vier Monaten bereits die ersten Zähne bekam, die klein und spitzig wie Mäusezähne waren. Syphilinums Kiefer war aber selbst für diese kleinen Beißwerkzeuge zu eng, genauso wie seine Brust und auch das Becken zu eng geraten waren.

Später zeigte sich, daß nicht nur gewisse Körperpartien diese Enge aufwiesen, sondern auch sein Verstand. Syphi, wie er allseits genannt wurde, war im Denken ziemlich verbohrt und vernagelt. Wenn er einmal eine Sache begriffen hatte, was ohnedies ziemlich lange dauerte, dann saugte er sich stur und eigensinnig daran fest. Er heftete seine ganze Aufmerksamkeit auf eine einzige Sache und verfolgte diese unerbittlich. Nachdem er einige Märchen über Hexen, Wölfe und Zauberer gehört hatte, verfolgte ihn die Angst vor diesen Märchengestalten unaufhörlich, ohne daß er durch Trost, gutes Zureden oder Beschwichtigungen davon abzubringen gewesen wäre. Im Gegenteil, je mehr man ihn darüber trösten oder aufklären wollte, desto intensiver beharrte er auf seiner Angst. Er war so argwöhnisch, daß er sämtlichen Beteuerungen keinerlei Glauben schenkte. Es schien, als hätte er sich darauf versteift, stets nur das Schlimmste zu glauben und zu erwarten.

Wenn die Mutter Syphi zu Bett brachte, um sich danach noch ein wenig den Spirituosen zu widmen, lag er kurz darauf mit dem Kopf nach unten oder auch quer auf der Matratze. Sein Schlaf war voller Unruhe, und nicht selten war Syphi gänzlich schlaflos, was sein ohnedies gereiztes Verhalten stets verschlimmerte. Die Tatsache, daß Syphi ein sehr schwieriges Kind war, konnten sich die Eltern nur durch reichlichen Alkoholkonsum erleichtern. Stets war er von Abszessen und Fisteln geplagt, die einen fauligen, grünlichen Eiter absonderten. Syphi wirkte extrem mager und schwach und war außerdem so wortkarg und verschwiegen, daß man ihm förmlich jedes Wort aus dem Munde ziehen mußte. Er war dermaßen störrisch, daß er von sich aus nie etwas erzählte und sich weigerte, seine intimen Gedanken preiszugeben. Seine Geheimniskrämerei und Verbohrtheit führten schließlich dazu, daß Syphi anstatt der Wahrheit zunehmend Lügen auftischte.

Um das kränkliche, mürrische und verstockte Kind vor Schulbeginn etwas aufzuheitern und aufzupäppeln, brachten es die Eltern ans Meer. Dort aber wurde sein labiler Gesundheitszustand so bedrohlich, daß die Familie schnellstens wieder abreisen mußte. Auf der Heimreise nahmen sie eine andere Route und überquerten einen Gebirgspaß, wo Syphi sichtlich aufblühte. Schließlich verbrachten sie ihren Urlaub im Gebirge und erholten sich dort allesamt außerordentlich gut. Dennoch konnte diese Besserung nicht verhindern, daß der Junge kurz danach in der Schule erhebliche Lernschwierigkeiten hatte. Hatte er das "a" gelernt, weigerte er sich später hartnäckig, daraus ein "ä" zu machen, weil er diese Veränderung einfach nicht hinnehmen wollte. Rechnen war für ihn das Schlimmste der ganzen schulischen Laufbahn. Seine Ergebnisse in Multiplikation, Bruchrechnen und Geometrie waren haarsträubend, was er allerdings dadurch wettmachte, daß er Kopfschmerzen bekam, die ein exaktes Dreieck oder Quadrat beschrieben.

Je älter Syphi wurde, desto einen verschlageneren und boshafteren Eindruck machte er. Sein morbides Gedächtnis wies immer größere Lücken auf und er wurde immer vergeßlicher. Mit Beleidigungen ging er nicht gerade zimperlich um, während er selbst wegen jeder Kleinigkeit sofort beleidigt war und sich nicht selten in einen solchen Zorn steigerte, daß er fähig gewesen wäre, jemanden umzubringen. Andererseits war er unzufrieden, jammernd, klagend, schnell verzweifelt und äußerst depressiv. Immer öfter griff er nach der Kognakflasche, was ihm eine geringfügige aber zutreffende Namensänderung einbrachte. In seinem winzigen Bekanntenkreis nannte man ihn fortan "Süffi".

Karriere machte Süffi, als seine Eltern starben und er deren leere Flaschen gegen Pfandgebühr eintauschte. Unverhofft zu einem beträchtlichem Vermögen gekommen, wurde er für gewisse Kreise interessant. So gelang ihm durch die Zahlung von Bestechungsgelder der Einstieg in den staatlichen Sicherheitsdienst. In seiner Einseitigkeit und Verbohrtheit hatte er sich in den Kopf gesetzt, sämtliche morsche Elemente des Staates auszurotten. Er war besessen von der Vorstellung, alle oppositionellen Kräfte zu eliminieren. In seinem Zerstörungswahn legte er es tatsächlich darauf an, alles aus dem Wege zu räumen, was nicht seiner Vorstellung entsprach. Dabei entging ihm offensichtlich die Tatsache, daß man ihn selbst als verrückt und ziemlich gefährlich eingestuft und ihn deshalb mit einem größeren Mitarbeiter- und Bewachungsstab in einen Bunker abgeschoben hatte. Weil er selbst große Angst vor einer Katastrophe hatte, ohne diese näher definieren zu können, fühlte er sich unter der Erde relativ sicher und wohl. So ging er weiterhin seiner vermeintlichen Arbeit nach, Pläne zur Eliminierung morscher Elemente zu entwerfen, während er selbst bereits zur Sicherheit der Gesellschaft unmerklich eliminiert worden war.

Als er von der Wahnvorstellung besessen war, unheilbar krank zu sein, nahmen seine Depressionen immer mehr zu. Er dachte gar nicht mehr daran, den Bunker zu verlassen, weil er fürchtete, von weiteren todbringenden Krankheiten angesteckt zu werden. Allmählich entwickelte er einen unüberwindlichen Ekel vor seiner Umgebung, besonders aber vor Menschen. Um stets sauber zu sein, wusch er sich täglich mindestens hundertmal die Hände. Kam ihm jemand zu nahe, unterlag er dem Zwang, sich sofort zu duschen und umzuziehen. Niemand durfte ihn berühren und auch er weigerte sich, mit Gegenständen in Kontakt zu kommen, die nicht peinlichst sauber waren. Pausenlos war er damit beschäftigt, sich selbst, seine Kleider und seine Räume zu reinigen. Um Süffi doch noch eine Chance zur Wiedereingliederung in die Gesellschaft zu geben, wurde der Bunker samt Personal in den saubersten und auch sichersten Wasch- und Reinigungssalon der Welt umfunktioniert.

WESEN:

Im Positiven ist der Syphilinum-Typ auf allen Gebieten zu hoher Konzentration befähigt und beschränkt sich auf das Wesentliche. Eine solche Einschränkung fordert große Opfer, die sich der Syphilinum-Typ zugunsten des angesteuerten Zieles selbst auferlegt. Durch die Ausschließlichkeit und Konzentration, mit der er sich der jeweils anstehenden Thematik widmet, bewirkt er entsprechend positive Resultate.

Der Syphilinum-Patient ist gekennzeichnet durch Verfall, Verminderung, Zerstörung und Zersetzung auf allen Ebenen. Das Krankheitsgeschehen höhlt ihn förmlich aus, reduziert und zerfrißt ihn substantiell und ideell. Die Kraft, die den Patienten körperlich zerstört, ist im weitesten Sinne vergleichbar mit Atomspaltung. Durch die Zerstörung von Materie wird die darin gebundene Energie frei und diese wird wiederum eingesetzt, um den Zerstörungsprozeß weiter voranzutreiben. Der Patient magert körperlich extrem ab, während auch seine inneren Organe weitgehend zerstört werden.

Wo das Syphilinum-Bild bereits von Geburt an erkennbar ist, zeigt der Körper eine Verdichtung und Reduktion. So ist es nicht selten, daß solche Kinder zwergwüchsig sind oder der Körperbau stellenweise zu eng ist. Auch emotional ist der Syphilinum-Patient sehr gehemmt und beschränkt, wodurch es ihm unmöglich ist, auf andere einzugehen. Seine wenig zugängliche Art läßt den Abstand zwischen sich und anderen immer größer werden. Dadurch entsteht eine permanente Unzufriedenheit, die den Patienten mürrisch, reizbar, boshaft, beleidigend und rachsüchtig werden läßt.

Sein großer Starrsinn ist ein weiterer Beweis seiner Beschränktheit. Zu keinem Krankheitsbild paßt Engstirnigkeit besser als zu Syphilinum. Sein Intellekt ist äußerst inflexibel, verbohrt und zu sehr auf Vergangenes konzentriert, was den Patienten immer mehr in eine Depression treibt. Aufgrund seines Argwohns glaubt er nur, was in sein enges Schema paßt. Alles andere bezweifelt er und verfolgt er mit großem Mißtrauen. Verstockt und einsilbig hüllt er sich in Verschwiegenheit und Geheimniskrämerei. Er läßt andere im Ungewissen über sich selbst und greift zu Lügen, um durch die Preisgabe der Wahrheit nicht durchschaut zu werden. Sein Gehirn scheint sich aufzulösen, denn er leidet immer mehr an Gedächtnisschwäche, Reaktions- und Konzentrationsmangel, Vergeßlichkeit und Verwirrung.

Ein weiteres Beispiel für Enge ist die Angst des Syphilinum-Patienten. Das Wort "Angst" kommt aus dem Wortstamm "Enge" und kann auch mit Beklemmung definiert werden. Der Patient hat Angst vor alldem, was er nicht kennt, und das umfaßt bei seiner Beschränkung ein sehr umfangreiches Gebiet. Im Vordergrund steht dabei die Angst, nicht mehr gesund zu werden. Er ist hin- und hergerissen zwischen Hoffnung auf Genesung und Resignation, was ihn schließlich verzweifeln läßt. Jammernd, klagend und weinend erfleht er zwar Hilfe, will aber weder Trost noch Mitleid, weil er den Worten anderer ohnedies keinen Glauben schenkt und ihn dies nur in seiner Hypochondrie bestärkt. Seine Angst kann sich so steigern, daß er nicht mehr außer Haus gehen will. Da er die Konfrontation mit der Umwelt immer mehr meidet, bleibt ihm zuletzt nur noch der Schmutz, den er hartnäckig mit einem krankhaften Waschzwang und Waschwahn zu bekämpfen sucht.

Der Syphilinum-Patient hat zuwenig Selbstvertrauen, um sich selbst annehmen zu können. Unbewußt haßt er sich selbst und betrachtet sich als nicht erhaltenswert, weshalb sich seine Energien in destruktiver Weise gegen ihn selbst richten. Schreitet die Zerstörung fort, entwickelt der verzweifelte Patient immer mehr Haßgefühle gegen seine Umwelt und kann das Verlangen haben, andere zu töten. Weil er selbst zerstört wird, will er in seiner Rachsucht auch andere auslöschen.

GEMÜT:

Der Patient hat eine große Gedächtnisschwäche, besonders für Daten, Eigennamen, Personen, Orte, was sich ereignet hat oder was er gelesen hat. Plötzlich und periodisch auftretende Gedächtnisschwäche.

Geistige Trägheit, Schwierigkeiten im Denken. Kinder zeigen eine geistige Trägheit und haben Lernschwierigkeiten.

Schwierige Konzentration und Verwirrung, besonders beim Rechnen. Macht Fehler beim Rechnen, ist unfähig zu rechnen, unbegabt für Mathematikaufgaben.

Unzusammenhängende Gedanken. Vergeßlichkeit. Sucht beim Sprechen nach Worten. Langsame Sprache.

Geistige Erschöpfung, besonders beim Erwachen.

Abneigung gegen Geschäfte. Faulheit, Abneigung gegen Arbeit.

Mangel an Selbstvertrauen.

Teilnahmslosigkeit. Gleichgültig gegen geliebte Personen, gegen die Verwandten oder gegen alles. Gleichgültigkeit bezüglich der Zukunft. Zeigt sich geistesabwesend.

Imbezillität. Geisteskrankheit. Megalomanie. Delirium.

Überempfindlich gegen Geräusche.

Ruhelosigkeit, besonders nachts. Bei Kopfschmerzen ruhelos.

Sturheit, Eigensinn. Reizbarkeit, besonders bei Kopfschmerzen. Kinder verhalten sich sehr reizbar und sind eigensinnig.

Verträgt keinen Widerspruch.

Mürrisch, schlecht gelaunt. Zornig. Schreien und Schlagen mit den Fäusten. Boshaft, rachsüchtig. Verlangen zu töten.

Ist beleidigend, selbst aber schnell beleidigt. Nimmt alles von der schlechten Seite. Sehr mißtrauisch, argwöhnisch. Verschwiegen wie ein Geheimniskrämer.

Weiß nicht, was er sagt. Erzählt nie die Wahrheit. Ein Lügner.

Verweilt bei vergangenen unangenehmen Ereignissen.

Schwermut, Depressionen. Wird schwermütig, wenn er an seine Geschäfte oder an seine Krankheit denkt.

Verzweiflung. Verzweifelt oder zweifelt an der Genesung. Kann sich nicht vorstellen, jemals gesund zu werden.

Unzufriedenheit. Jammern, Klagen. Weinerliche Laune. Grundloses Weinen. Aber auch grundloses Lachen.

Trost, Mitleid, Sympathie verschlechtern.

Furcht vor einer Verschlechterung beim Erwachen. Furcht vor Lähmung, Geisteskrankheit, Ansteckung oder Tod. Wäscht sich immer die Hände.

Wahnideen, Halluzinationen. Bildet sich ein, verrückt zu werden. Wahn, sich zu waschen.

ALLGEMEINES:

Der Patient hat Schmerzen, die langsam kommen und langsam aufhören. Wandernde Schmerzen. Schmerzen, besonders wunde Schmerzen, in den Knochen, den langen Knochen und besonders nachts. Gelenkschmerzen. Arthritis.

Schwäche, besonders morgens beim Erwachen oder nach Fieber.

Ohnmacht durch Schlafmangel.

Verlangen nach Alkohol, der aber verschlechtert. Kalte Speisen verschlechtern. Abneigung gegen Fleisch.

Epilepsie. Konvulsionen nach den Menses.

Beschwerden durch Sturm. Schlechter beim Nahen oder während eines Sturmes.

Hitzegefühl in den Blutgefäßen. Brennende Schmerzen in den Blutgefäßen. Krampfadergeschwüre.

Blutungen. Fisteln. Abszesse. Abszesse, die immer wiederkehren. Drüsenabszesse. Grünlicher, fötider Eiter.

Schwellung der Drüsen. Verhärtungen, besonders der Drüsen. Kanzeröse Drüsenbeschwerden.

Knochenerweichung. Knochenkaries. Knochennekrose. Exostosen.

Syphilis. Angeborene Syphilis.

Abmagerung, Marasmus.

Alt aussehende Säuglinge, Kinder. Schwierige Zahnung. Zwergwuchs.

Beschwerden treten rechts und dann links auf. Chronizität der Beschwerden. Beschwerden bei alten Leuten.

Beschwerden während der Rekonvaleszenz. Furcht vor einer Verschlechterung beim Erwachen.

Reaktionsmangel.

Beschwerden durch: Sonne, Sonnenstich. Feucht-warmes Wetter. Sturm.

MODALITÄTEN:

< durch feucht-warmes Wetter.

< durch feuchtes Wetter.

< bei Rauhreif.

< im Sommer

< im Winter.

< bei Hitze und Kälte.

< bei heißem Wetter.

< in Sonne.

< durch Meeresluft.

< durch feuchte Anwendungen.

< durch Berührung.

< während Schlaf.

< nach dem Schlaf.

< nach Koitus.

< nachmittags bis gegen Morgen.

< morgens von 3-5 Uhr.

< nach Sonnenuntergang.

< abends von 18-21 Uhr.

< von Sonnenuntergang bis Sonnenaufgang.

< nachts von 18-6 Uhr, 20-3 Uhr oder 21-5 Uhr.

> durch Wärme.

> an kalter Luft.

> durch kaltes Waschen, Baden.

> im Gebirge.

> durch Lagewechsel.

> durch langsame Bewegung.

> durch fortgesetzte Bewegung.

> untertags.

> nach Tagesanbruch.

THUJA OCCIDENTALIS

Als der Sohn der Familie Thuja seltsamerweise "Globus Maria" getauft wurde, ahnte keiner, wie zutreffend dieser ausgefallene Name für ihn war. Dennoch erweckte der sonderbare Name große Ratlosigkeit und hinterließ überall einen fragwürdigen Eindruck. Was den ersten Vornamen "Globus" betrifft, so ließ seine körperliche Struktur schon Ansätze einer voluminösen, kugelähnlichen Form erkennen, wohingegen seine intensive Erdverbundenheit damals noch völlig im dunkeln lag. Auch der weibliche Vorname "Maria" paßte hervorragend zu Thuja, weil er einerseits für das männliche Geschlecht ungewöhnlich und eigenartig war, was auch für Thuja selbst zutraf, und weil er andererseits - wie Sprachwissenschaftler behaupteten - den selben Ursprung wie das Wort "Materie" aufwies. Wurde der ganze Name genannt, so wußte keiner genau, ob es sich bei dem Namensträger um eine Frau oder um einen Mann handelte. Diese Frage erübrigte sich zwar beim persönlichen Auftreten Thujas, aber dafür wußte danach keiner, woran er mit diesem Menschen war und was er von ihm halten sollte. Globus Maria Thuja wurde zu einem lebendigen Rätsel für alle, die auf irgendeine Weise mit ihm in Kontakt kamen.

Thuja war später alles andere als ein Draufgänger, jedoch brüstete er sich bei Gelegenheit gerne mit seinem Wissen und Können. Wurde sein Standpunkt in Frage gestellt, konnte er sich ziemlich aufblasen und aufplustern. Sobald ihm widersprochen wurde, zeigte sich Thuja gereizt, verärgert und zornig, weil er sich durch die gegenteilige Meinung anderer in seiner Position gefährdet sah. Er beharrte stur und eigensinnig auf seinem Standpunkt und lebte diese Eigenschaften vorwiegend bei seiner Tätigkeit in einer politischen Partei aus. Thuja hatte einige Parolen parat, mit denen er bald Schlagzeilen machte. Mit "Fanatismus statt Monotonie" oder "Materialismus statt Idealismus" gewann er so viele Stimmen, daß er eine Zeitlang vollauf mit seiner Arbeit beschäftigt war.

Weil Thuja sich als Realist sah, hatten geistige Angelegenheiten oder Gefühle keinen Platz in seinem Leben. Er akzeptierte nur das, was beweisbar und faßbar war, und stellte alles in Frage, was er nicht in diese Rubrik einordnen konnte. So war er sehr stark materiell ausgerichtet und nur auf praktische, konkrete Werte bezogen. Seine Sinnlichkeit führte ihn sowohl zum Anhäufen von Besitztümern, als auch zu übertriebener Genüßlichkeit, zu sexuellen Leidenschaften und zu einer beachtlichen Erweiterung seines Körperumfangs. Thuja strebte in allem das Optimum an und tat alles, um sich ein Königreich auf Erden zu schaffen, wobei er gerne übertrieb.

Um seinen Status als angesehener Politiker aufrechtzuerhalten, machte Thuja mehr und mehr eine gute Miene zum bösen Spiel. Es gab zuviele gegenteilige Standpunkte, Meinungen und Überzeugungen, die Thuja in seiner Position gefährden konnten. Der Verlust seiner Stellung hätte nicht nur sein Ansehen geschmälert, sondern ihm auch erhebliche finanzielle Einbußen gebracht. Thuja war sowohl der Partei als auch seinen Wählern verpflichtet, mußte stets Rechenschaft ablegen und sich auch noch gegen die Opposition verteidigen. Er war nicht diplomatisch genug, um offene und gerechte Lösungen erzielen zu können, und liebte seine Position zu sehr, um allen seine Meinung ins Gesicht zu sagen. Er hatte zu keinem Menschen Vertrauen, denn ein einziges falsches Wort seinerseits wäre genug gewesen, um den Sturz herbeizuführen.

So wurde er allmählich total verunsichert und sah sich gezwungen, allen liebenswürdig zuzulächeln, weil er es mit keinem verscherzen wollte. Der Zwang zum Lächeln und zu einem gutmütigen und harmlosen Blick war für ihn so anstrengend, daß er sich eine Maske anfertigen ließ, die dieses Image für ihn ausstrahlte. Bald saß er mit diesen zusammen, bald mit jenen, aber niemals nahm er offen Stellung. Freundlich, aber berechnend ging er auf jeden ein, während er seine wahre Meinung immer verheimlichte. Mit Absicht ließ er zuerst stets die anderen reden, um heimtückisch deren Ziele und Ideen ausfindig zu machen. Erst danach rückte Thuja siegessicher mit seinen Trümpfen heraus und hielt das zurück, was ihn in irgendeiner Weise gefährden konnte.

Seine Familie sah ihn lieber auf dem Bildschirm als in Person, weil er in den Medien immer seine besten und strahlendsten Seiten zeigte, während er zu Hause mürrisch, launisch und reizbar war. Daheim benahm er sich trocken, spröde und verschlossen, was eine unüberbrückbare Kluft zwischen ihm und seinen Familienangehörigen schuf. Nicht umsonst bezeichneten ihn seine Kinder in seiner Abwesenheit als "Widerling", "falschen Hund" oder als "Schleimi".

Obwohl Thuja im Umgang mit Menschen äußerste Zurückhaltung und Beherrschung übte, machte es ihm nicht allzuviele Schwierigkeiten, mit ihm bereits bekannten und vertrauten Personen umzugehen. Er hatte diese ja bereits lange genug mißtrauisch erforscht, bezweifelt, hinterfragt, getestet und beobachtet. Wenn er genügend Distanz hielt, hatte er von ihnen nichts zu befürchten. Viel schlimmer war es, wenn immer wieder neue Gesichter auftauchten, an die sich Thuja erst herantasten mußte. Dann hieß es wieder, vorsichtig zu sein und auf Beobachtungsposten zu gehen. Dieses Verhalten war für Thuja äußerst anstrengend und deprimierend. Sein Widerwille gegen Gesellschaft wuchs dermaßen an, daß er in Gegenwart fremder Personen nicht mehr fehlerfrei sprechen konnte. Er stolperte über seine eigenen Worte, verschluckte Silben, verhaspelte sich und ließ nach einer Rede lauter Fragezeichen zurück.

Da Thujas argwöhnisches und hinterhältiges Wesen seinen engeren Mitarbeitern auf die Nerven ging, inszenierten sie Auslandsreisen für ihn. Sie schickten Herrn Globus um den Globus, weil sie seine zweifelnde, heimtückische, manipulierende und scheinheilige Art einfach nicht mehr ertragen konnten. Da sich Thuja während seiner Reisetätigkeit auch in Feuchtgebieten aufhielt, mußte er sich vor seinem Abflug noch rechtzeitig impfen lassen. Selbst lange Zeit nach diesen Impfungen fühlte er sich furchtbar schlecht. Er war ängstlich, schwitzte unerträglich und klagte fortan über schwere Verdauungsprobleme.

Schließlich stürzte Thuja in eine schwere Krise. Sein fortwährendes Mißtrauen gegen jedermann machte ihn kaputt. Er konnte sich nicht mehr auf seine Arbeit konzentrieren und wurde zunehmend verwirrter, unzufriedener und verzweifelter. Schließlich überkam ihn sogar der Eindruck, zerbrechlich zu sein und jeden Moment in Scherben zu zerspringen. Wenn er Musik hörte, wurde er weinerlich und schwermütig. Depressionen ließen ihn nicht schlafen, und schon morgens stand er mit großer Benommenheit und

Überempfindlichkeit auf. Er konnte den Anblick fremder Menschen nicht mehr ertragen und vermied es, mit ihnen durch Händeschütteln in Körperkontakt zu kommen. Nach und nach bildeten sich auf seiner Nase und im Gesicht immer mehr Warzen, während er desöfteren das Gefühl hatte, daß etwas Lebendiges in seinem Bauch herumstieß. Als er diese Symptome seinem Hausarzt mitteilte, meinte jener: "Wären Sie eine Frau, Herr Maria Thuja, dann würde ich sagen, daß Sie soeben Hänsel und Gretel gefressen haben."

WESEN:

Das Wesen eines Thuja-Patienten ist schwer zu entdecken. Es kristallisiert sich nur langsam heraus, weil sich der Patient mit Informationen sehr stark zurückhält. Betrachtet man die Thuja-Symptomatik, so fällt unter anderem krankhaftes Wachstum auf. Krebsartige Geschwüre, Wucherungen, Tumore, Knoten und Warzen finden im Organismus einen geeigneten Nährboden. Meist ist auch die körperliche Konstitution des Patienten von übermäßigem Wachstum geprägt. Er zeigt rundliche Formen und sieht schwammig oder aufgedunsen aus.

Der starke Bezug des Thuja-Patienten zu materiellen Werten ergibt sich aus dem Fehlen von Idealen, Glauben und Vertrauen. Da er für geistige Dinge schwer zugänglich ist, veranlaßt ihn die mangelnde Sinnhaftigkeit, sich auf Materielles zu konzentrieren. Anstelle von Bewußtseinserweiterung erfolgt ein materiell ausgerichtetes Wachstum. Der äußere Status ist ein Ersatz für geistige Werte und soll die gähnende Leere in seinem Inneren ausgleichen. Auf diese Weise ergeben sich Schlemmertum, Vergnügungssucht oder eine Überbetonung von Sexualität.

Zuerst nimmt der Patient eine Haltung ein, die auf viel Selbstvertrauen schließen läßt. Genau betrachtet handelt es sich hier aber meist um Arroganz und einer Überbewertung seiner Persönlichkeit. Stets das Optimum anstrebend versucht er es auch äußerlich selbst darzustellen. Er will aus jeder Situation für sich das Beste machen, ohne jemals zu unterliegen und sein Gesicht zu verlieren. Durch seine materielle Bezogenheit und Tatsachenorientierung meint er, besonders realistisch zu sein. Seine Vorstellungen, seine Weltanschauung und seine Ziele sind jedoch zu materiell betont, um für längere Zeit aufrechterhalten werden zu können. Ohne geistige Ideale degradieren seine Anschauungen zu fixen Ideen, die sich nach und nach als untauglich und sinnlos erweisen.

Lassen sich die Ziele des Thuja-Patienten nicht oder nur sehr schwer erreichen, so zieht er sich immer mehr in eine erdachte Welt zurück. Er schmiedet Pläne für eine schönere und bessere Zeit, die er in der Zukunft wähnt. Während die Diskrepanz zwischen den vorhandenen Tatsachen und den Wünschen des Patienten immer größer wird, spielt er sich selbst und auch seiner Umgebung eine heile Welt vor. Mit eingeübter Liebenswürdigkeit tritt er seinen Mitmenschen gegenüber, während sich in seinem Inneren eine unüberbrückbare Kluft öffnet.

Je mehr der Thuja-Patient in der Öffentlichkeit ein gutes Bild abgeben will, um seinen Status und sein Prestige nicht zu gefährden, desto unzufriedener wird er. Er weiß selbst nicht, was mit ihm los ist, fühlt jedoch, daß es immer anstrengender wird, sich vor anderen ungezwungen und höflich zu geben. Durch seine Unfähigkeit, sich selbst auf die Gesellschaft abzustimmen und sich harmonisch zu integrieren, tendiert er bei zunehmenden Schwierigkeiten dazu, sich zurückzuziehen. Er meidet Gesellschaft und hält Distanz, um seine Maske nicht ablegen zu müssen. Lediglich im vertrauten Kreis ist der Patient fähig, seine Zurückhaltung aufzugeben, wobei dann seine Unzufriedenheit, Reizbarkeit und Streitsucht zutage treten.

Allmählich sieht der Patient seine Haltung immer mehr in Frage gestellt. Er wird unsicher, verwirrt und beginnt an sich, an anderen und an allem zu zweifeln. Er verliert seine Lebensorientierung, weil er sein altes Weltbild allmählich nicht mehr aufrechterhalten kann und dieses wie ein Kartenhaus zusammenzubrechen droht. Desorientiert und unsicher hält er sich mit Kommunikation immer mehr zurück, wird verschlossen und hält auch seine Gefühle stark unter Kontrolle.

In diesem Stadium erscheint der Patient als hart, berechnend, skrupellos und manipulierend. Anstatt selbst etwas preiszugeben, nimmt er eine prüfende und abwartende Haltung ein und lockt andere aus der Reserve. Während er sich auf den Beobachtungsposten begibt, um andere zu prüfen und zu testen, hält er seine eigenen Imformationen so lange wie möglich zurück. Dieses Verhalten gibt ihm den Ruf eines hinterlistigen, heimtückischen und betrügerischen Menschen. Es mag Patienten geben, deren Absichten tatsächlich sehr zweifelhaft erscheinen, im allgemeinen jedoch verhält sich der Thuja-Patient nur abwartend und vorsichtig, um nicht sein Gesicht zu verlieren. Er muß in jeder Situation erst genügend Sicherheit gewinnen, um sich über seine Zweifel und Ängste hinwegzusetzen und sich ein wenig öffnen zu können.

Schreitet die innere Unsicherheit weiter fort, so kann sich der Patient in Gegenwart fremder Personen nur noch schwer zurechtfinden. Entweder er zeigt sich schweigsam und wortkarg oder er stolpert über seine eigenen Sätze, verschluckt Wortendungen und läßt ganze Worte aus. Die Konzentration fällt ihm immer schwerer, er wird vergeßlich und hängt Wahnideen an. Er glaubt, zart und zerbrechlich zu sein und vermeint, etwas Lebendiges in seinem Bauch zu spüren. Manchmal hat er den Eindruck, als ob jemand neben ihm herginge oder als ob Körper und Seele getrennt wären. Zuletzt leidet der Patient an einer tiefen Niedergeschlagenheit und empfindet nur noch Abscheu vor dem Leben.

GEMÜT:

Schwermut und Traurigkeit. Depressionen entstehen aufgrund von Schlaflosigkeit. Der Patient kann aber wegen der Depressionen nicht schlafen. Hartnäckige Gedanken. Denken an seine Beschwerden verschlechtert.

Ängstliche Ruhelosigkeit. Ekel vor allem. Abscheu vor dem Leben. Vom Tod überzeugt.

Gewissensangst, Schuldgefühle. Große Angst, nach einer Impfung entstanden. Angst um seine Seligkeit, religiöse Verzweiflung.

Abneigung gegen Gesellschaft, Anwesenheit Fremder. Vermeidet den Anblick von Menschen. Verlangen nach Einsamkeit. Furcht vor Fremden oder Annäherung Fremder.

Abneigung, berührt zu werden. Psychose, nicht berührt werden zu wollen. Gefühl, zerbrechlich zu sein.

Abneigung gegen geistige Arbeit. Geistige Arbeit ist unmöglich. Benützt die falschen Worte. Macht Fehler beim Sprechen, besonders beim Schreiben, indem Buchstaben, Silben oder Worte ausgelassen werden.

Schwierige Konzentration. Gedächtnisschwäche. Verwirrung, besonders morgens beim Erwachen oder beim Sprechen. Antwortet sehr langsam. Seine Sprache ist einsilbig, langsam oder hastig. Abneigung zu sprechen, schweigsam. Allgemeine Langsamkeit.

Vergeßlich, besonders morgens beim Erwachen. Sucht nach Worten beim Sprechen. Schwinden der Gedanken beim Sprechen. Geistige Trägheit.

Benommenheit, besonders morgens nach dem Aufstehen.

Gleichgültigkeit, Apathie. Abneigung gegen Arbeit. Verhält sich sehr fleißig bei Fieberhitze.

Ist in großer Eile. Hast in den Bewegungen, im Gehen, im Beruf oder bei geistiger Arbeit. In Kleinigkeiten gewissenhaft. Tadelt sich selbst.

Am Morgen überempfindlich. Unzufrieden.

Reizbarkeit. Ist sehr gereizt, wenn er im Schlaf durch Geräusche geweckt wird.

Mürrisch, schlecht gelaunt, besonders nach Samenerguß. Stur, eigensinnig. Widerspenstig. Streitsüchtig. Wird leicht zornig, besonders durch Widerspruch.

Erregung, Aufregung. Fanatismus.

Weinerliche Stimmung. Möchte die ganze Zeit weinen. Muß beim Hören von Musik weinen. Zeigt Milde.

Wahnideen. Bildet sich ein, aus Glas oder am Sterben zu sein. Sieht Bilder, Phantome, besonders nachts oder beim Schließen der Augen. Beim Schließen der Augen sieht er auch Gespenster und Geister. Sieht Fremde, die im Zimmer zu sein scheinen. Bildet sich ein, unter übermenschlicher Kontrolle zu sein. Wahn, sein Körper sei zart, dünn, zerbrechlich oder leichter als Luft. Bildet sich ein, Tiere seien im Abdomen.

Einbildung, daß die Seele vom Körper getrennt sei, oder daß der Körper in zwei Teile geteilt sei.

ALLGEMEINES:

Stechende Schmerzen. Der stechende Schmerz ist aufwärts ziehend. Brennend-stechende, reißend-stechende oder stechende Schmerzen in Muskeln und Gelenken. Stechende, reißende oder drückende Schmerzen in den Knochen. Innerlich ruckartige Schmerzen. Schmerzen in den Drüsen.

Äußerliche Empfindlichkeit. Äußerlich Gefühl der Spannung.

Innerlich ein Gefühl des Zusammenschnürens. Zusammenschnüren von Körperöffnungen.

Innerlich ein Pflockgefühl. Im Inneren ein Gefühl von etwas Lebendigem. Empfindung, als ob der Körper zerbrechlich wäre.

Schwellung allgemein. Entzündliche Schwellung der Drüsen. Polypen.

Entzündung der Ovarien. Entzündung der Prostata, besonders durch unterdrückte Gonorrhöe.

Kanzeröse Beschwerden. Hämangiom. Lupus. Hirntumor.

Bier, Kaffee, Tee, Fett sowie der Geruch von Speisen verschlechtern. Abneigung gegen Fleisch und Zwiebeln. Verlangen nach kalten Getränken und Speisen, Salz und Saurem. Beschwerden nach dem Essen.

Schwäche, besonders nach dem Mittagessen oder durch geistige Anstrengung. Gefühl der Erschlaffung. Ohnmachtsgefühl, besonders vor den Menses.

Plethora. Blutwallungen. Hitzewallungen. Wird leicht überhitzt, Erhitzung.

Erweiterung der Blutgefäße.

Äußerliches oder innerliches Pulsieren. Hörbarer Puls, abends erhöht, beschleunigt.

Schwitzen bessert. Der Schweiß ist kalt, ölig, übelriechend und färbt die Wäsche gelb. Der Schweiß tritt einseitig auf. Beschwerden durch Unterdrückung von Fußschweiß.

Mangel an Lebenswärme, durch Wärme verschlechtert.

Beschwerden linksseitig, oder links oben und rechts unten.

Beschwerden aufgrund einer Impfung. Impffolgen.

Schnupfen bessert allgemein die Beschwerden.

Reaktionsmangel.

Beschwerden durch: Impfung. Unterdrückte Gonorrhöe. Onanie. Fett. Zwiebeln. Tabak.

MODALITÄTEN:

< durch Kälte.

< durch oder nach Abkühlung, Kaltwerden.

< durch Abdecken, Entblößen einzelner Teile.

< durch kalte Luft.

< bei kaltem, nassem Wetter.

< bei feuchtem, nebeligem Wetter.

< durch Zimmerwärme oder Bettwärme.

< in Ruhe.

< durch Liegen auf der Seite.

< durch Liegen auf der linken Seite.

< beim Sitzen.

< durch Aufstehen.

< beim Beginn zu gehen.

< durch Auftreten, Erschütterung.

< nach dem Frühstück.

< vor Stuhlgang.

< bei zunehmendem Mond.

< nachmittags von 13-18 Uhr.

< um 17 Uhr.

< nach Mitternacht.

> durch Abwärtsgehen.

> durch Gehen im Freien.

> durch Beugen, Drehen.

> durch Hochziehen, Anziehen der Beine.

> durch Liegen auf dem Rücken.

> durch Liegen auf rechter Seite.

> durch heißes Waschen, Baden.

> durch warme Anwendung, Warmwerden.

> durch oder nach Schwitzen.

> durch Berührung, aber auch < durch Berührung.

> durch Reiben, Streicheln.

TUBERCULINUM

Ehe Tuberculinum "Mama" sagen konnte, formulierten seine Lippen bereits ein deutliches und häufig zu hörendes "Nein". Dennoch war er ein braver, artiger, netter und fröhlicher Junge, solange er bekam, was er wollte. Konnte er seinen Willen durchsetzen, was er unentwegt versuchte, dann sprudelte er vor Ideenreichtum und Gedankenfülle förmlich über. Er hatte stets neue Einfälle, deren Verwirklichung keinerlei Aufschub duldete und die er deshalb unverzüglich in die Tat umsetzen mußte. Tuberculinum liebte es, mit seinen Freunden im Wald umherzustreifen oder irgendwo im freien Feld hin- und herzurennen. Er brauchte stets eine Art von Bewegung, Veränderung, Ablenkung oder Abwechslung. Ein gewisses Maß an Erregung und Unruhe war nötig, um Tuberculinum zufriedenzustellen. Nur wenn er sich pausenlos seiner eigenen Vorstellung gemäß austoben und entwickeln konnte, zeigte er sich von der angenehmsten Seite.

Leider ließ sich das Leben nicht immer so gestalten, wie Tuberculinum es im Kopf hatte. Unternahm die Familie am Wochenende beispielsweise eine Radfahrt durch die Wälder, so bestand Tuberculinum mitten im Dickicht darauf, eine frisch gegrillte Bratwurst mit Pommes frites und Ketchup zu essen. Dieser Wunsch war unerfüllbar, aber das interessierte Tuberculinum überhaupt nicht. Zunächst gab er sich gereizt, mißmutig und mürrisch. Beleidigt und schmollend strampelte er noch kurze Zeit auf seinem Fahrrad weiter, bis er weinend und wimmernd abstieg. Abermals von seinen Eltern darauf hingewiesen, daß es nirgends im Wald eine Bratwurst gäbe, fing er an zu schreien. Als sein Vater ihn aufforderte, endlich weiterzufahren, blieb er stur und eigensinnig wie angewurzelt auf der Stelle stehen. Er brüllte und kreischte, warf das Rad mitten auf den Weg, rannte zum nächsten Baum und schlug dort den Kopf gegen den Stamm. Die Wut des Jungen übertrug sich sofort auf den Vater, der seinen Sprößling schließlich zur Weiterfahrt zwang. Es dauerte nicht lange, da fuhr die Familie an einer Ausflugsgruppe vorbei, die ein Picknick abhielt und gerade Bratwürste grillte. Keiner wußte, was sich genau zutrug, aber jedenfalls schob Tuberculinum im Handumdrehen eine frisch gegrillte Bratwurst in den Mund.

Wenn Tuberculinum etwas wollte, was er nicht sofort bekam, konnte er so schrill schreien, daß sich die Eltern schließlich fragten, ob es nun das kleinere Übel war, als Erzieher zu versagen oder sich unentwegt diese scheußlichen Töne anzuhören. Blieben die Eltern unnachgiebig, so quälte sich Tuberculinum hartnäckig mit Rachegedanken, bis er eine geeignete Maßnahme zum Ausgleich gefunden hatte. Entweder zerbrach er Spielsachen, warf Geschirr zum Fenster hinaus, schleuderte seinen Eltern Blumentöpfe entgegen, oder stieß bereits im Vorschulalter Drohungen aus, die jedem Gewaltverbrecher zur Ehre gereicht hätten.

So unverschämt und frech sich Tuberculinum tagsüber benahm, so ängstlich war er während der Nacht. Er war überhaupt sehr widersprüchlich und schwer durchschaubar. So hatte er trotz aller Dreistigkeit und Ungezogenheit auch eine große, unerklärbare Angst vor Hunden und Katzen. Eine unergründliche, tiefe Unzufriedenheit veranlaßte den Jungen zu einer äußersten Launenhaftigkeit, die die Eltern schier zum Verzweifeln brachte. Tuberculinum agierte manchmal nur aus reiner Bosheit und konnte seinem Zorn und seiner Wut gar nicht genügend Ausdruck verleihen. Er tat alles, um in seiner Familie Zwietracht zu säen und wurde so zu einem Kreuz für alle nahen Angehörigen. Schließlich wurde die Qual der anderen so groß, daß Tuberculinum in ein Heim für schwer erziehbare Kinder geschickt wurde, um die Familie nicht zu zerstören.

Auch im Heim gelang es nicht, Tuberculinum umzuerziehen. Er war das wandelnde "Problem" für alle Erzieher, denn er tat genau das, was ihm ausdrücklich verboten worden war. Einige Male schrie er so laut und schrill, daß eine seiner Erzieherinnen vor Entsetzen in Ohnmacht fiel. Wenn er es satt hatte, getadelt zu werden, schlug er sogar auf die Ausbilder ein. Mit seinem eigensinnigen, sturen, mürrischen, mißmutigen und streitsüchtigen Benehmen diente er als abschreckendes Beispiel für alle anderen Kinder, die er oft grundlos beschimpfte und verfluchte.

Ließ man Tuberculinum gewähren, benahm er sich unbekümmert, gelassen und sorglos. Manchmal führte ihn sein starker Wunsch nach Abwechslung allerdings auf seltsame Wege. Überzeugt und beseelt von dem Wunsch nach einer Safari, nahm er beispielsweise noch als Kind solange fieberhaft an allen möglichen Preisausschreiben teil, bis er tatsächlich eine Reise in die afrikanische Wildnis gewann. Auf der fortwährenden Suche nach Erfüllung widmete er sich mit überschäumender Energie und einem allesverzehrenden Ehrgeiz und Eifer irgendeiner Sache, die er zu seinem Ziel auserkoren hatte. Um das Ersehnte zu erreichen, brachte er alle erdenklichen Opfer und schonte sich selbst in keiner Weise. Wurde er jedoch daran gehindert, seinen Willen zu verfolgen, benahm er sich sofort wieder reizbar, aggressiv und zerstörungswütig.

Getrieben von einer großen inneren Unruhe, suchte er immer nach neuen Zielen und Abenteuern. Jedoch jedesmal, nachdem er das Angestrebte erreicht hatte, hielt er nicht inne, sondern steuerte bereits auf sein nächstes Ziel zu. Der Drang, immer etwas Neues und Anderes zu erleben, führte zu einer permanenten Unzufriedenheit und Rastlosigkeit, aus der es für Tuberculinum kein Entrinnen gab. Er konnte nirgends Halt machen, wollte sein Leben in aller Eile und in vollen Zügen auskosten, so als müßte er morgen schon sterben.

Als Tuberculinum ins Berufsalter kam, konnte ihn - wie vorauszusehen war - keine Tätigkeit länger faszinieren. Obwohl er vorher gute Einfälle gehabt hatte und ein brillanter Denker gewesen war, kam er nun bei geistiger Arbeit sofort in Denkschwierigkeiten. Er war zu verwirrt, zerstreut und vergeßlich, um eine intellektuelle Tätigkeit auszuführen. Zuerst war er im Büro einer Autovermietung tätig, wo er anstelle des gewünschten Begriffes immer den Gegenstand sagte, den er gerade anblickte. So wandte er sich zum Beispiel an einen gerade rauchenden Kunden, dem er einen Wagen offerieren wollte: "Ich hätte da einen günstigen viertürigen Aschenbecher anzubieten."
Zu einer etwas offenherzig gekleideten Dame gewandt meinte er: "Bei diesem herrlichen Wetter ist dieser Sportwagen mit dem aufklappbaren Dekolleté ideal."

Sein Chef riet ihm darauf, sich lieber nach einer anderen Arbeit umzusehen, was Tuberculinum nicht ungelegen kam, weil diese Tätigkeit für ihn schon wieder zu einer unerträglichen Routine geworden war.

Tuberculinums sexuelles Interesse war unübersehbar und schwer zu befriedigen. Auch auf diesem Gebiet war er überaktiv und stürzte sich von einer Liebesaffäre in die andere. Er verliebte sich in eine Frau, begehrte sie heiß und innig, arbeitete intensiv auf eine stürmische Eroberung hin, um sich bald danach im alltäglichen Einerlei sehnsuchtsvoll wieder einem anderen Liebesobjekt zuzuwenden. Manchmal spielte es sich umgekehrt ab, und Tuberculinum wurde von seinen Frauen verlassen, wenn sie seines nächtlichen Zähneknirschens, seiner Katzenhaar-Allergie oder seiner ungesunden Eßweise überdrüssig waren. Wenn er drei- oder viermal bei der selben Frau war, begann er übereifrig, deren Möbel umzustellen, weil er die gleichen, langweiligen Eindrücke nicht mehr ertragen konnte. Manchmal drängte er seine Angebeteten bereits nach mehrmaligem Treffen dazu, sich endlich eine neue Frisur zu machen, sich anders zu kleiden oder ein anderes Make-up zu tragen, was immer zu Ärger und Streitigkeiten führte.

Gerade zu der Zeit, als Tuberculinum sich ziemlich geschwächt fühlte, stark abmagerte und nachts oft schweißgebadet aufstehen mußte, um sich etwas Trockenes anzuziehen, begegnete ihm eine Frau namens "Platina". Er hatte nicht mehr die Kraft, ihr rechtzeitig zu entkommen, weshalb sie das "schmalbrüstige Kerlchen" in ihre Wohnung sperrte und dort streng beaufsichtigte. Da Tuberculinum nunmehr keine Gelegenheit zur Veränderung oder Abwechslung mehr hatte, trat seine Bösartigkeit wieder stark in den Vordergrund.

Während Tuberculinum schimpfte, fluchte, schrie, Drohungen ausstieß und sich zu Erpressungen hinreißen ließ, um seine ehemalige Bewegungsfreiheit wieder zurückzuerlangen, schrieb seine Freundin schmunzelnd und eifrig an einer offenbar wichtigen Sache. Wenn Tuberculinum die tägliche Eintönigkeit unter strengster Beaufsichtigung nicht mehr ertragen konnte, stellte er sich mit Genugtuung vor, seiner Freundin ein Messer in die Rippen zu stoßen. Diese inneren farbenfrohen Bilder - meistens waren sie vorwiegend rot - verhalfen ihm wenigstens zu einem Minimum an Abwechslung.

Eines Tages teilte seine Domina ihm mit, daß sie ein umwerfendes Drehbuch zu einem Horrorfilm geschrieben habe, wozu Tuberculinum sie in seiner zerstörerischen Verhaltensweise unbewußt animiert hätte. Sie war Drehbuchautorin, Regisseurin und Produzentin zugleich und setzte nun

gebieterisch Tuberculinum als Hauptdarsteller in ihrem neuesten Film "Vernichtungswahn eines Scheusals" ein.
"Wieviele Folgen hat denn dieser Film?" fragte Tuberculinum interessiert.
"Bis jetzt 124, aber wenn der Film erfolgreich ist, produziere ich mehr."
Tuberculinum schlug seinen Kopf verzweifelt gegen die Tischkante: "Diese Eintönigkeit ist mein Tod, egal aus welchen Gründen, ob wegen Krankheit, Selbstmord oder Langeweile."

WESEN:

Solange der Tuberculinum-Typ gesund ist, verfügt er über ein erhebliches Energiereservoir und viele unterschiedliche Fähigkeiten. Im Positiven versteht er seine enorme Durchsetzungskraft konstruktiv zu nutzen. Nachdem er seine Energien diszipliniert hat und somit auch die Schwierigkeiten in der gesellschaftlichen Anpassung meistern kann, verfolgt er unbeirrbar, entschlossen und beharrlich sein Ziel. Selbst seine innere Unruhe ist ihm nützlich, indem er neue, unkonventionelle Wege sucht und damit der allgemeinen Entwicklung immer einen Schritt voraus ist. Durch sein anhaltendes Verlangen nach Abwechslung wird er von einengenden, veralteten Normen unabhängig, während sein Handeln sich nach und nach auf geistige Ziele ausrichtet. Er kommt zu der Einsicht, daß Leistungen letztendlich nur dann lohnend sind, wenn sie nicht nur kurzfristig befriedigend und auf persönliche Belange ausgerichtet sind, sondern der ganzen Gemeinschaft zugute kommen.

Der Tuberculinum-Patient kann es nicht ertragen, wenn seine Selbstdurchsetzung blockiert wird oder wenn man ihm einen fremden Willen aufzwingt. Deshalb wendet er seine ganze Energie auf, um sich gegen Schwierigkeiten und Widerstände durchzusetzen. Der Tuberculinum-Patient will stets nach seinen eigenen Impulsen handeln, um sein Anliegen zu verwirklichen. Seinen Ideenreichtum setzt er entschlossen in die Tat um und mobilisiert seine gesamten Reserven, um ein bestimmtes Ziel zu erreichen. Bei seiner Zielsetzung handelt es sich um unmittelbare, kurzfristige Reize, auf die er anspringt, um seine egoistischen Wünsche zu befriedigen. Wird er durch Widerstände an seiner Durchsetzung gehindert, kann der Patient plötzlich bösartig und zerstörerisch reagieren. Er schimpft, flucht, schreit und tobt und kann in seiner Dickköpfigkeit seine Interessen sogar bis hin zur Selbstzerstörung durchsetzen.

Da die Verwirklichung seiner Ziele ohne Berücksichtigung der Realität und der Belange seiner Umwelt nur auf seine eigene Person ausgerichtet ist, hat der Tuberculinum-Patient viel Mühe mit der Anpassung an gesellschaftliche Richtlinien. In seinem Egoismus stößt er unwillkürlich auf Hindernisse, weil sein Benehmen den allgemeinen Verhaltensmaßregeln zuwiderläuft. Zwänge und Erwartungen anderer kann er nicht ertragen, deshalb versucht er, sich notfalls mit Gewalt davon zu befreien. Sobald er sich in seinem Freiraum eingeschränkt sieht, reagiert er mit Auflehnung und erreicht es so immer wieder, seine Umwelt stark zu provozieren. Aus Bosheit versucht er, seinen Angehörigen das Leben so schwer wie möglich zu machen, was oft zu Familientragödien führen kann. Während er sich als Kind damit begnügt, stets das ausdrücklich Verbotene zu tun oder Gegenstände zu zerbrechen, hat er als Erwachsener den Wunsch, anderen mit dem Messer zu Leibe zu rücken.

Durch seine nervöse Spannung und seinen inneren Zwang, immer weiter vorwärts zu drängen, Veränderungen anzustreben und Abwechslung zu finden, sind stabile Partnerschaften unter Tuberculinum-Patienten eine Rarität. Routine kann der Patient nicht ertragen, denn er fühlt sich dabei in seinem Lebensraum stark eingeengt. Da seine Sexualität überaus intensiviert ist, neigt er zu impulsiver Eroberungslust und stürmischen Liebesaffären. Wird sein unentwegtes Bedürfnis nach Reisen, Abwechslung, Aufregung und Lebendigkeit nicht befriedigt, dann verhält er sich launisch und reizbar und ist mit allem unzufrieden. Er will das Leben ganz und gar auskosten und fühlt sich permanent angestachelt, so rasch wie möglich etwas daraus zu machen. Dieses Verhalten führt dazu, daß sich der Patient verausgabt, was durch die Exzesse in der Nahrungsaufnahme noch unterstützt wird.

Die Angst oder der Ekel vor bestimmten Tieren, besonders vor Tieren mit Fell, mögen wohl den Ursprung in der intensiven Triebhaftigkeit des Patienten haben. Da er sich überwiegend von Trieben leiten - und damit treiben - läßt, verkörpert er selbst bisweilen tierische Eigenschaften, von denen er unbewußt zutiefst angeekelt ist. Seine innere Unruhe und Getriebenheit deuten darauf hin, daß er verzweifelt auf der Suche nach verbindlichen Werten ist, um die Entwicklung seiner Persönlichkeit voranzubringen. Dazu müßte er sich jedoch von seiner Ego-Zentriertheit lösen und langsam dazu übergehen, mitunter auch überpersönliche Ziele anzusteuern.

GEMÜT:

Das Kind zeigt eine große Ruhelosigkeit und Reizbarkeit. Nachts große Angst. Schamloses Verhalten. Weinen, beim geringsten Verdruß. Schreien, Brüllen, Kreischen. Das Kind schlägt, wenn es getadelt wird. Es ist eigensinnig, stur.

Der Patient hat Schwierigkeiten im Denken, geistige Trägheit. Zerstreutheit. Verwirrung, besonders beim Gehen im Freien. Ist vergeßlich. Gedächtnisschwäche. Idiotie, mit schrillem Schreien. Abneigung gegen geistige Arbeit. Geistige Anstrengung verschlechtert.

Gedanken drängen sich auf und schwirren durcheinander. Hartnäckige Gedanken. Nachts hartnäckige und quälende Gedanken.

Ideenreichtum. Zeigt sich geschwätzig und wechselt schnell von einem Thema zum anderen. Geschwätzigkeit bei Fieberhitze.

Seine Sprache wirkt unsinnig. Benutzt Worte falsch, indem er den Gegenstand sagt, den er sieht, statt den gewünschten.

Unzufrieden, mürrisch, mißmutig. Beantwortet alle Fragen mit einem Nein. Eigensinnig. Kleinigkeiten scheinen ihm wichtig.

Aufregung, Erregung. Überempfindlich, besonders gegen Geräusche.

Leicht beleidigt, nimmt alles übel. Schweigsam, Abneigung zu sprechen. Verträgt nicht, angesehen zu werden.

Reizbarkeit, besonders morgens oder beim Erwachen.

Fluchen, verflucht alles. Beleidigend, beschimpfend. Streitsüchtig, boshaft, rachsüchtig. Schreien. Drohungen. Zerstörungssucht. Verlangen, Sachen zu zerbrechen, zu zerschlagen. Wirft Dinge weg oder wirft Dinge nach Personen. Zorn, Wut.

Schlägt seinen Kopf gegen die Wand oder gegen andere Dinge. Quält sich selbst. Neigung zum Selbstmord.

Angst, abends oder vor Mitternacht. Angst während Fieber. Angst bei Kopfschmerzen.

Furcht. Fürchtet sich vor Tieren, besonders vor Hunden und Katzen. Beständig Furcht vor allem.

Unbeständige, wechselnde Stimmung. Stöhnen, Wimmern. Verzweiflung. Traurigkeit, Schwermut. Reizbarkeit. Fröhlichkeit. Hysterie.

Verlangen nach Veränderung. Starkes Verlangen umherzustreifen, zu wandern, zu reisen. Krankhafter Trieb zu laufen. Versucht zu fliehen.

Beschäftigung, Ablenkung bessert. Fleißig. Ruhelosigkeit, besonders nachts.

Gleichgültigkeit, Apathie. Faulheit, Abneigung gegen Arbeit.

Alles erscheint sonderbar. Wahnideen. Bildet sich ein, Schlangen wären in ihm oder um ihn herum. Vertraute, gewohnte Dinge erscheinen ihm fremd. Personen erscheinen zu groß.

Er gibt sich sehr hoffnungsvoll. Sorgloses, unbekümmertes Verhalten.

Beschwerden durch: Geistige Anstrengung. Gefühlsbewegungen.

ALLGEMEINES:

Der Patient hat wandernde Schmerzen. Die Schmerzen beginnen plötzlich und hören plötzlich auf. Wunde Schmerzen, besonders in Knochen und Gelenken, sind besser bei Bewegung. Äußerlich stechende oder reißende Schmerzen, besonders in Ruhe.

Außerordentlich physische Reizbarkeit. Empfindlich gegen Schmerzen.

Mattigkeit, besonders bei stürmischem Wetter. Verlangen, sich an irgendetwas zu lehnen. Große Müdigkeit.

Schwäche, bereits durch die leichteste Anstrengung oder nach einem kurzen Spaziergang. Schwäche während der Menses. Schwäche durch Schwitzen, durch Nachtschweiß.

Schwitzen bringt keine Erleichterung. Nach Schwitzen schlechter. Der Schweiß färbt das Leinen gelb, ist klebrig, kalt und stinkt fötid.

Hitzewallungen, besonders mit Schweiß. Gefühl von Hitze.

Mangel an Lebenswärme. Verlangen nach Wärme, Ofenwärme.

Puls abends erhöht, beschleunigt.

Abszesse der Drüsen. Abszeß mit grünlichem Eiter. Schmerzlose Drüsenschwellung. Perlschnurartige Schwellung der Drüsen. Perlschnurartige Verhärtungen der Drüsen.

Entzündungen. Arthritis. Synovitis. Tonsillitis. Adenitis.

Anämie. Leukozytose.

Schwierige, langsame Zahnung.

Gebeugte Haltung, Hängeschultern. Magere Personen. Zwergwuchs.

Heißhunger mit Marasmus. Abmagerung. Abmagerung hochgewachsener, magerer Kinder. Marasmus bei Kindern.

Launenhafter Appetit. Hunger, weiß aber nicht wonach, oder er weist angebotene Speisen zurück. Abneigung gegen Speisen trotz Hunger.

Verlangen nach oder Abneigung gegen Fleisch, Milch oder Süßigkeiten. Verlangen nach geräuchertem Fleisch, Schweinefleisch, Schinken, Speck oder nach kalter Milch. Verlangen nach erfrischenden Dingen, Delikatessen, Alkohol, Schokolade oder Eiscreme.

Großes Verlangen, im Freien zu sein. Fühlt sich besser im Freien. Kalte Luft bessert. Muß das Fenster offen haben. Verlangen, tief einzuatmen.

Starke Erkältungsneigung.

Beschwerden während der Rekonvaleszenz. Beschwerden durch Infektionskrankheiten oder nach Grippe.

Chronizität der Beschwerden. Periodizität. Beschwerden kommen wieder zur gleichen Stunde, jeden 7. Tag, jeden 21. Tag oder jeden 28. Tag.

Widersprüchliche und wechselnde Zustände. Dauernder Wechsel der Symptome. Ein schneller Wechsel der Symptome. Zahlreiche, sehr viele Symptome.

Reaktionsmangel.

Beschwerden durch: Naßwerden der Füße. Unterdrückten Hautausschlag.

MODALITÄTEN:

< durch Kälte allgemein.

< durch kalten Wind.

< durch nasses, kaltes Wetter.

< durch feuchtes Wetter.

< durch Betreten eines kalten Raumes.

< durch kaltes Baden.

< nach Entkleiden.

< durch Hitze und Kälte.

< im geschlossenen Zimmer, Zimmerwärme.

< durch körperliche Anstrengung.

< im Stehen, im Sitzen.

< in Ruhe.

< nach Schlaf.

< beim Nahen eines Sturmes.

< durch Wetterwechsel, besonders von kalt zu warm.

< morgens von 5-9 Uhr.

> im Freien.

> durch Aufenthalt im Wind.

> Im-kalten-Wind-Reiten, Fahren.

> in Seeluft, aber auch < in Seeluft.

> durch Bettwärme.

> durch Ofenwärme.

> durch Bewegung.

> durch Gehen, aber auch < durch Gehen.

> durch schnelles Gehen.

Literaturhinweise:

H. C. Allen, Leitsymptome wichtiger Mittel der homöopathischen Materia Medica, Burgdorf Verlag, 1990

Ilse Bub, Lebendige Arzneimittelbilder, Pflaum Verlag, 1985

E. F. Candegabe, Vergleichende Arzneimittellehre, Burgdorf Verlag, 1990

Catherine R. Coulter, Portraits homöopathischer Arzneimittel, Haug Verlag, 1988, Teil II 1991

F. E. Gladwin, Die Materia-Medica-Familie, Haug Verlag, 1985

K. T. Kent, Arzneimittelbilder, Haug Verlag, 1986

Leesers Lehrbuch der Homöopathie, Mineralische Arzneistoffe / Pflanzliche Arzneistoffe I + II / Tierstoffe, Bd. 2 - 5, Haug Verlag, 1987 - 1989

Julius Mezger, Gesichtete homöopathische Arzneimittellehre, Haug Verlag, 1988

E. B. Nash, Leitsymptome in der homöopathischen Therapie, Haug Verlag, 1988

Frans Vermeulen, Kindertypen in der Homöopathie, Sonntag Verlag, 1988

G. Vithoulkas, Essenzen homöopathischer Arzneimittel, Sylvia Faust Verlag, 1986

Edward C. Whitmont, Psyche und Substanz - Essays zur Homöopathie im Lichte der Psychologie C. G. Jungs, Burgdorf Verlag, 1987

Repertorien:

Kent's Repertorium Generale, Künzli/Barthel, Barthel Verlag, 1989

Repertory of the Homoepathic Materia Medica, J. T. Kent, Sixth American Edition, B. Jain Publishers Ltd., New Delhi, 1990

Repertorium der homöopathischen Arzneien, C. von Bönninghausen, Münster 1833/35, Nachdruckausgabe Sylvia Faust Verlag

Synthetisches Repertorium, Bd. 1 - 3, Barthel/Klunker, Haug Verlag, 1987

Repertory of Hering's Guiding Symptoms, Calvin B. Knerr, B. Jain Publishers Ltd., New Delhi, 1988

Als-Ob-Symptome in der Homöopathie (Repertorium und Materia Medica), von Monnica Hackl, Sonntag Verlag, 1986

Homöopathische Mittel und ihre Wirkungen, Materia medica und Repertorium, Boericke, Verlag Grundlagen und Praxis, 1986

Homöopathische Therapie der Geisteskrankheiten, mit Repertorium, G. H. G. Jahr, Barthel Verlag, 1986

Psychismus und Homöopathie, mit Repertorium, Jean-Pierre Gallavardin, Haug Verlag, 1987

Symptomen-Verzeichnis, Karl Stauffer, Sonntag Verlag, 1973

Vergleichende Materia Medica, Groß/Hering, Barthel Verlag, 1985

CHARAKTERE HOMÖOPATHISCHER ARZNEIMITTEL, Teil II

Edeltraud und Peter Friedrich

Die Charaktere von weiteren 20 Arzneimitteln werden wie im ersten Band beschrieben. Jedoch sind in den Geschichten als auch in den Wesensbeschreibungen und Symptomauflistungen die einzelnen Arzneimittel umfangreicher dargestellt.
Inhalt: Agar., Alum., Apis, Arg-nit., Chel., Chin., Cina, Coff., Ferr., Fl-ac., Gels., Graph., Led., Nat-c., Rad-br., Rhus-t., Stram., Tab., Verat., Zinc.; Arzneimittelprüfungen: Carc., Kali-p., Sac-raf.; LM/Q-Potenzen.

570 Seiten, 3. Auflage
ISBN 3-9802834-2-9

GEDANKEN ZUR HOMÖOPATHIE

Edeltraud und Peter Friedrich

Homöopathie - Allopathie: Gegenüberstellung zweier Denkweisen.
Der Heilerfolg in der Homöopathie.
Broschüre, DIN A 5, 20 Seiten

TRAUPE-Vertrieb
Friedrich
Ahornring 85
85635 Höhenkirchen-Sgbr.